¿Tú también tienes SIBO?

¿Tú también tienes SIBO?

Todo lo que debes saber para tratar
este desequilibrio de la microbiota

ASUN GONZÁLEZ

ꓷIＡＮＡ

Obra editada en colaboración con Editorial Planeta — España

© Asun González, 2024

Composición: Realización Planeta

© 2024, Centro de Libros PAPF, SLU. — Barcelona, España

Derechos reservados

© 2024, Editorial Planeta Mexicana, S.A. de C.V.
Bajo el sello editorial DIANA M.R.
Avenida Presidente Masarik núm. 111,
Piso 2, Polanco V Sección, Miguel Hidalgo
C.P. 11560, Ciudad de México
www.planetadelibros.com.mx

Primera edición impresa en España: febrero de 2024
ISBN: 978-84-1344-299-0

Primera edición en formato epub en México: junio de 2024
ISBN: 978-607-39-1509-0

Primera edición impresa en México: junio de 2024
ISBN: 978-607-39-1454-3

Impreso en los talleres de Impregráfica Digital, S.A. de C.V.
Av. Coyoacán 100-D, Valle Norte, Benito Juárez
Ciudad de México, C.P. 03103
Impreso en México — *Printed in Mexico*

Índice

Prólogo

En el verano de 2023 pasaron cosas, y nos lo contaron en las noticias.

Hacía calor. Los noticieros nos recordaron lo de siempre: ponte en la sombra y bebe agua. Había incendios, por desgracia. Esto también nos lo contaron. Lástima que de un año para otro no sirva de mucho esta repetición anual para mejorar en prevención. Otras noticias eran sobre la inteligencia artificial: lo mismo es un regalo maravilloso que nos librará del trabajo que nos lo quitará; eso si antes no acaba con la humanidad entera.

Y como cosa peculiar, extraña e inesperada, el SIBO fue noticia.

De repente, todo el mundo parecía tenerlo. Era *trending topic* en redes sociales. Había personas influyentes que contaron su experiencia con el SIBO en todas las redes sociales y relataron sus largos periplos de consulta en consulta buscando solución a sus males.

El contraataque llegó rápido y previsible con titulares atemorizantes: «El SIBO es una moda peligrosa», «La enfermedad de moda», «El mal de la microbiota que triunfa en las redes». Incluso hubo quien decía que se trataba «del intestino irritable con otro nombre». Algunos, con hastío por tanto alboroto, compañeros médicos incluidos, afirmaron no creer en él.

Pareciera ser el «SIBO de Schrödinger»: a la vez existe y no existe. Si hay que hacer caso a las redes sociales y las noticias, lo tiene todo el mundo o no lo tiene nadie. O bien no se diagnostica lo suficiente o se diagnostica de más. Hay quien dice que no se dan soluciones y otros que se pauta un exceso de tratamientos.

Los que llevamos muchos años dedicándonos a estudiar el mundo de la microbiota y a diagnosticar y tratar a pacientes con SIBO y otras disbiosis, asistimos atónitos al fenómeno viral de «las bacterias locas del intestino delgado». El SIBO será o no una epidemia, pero lo que está claro es que la desinformación y la infoxicación son quizá incluso peores.

Por eso me llevé una gran alegría cuando supe que precisamente Asun González estaba escribiendo un libro sobre el tema. Lleva años estudiando la microbiota, en general, y el SIBO y sus variantes, en particular, desde mucho antes de 2020 (esto, que es la época prepandemia ahora, parece casi prehistoria). Lee y desgrana todos los artículos que se publican sobre el tema, asiste a simposios, imparte cursos y divulga sobre ello; también lo conoce desde el punto de vista clínico.

Por eso estamos contentos con esta obra que viene a traer luz y cordura al oscuro mundo del SIBO. «Oscuro» no tanto porque los microorganismos del intestino delgado estén a oscuras (que también), sino porque aún falta mucho conocimiento sobre la microbiota y el SIBO en diversos ámbitos (incluido el mundo sanitario). Lo de «cordura» no necesita mucha explicación: un mundo en el que una disbiosis se pone de moda es un tanto distópico y medio trastornado.

Uno de los problemas con la desinformación que hay en torno al SIBO es que hay muchísimas personas que creen que este es una enfermedad en sí misma, o que si presentas un poco de gases, ya lo tienes. Pero ¿es así? Lo descubrirás en estas páginas.

Aquí nos detalla qué es el SIBO y qué no es: una disbiosis con un gran trasfondo, y algo bastante más complejo que «bacterias de más en el intestino delgado». Además, explica de manera concienzuda algo que es fundamental, clave, básico, importantísimo y que a menudo se olvida: el SIBO siempre, siempre, siempre, tiene una causa que lo produce (o que lo produjo) y este (o las disbiosis en general) no aparece por arte de magia. No hay un Schrödinger del SIBO repartiendo SIBO de forma aleatoria por el mundo. Menos mal.

Así que si tienes un diagnóstico de SIBO o sospechas que puedes tenerlo, aquí descubrirás cuál puede ser su causa raíz. Desde diversas enfermedades hasta múltiples factores del estilo de vida, pasando por los fármacos o haber pasado por una gastroenteritis, todo es importante cuando de nuestra microbiota y salud intestinal se trata. Si buscas una solución duradera para tus males, necesitas conocer esta información cuanto antes.

Hay otros aspectos del SIBO sobre los que hay una clarísima falta de información adecuada. Uno de ellos es el tratamiento. Muchas de las personas que padecen de SIBO cuentan que hacen una dieta especial (baja en FODMAP) y toman antibióticos. Algunas, durante meses o incluso años, y sin una clara mejoría. Quizá alguna necesite un antibiótico o esa dieta durante un tiempo corto, pero el abordaje debe ser mucho más completo e incluir una valoración y optimización del estilo de vida de manera global.

¿Cómo hacer eso? Una solución podría ser clonar a Asun y que esté contigo las 24 horas del día. Como esto no parece muy factible, gran parte de este libro consiste en explicar todo lo necesario para tratar no el SIBO, sino a la persona con SIBO con una perspectiva integral, desde el empoderamiento en salud y el autocuidado. Porque resulta que no somos unos humanos a un SIBO pegado, sino superorganismos, holobiontes con un contexto psicosocial y múltiples factores ambientales que influyen en nosotros y nuestra microbiota. Por eso, los enfoques simplistas basados en «matar» las bacterias del SIBO no funcionan, como muchas personas están descubriendo en carne propia.

Es maravilloso que un libro con vocación divulgativa sobre un tema tan específico como el SIBO sea tan entretenido y fácil de comprender por cualquier persona interesada en el tema. Dicho esto, es de lectura muy recomendable no solo para ti, que sospechas (o ya sabes) que tienes SIBO. También es una obra interesante para cualquier profesional de la salud que atienda a pacientes que lo tienen o cualquier otro tipo de disbiosis. La microbiómica avanza muy rápido y es muy difícil estar al tanto de todo lo que se publica sobre el tema. La autora recomienda otras lecturas sobre el tema, y lo que impresiona es la bibliografía: comprende varios centenares de referencias de artículos científicos. No una, ni diez, 541. Así que puedes leer todos esos artículos. O bien, leer este libro y entender el SIBO de una manera completa.

Verás que la labor de Asun de todos estos años se condensa en estas páginas de una manera amena y rigurosa. El SIBO ha existido desde hace tiempo, y esté de moda o no, por fin tenemos una referencia de información fiable a la que acudir para conocer las tripas del SIBO. ¿Empezamos?

SARI ARPONEN,
Doctora en Ciencias Biomédicas, especialista en
Medicina Interna y experta en microbiota

Introducción

Google dice que tengo SIBO

> La salud no lo es todo, pero sin ella, todo lo demás es nada.
>
> ARTHUR SCHOPENHAUER

Si has llegado hasta estas páginas, probablemente sea porque tienes SIBO, sospechas que puedes tenerlo o no encuentras la manera de librarte de él. Quizá te preguntas si puede que este sea la causa de tus problemas digestivos.

Puede ser que, como yo, hayas llegado hasta el término «SIBO» a través de una pantalla. Y entiendo que los doctores nos digan: «No mires en Google», porque si lo haces, lo más frecuente es terminar con el diagnóstico de que te vas a morir pasado mañana. Desde luego, autodiagnosticarse cosas que leemos en internet no es la mejor manera de proceder, y buscar síntomas por Google no es apto para hipocondríacos. Los doctores quieren cuidar de nuestra salud y estudian mucho para brindarnos la mejor solución. No estudia medicina cualquiera, solo aquellos con vocación y aptitudes.

Pero cuando ya se agotan las opciones, no hay más solución y te sigues sintiendo mal, es natural (y muy bueno) no conformarse y buscar información más allá. Sabes que esa panza no es la tuya y quieres ponerle remedio. No buscamos en las redes por gusto —salvo los videos de gatitos adorables—, sino que buscamos porque queremos mejorar. Gracias a internet y a toda la información disponible, podemos estudiar cosas que antes serían inimaginables. La información es poder y, actualmente, la tenemos en la palma de la mano.

Sin embargo, todo tiene una cara B: ¿dónde buscas? ¿De quién te fías? ¿Lo que dicen en las noticias es siempre cierto? ¿Cómo fiarse de que velan por tu salud y no solamente por sus propios intereses? Hay que ir con cautela porque, al fin y al cabo, la salud es lo más preciado que tenemos.

Y esto nos lleva al SIBO... ¿Qué ocurre con él? ¿Es una moda? ¿Es algo nuevo? ¿Por qué parece que de repente todos tenemos SIBO? ¿Dónde duele cuando tienes SIBO? ¿Cómo sé si lo tengo? Si te han diagnosticado, ¿qué tienes que hacer? ¿Tiene remedio? ¿Es para toda la vida? ¿Cómo se cura?

En este libro intentaremos dar respuesta a todas estas preguntas. Sé lo agotador que es estar perdido y no saber qué hacer. Lo frustrante que es que no te crean, que te digan que «son los nervios» o que «es otra moda más».

Con las modas, aparte de más visibilidad, surge la confusión y el sensacionalismo. ¿Has visto las últimas noticias sobre el SIBO? «La bacteria viral...», «La enfermedad inventada en las redes», «El SIBO es una estafa», «La enfermedad inventada por los *influencers*», «Las bacterias que hacen cundir el pánico». Tremendos titulares. Dignos de películas de terror. Pero esto es lo que hacen algunos medios por unos *clics*.

Aparte de la confusión que generan ciertas noticias, cuando nos diagnostican SIBO, nos surgen mil dudas razonables: «¿A qué profesional acudo?», «¿Hay algún medicamento que lo cure?», «¿Cuánto tiempo me llevará mejorar?», «¿Qué debo comer o no comer?», «No avanzo, ¿qué más puedo hacer?».

Este libro nace con la intención de darte la información y las herramientas que necesitas como paciente para que mejores de tu SIBO para siempre. Aprenderás qué es el SIBO, qué síntomas ocasiona, sabrás ponerlo en contexto y podrás comenzar a tratarlo a través de tu alimentación y tu estilo de vida.

Si eres un profesional y ves en tu consulta cada vez a más personas con disbiosis, aquí también encontrarás soluciones más técnicas, pero a la vez prácticas, basadas en la última evidencia científica, desde una visión integral donde se tiene en cuenta al ser humano en su conjunto, microbiota incluida. Veremos los detalles de cómo diagnosticarlo, cómo leer los resultados y las opciones de tratamiento, además de una extensa y actualizada bibliografía.

Yo también tuve SIBO y logré equilibrarlo. En estas páginas te cuento cómo lo hice para que tú también puedas lograrlo.

Recuerda: somos los últimos responsables de nuestra propia salud. Busca, estudia, no te conformes, lee mucho, con pensamiento crítico. Tu salud es tuya. Cuídala. Sin ella, todo lo demás es nada.

1

¿Tú también tienes SIBO?

1.1. El SIBO existe y es *TRENDING TOPIC*

El SIBO está de moda, pero no es nada nuevo.

El término **«SIBO»** significa «sobrecrecimiento bacteriano en el intestino delgado» (*Small Intestinal Bacterial Overgrowth*, por sus siglas en inglés) y es un desequilibrio en la microbiota intestinal, comúnmente llamada «flora».

El SIBO no es nada nuevo, está presente en la literatura médica y científica desde los años cincuenta, aunque se conoce desde hace más de cien.

El concepto de sobrecrecimiento bacteriano en el intestino y sus implicaciones para la salud se discutió en la literatura médica para casos de cirugía abdominal y de síndrome de intestino corto, incluso antes de que se utilizara específicamente el término «SIBO».

A la fecha de elaboración de este libro, hay más de dos mil cien estudios indexados en PubMed, el Google de los estudios científicos. El más antiguo data de 1955, a cargo del doctor James A. Halsted, un médico estudioso de la nutrición. Se llama «Anemia megaloblástica asociada con anormalidades gastrointestinales producidas por cirugías», y ya hablaba del sobrecrecimiento bacteriano y del déficit de vitamina B12 que provoca ese estancamiento de bacterias debido a la cirugía abdominal.

En 1967, Rosenberg y sus colaboradores publicaron un estudio titulado «Patrones anormales de sales biliares y sobrecrecimiento bacteriano intestinal asociado con malabsorción». En 1970, encontramos una revisión de varios estudios titulada «Sobrecrecimiento bacteriano en el intestino delgado» de Donaldson en la revista *Advances in Internal Medicine* [Avances en Medicina Interna].

Desde entonces, hubo un aumento en la investigación, el conocimiento y los estudios publicados sobre el SIBO que va en aumento exponencial cada año. Es buena noticia que haya cada vez más interés e investigaciones respecto al SIBO y la microbiota, esos microorganismos que viven con nosotros, y que se estudie su papel en la salud y en la enfermedad. Sin embargo, parece que todo este estudio no acaba de llegar del todo a la práctica clínica habitual.

¿Existe el SIBO de verdad o es solo una moda? Esto mismo se preguntan los propios investigadores. En un artículo de 2019 llamado «Is SIBO a real condition?» [¿Es el SIBO una enfermedad real?], un médico funcional estadounidense, el doctor Michael Ruscio, concluye que sí, el SIBO existe y que, si se trata de forma individualizada e integral, se puede mejorar. Con el SIBO no vale una respuesta única. No es fácil, pero al menos se nos abre un abanico de soluciones a nuestro alcance mucho mejores que un «son solo gases».

Tampoco conviene convertir el SIBO en una etiqueta *para todo* como ha sido siempre el cajón de sastre del «intestino irritable». No debemos pensar que todo es siempre SIBO y obsesionarnos con él. Este libro te ofrecerá soluciones para diagnosticarlo y tratarlo correctamente, saber qué comer y no tener miedo a los alimentos.

Menos mal que el SIBO y la microbiota están de moda. Con las *modas*, hay más concienciación y visibilidad de los problemas reales del día a día de muchas personas. Pero queriendo acaparar más visitas, algunos medios ponen titulares sensacionalistas o directamente falsos. Otros no se documentan y, aunque den visibilidad, también confunden y desinforman, como, por ejemplo, lo que algunos llaman «conmoción». Y las consecuencias no son banales, porque estamos hablando de lo más preciado que tenemos.

En su momento, también estuvieron de moda la celiaquía y la vitamina D, hoy sabemos de su importancia. Cuántas veces habré oído: «¿Eres celíaca? Bah, si eso de comer sin gluten es todo por moda». La ignorancia es atrevida, pero ante ella debemos aprender a hacer oídos sordos. Yo a lo mío, que es mi salud y esa persona que me lo dice ni se ha documentado ni sufre mis dolores de estómago.

Todo en su lugar, ciertamente no siempre todo es SIBO, pero tampoco hay que restarle importancia. Más aún, si no estamos informados, no debemos desacreditar aquello que desconocemos. El SIBO ya tiene mucha evidencia científica y clínica, ahora ha llegado la hora de aplicarla.

1.2. EL SIBO Y EL SÍNDROME DE INTESTINO IRRITABLE

Si no sabes si tienes SIBO, pero llevas años con un diagnóstico de síndrome de intestino irritable, estás en el lugar correcto.

Muchas mujeres llegan a mi consulta diciéndome que sus médicos les niegan la prueba de SIBO porque no «creen» en él, como si fuera una cosa de fe o de religión. Les dicen que si sus pruebas están bien, podría ser «intestino irritable» y, a veces, señalan que «son los nervios», como si se refirieran a «esa cosa de mujeres histéricas». A mí también me ocurrió alguna vez. Pero ¿es el «intestino irritable» un diagnóstico para toda la vida?

El **síndrome de intestino irritable** es un conjunto de síntomas digestivos (eso significa «síndrome», conjunto de síntomas). Se trata de un diagnóstico de exclusión donde nos dicen que tenemos problemas digestivos cuya causa desconocen, razón por la que no nos dan muchas soluciones. A veces, ninguna, salvo alguna pastilla que no suele resolver nada, si es que no lo empeora. Es la primera etiqueta que nos ponen cuando tenemos problemas de digestión, sin mirarnos a veces nada más. Ni celiaquía, ni Crohn, ni colitis, ni SIBO, ni otras muchas causas de «intestino irritable» que sí se pueden tratar.

El síndrome de intestino irritable o «colon irritable» no debería existir. Me explico. «Diagnóstico de exclusión» significa que es lo último que hay que diagnosticar, se descartan antes muchas otras cosas. Por tanto, la mayoría de la población no debería tener «intestino irritable», sino SIBO, celiaquía, insuficiencia pancreática, alergias, mala motilidad o algún otro diagnóstico más concreto sobre el que se pueda actuar.

Lo peor no es que no tengamos soluciones, sino que a veces incluso empeoramos por la cantidad de medicamentos que nos prescriben para cubrir algunos síntomas. Y, por si fuera poco, *gracias* a esa etiqueta, cualquier otra cosa que nos pasa automáticamente se relaciona con el «intestino irritable» y se cree que es debida a él. Esto pasa un poco con todo. Si tienes fibromialgia o algún diagnóstico así, sabes de lo que te hablo. Aquello que llaman *idiopático* o *funcional*, muchas veces también quiere decir «no sabemos la causa». ¿No sería mejor que nos dijeran eso tal cual? «No sé la causa, lo siento. Busca por otro lado». Y no es que sea culpa de los médicos. Los pobres intentan hacer todo lo que pueden, y les dejan. Quizá sea una cuestión de la aproximación de la medicina moderna a la enfermedad crónica. Si tienes un accidente, te salvan la vida y te hacen operaciones milagrosas, una maravilla de la ciencia. Pero «Eh, ¿prevención? No, eso no es cosa mía. Si no hablamos de cirugías o fármacos, no te puedo ayudar», parece que dijera el sistema si hablara. «¿Prevención? No, eso no da votos». «¿Prevención? No, eso no da dinero». Siento decirte que, al parecer, al único a quien le importa la prevención es a ti.

Como los problemas digestivos no son causa de muerte fulminante, tampoco se les presta mucha atención. Padecer de «fiebre hemorrágica viral» es muy exótico, hasta para las películas palomeras. Sufrir largos años de molestias digestivas no es tan glamuroso. A nadie le interesa que no puedas hacer tu vida normal por dolor de estómago o por tener que ir diez veces al baño. El «intestino irritable» no sale en portadas de periódicos. Sin embargo, va desgastando y mermando la calidad de vida de quien lo sufre, aunque de forma silenciosa. Es latoso, complejo; no es tan sencillo de estudiar cómo medir un fármaco y su efecto inmediato. A veces ni nos creen, o le restan importancia. ¡Como si quisiéramos estar mal por gusto! Como se suele decir: «La procesión se lleva por dentro».

Algo que suele llamar más la atención que los «dolores de estómago» es la microbiota. Ese maravilloso y desconocido mundo microscópico que acabamos de descubrir que habita con nosotros. Es alucinante y misterioso. Pero ¿y si te dijera que el intestino irritable es «cosa de microbios»? ¿Y si te dijera que hasta el 70 por ciento de las personas diagnosticadas con «intestino irritable» tienen SIBO? Y el SIBO, que es cosa de microbiota, se puede curar.

El término **«SIBO»**, **«sobrecrecimiento bacteriano en el intestino delgado»** (*Small Intestinal Bacterial Overgrowth*, por sus siglas en inglés) significa que hay demasiadas bacterias en el intestino delgado, donde no corresponde que haya tantas. Están haciendo una fiesta a tu costa y se les ha ido un poco de las manos. No son mala gente, pero a ver si vamos terminando la fiestecita, *eh*.

Su síntoma más característico es la hinchazón después de comer. Te levantas con el estómago plano y, a medida que pasa el día, la barriga se va hinchando cual embarazada. Yo he llegado a medir mi SIBO por meses de embarazo. Nos tomamos fotos de la panza porque nadie nos cree y piensan que estamos exagerando. A esto se le llama *distensión*. No a todo el mundo le sale esta panzota, los hombres en general son menos propensos que las mujeres, y *solo* sufren de muchos gases, sin que tengan que cambiarse la ropa ni les cedan el asiento en el autobús.

Con el SIBO no se identifica un alimento concreto que te cueste digerir, es que todo te sienta mal. Todo te da gases, haces mal las digestiones, tienes estreñimiento o diarrea. Tienes tanta hinchazón que te acaba doliendo el estómago y estás cansado todo el día. Básicamente, lo que han llamado siempre «intestino irritable», ¿verdad?

En realidad, el SIBO es una de las múltiples causas de «intestino irritable». La diferencia es que el SIBO no es un diagnóstico de exclusión sin soluciones. En el SIBO sabemos lo que ocurre y lo podemos tratar. Se ha visto que entre un 30 y un 70 por ciento de los intestinos irritables son causados o agravados por el SIBO.

¿Y por qué no se suele diagnosticar el SIBO de entrada? Se suele decir que solo se diagnostica lo que se sabe. Si el profesional que nos trata de ayudar no ha oído hablar nunca del SIBO, o incluso «no cree» en la microbiota, no podrá diagnosticártelo. Además, aunque las enfermedades pueden empezar manifestándose de forma sutil, se suele esperar a que salte algún déficit o problema grave para tomar acción: «Tiene usted la glucosa en 99, esperemos a que llegue a 100 y entonces le ponemos medicación». Todo es un espectro progresivo. No se pasa de 0 a 100 en un instante. La hinchazón ya es un síntoma, cuanto antes se ataje, más sencillo será de resolver.

Entonces, ¿ante cualquier «intestino irritable» miramos si es SIBO y ya está? ¿Solucionado? ¿Así de sencillo? Pues ojalá, el SIBO puede ser el inicio del camino, una señal de alarma de que algo no anda bien en tu intestino. El SIBO es una de las causas más frecuentes de hinchazón e «intestino irritable» y es muy importante valorarlo. Enhorabuena si tienes el diagnóstico, porque es la oportunidad de tratarlo y mejorar por fin. Pero el SIBO no es todo. Este a su vez está causado por otras cosas. Hay que llegar hasta el final del asunto si queremos solucionarlo de verdad y para siempre. Es hora de hacer de detectives.

Así que no, esos gases y esas malas digestiones no «son los nervios». No están en tu cabeza, ni estás loco. No te lo estás inventando, ni lo estás provocando tú misma (yo llegué a escuchar de todo). No es ninguna moda. «¡Es la microbiota, idiota!», tendríamos que decir ante semejantes afirmaciones y entregarles el libro de la doctora Arponen con sus más de trescientas referencias científicas (por si acaso resulta que no creen en la microbiota).

El SIBO existe. La microbiota existe. Y cuando «todas tus pruebas están bien», quizá sea hora de mirar las «cosas de bichos».

Atrás quedan los tratamientos del «intestino irritable» con antibióticos y dieta FODMAP (baja en carbohidratos fermentables). El futuro es hacer medicina personalizada con alimentación, síntomas, biomarcadores con ciencias ómicas y, por supuesto, teniendo muy en cuenta la microbiota.

1.3. La relación del SIBO con otras enfermedades

1.3.1. Prevalencia: si crees que tienes SIBO, probablemente lo tengas

La prevalencia del SIBO, es decir, cuán frecuente es, varía mucho según los estudios. Va de un 33,8 a un 70 por ciento en las personas que ya tienen síntomas digestivos y de un 22 a un 63 por ciento en niños con dolor abdominal. Entre un 80 y un 90 por ciento de personas con pancreatitis crónica tiene SIBO. No sabemos cuál es la frecuencia del SIBO en la población general, aunque sí sabemos que el intestino irritable ya diagnosticado afecta a un 12 por ciento de la población mundial.

Seamos ahora nosotros los «sensacionalistas»: vamos a hacer nuestros propios números. Según una encuesta de 2022 a dos mil británicos, el 82 por ciento decía que tenía problemas de salud. Al 59 por ciento el problema le afectaba significativamente en su día a día. Desde dolor de espalda a alergias, la media es tener cuatro problemas de salud por adulto. El 46 por ciento decía no dormir, el 28 por ciento tenía problemas de salud mental, un 18 por ciento no podía ni trabajar. A la hora de recibir ayuda médica, un 28 por ciento dijo que su médico no le ayudó con su problema, el 27 por ciento no pudo asistir a una cita y el 22 por ciento no quiso ni consultar. Un 57 por ciento «sufre en silencio», mientras que el 56 por ciento reconoce no ocuparse mucho de su salud. El 43 por ciento ni siquiera considera la salud una prioridad.

Son números bastante parecidos a los que puedo estimar a mi alrededor. Entonces, si «todas las enfermedades comienzan en el intestino», tal y como decía Hipócrates, el padre de la medicina, y como han confirmado estudios recientes, ¿cuántas personas en la sociedad actual lo tenemos mal? Haz los números a ojo.

Aunque pueda parecer lo contrario, el SIBO e «intestino irritable» están en realidad muy infradiagnosticados. Efectivamente, muchas personas tienen molestias digestivas y no consultan, a otras no les han dado un diagnóstico ni siquiera de «intestino irritable», unas tienen otras enfermedades y nadie les revisó el intestino y, finalmente, a otras, más encaminadas, les han negado las pruebas. Mucha gente lo sufre y no sabe lo que es, otros lo normalizan porque han sido siempre así y están acostumbrados a vivir hinchados. Si la persona consulta, verá que este tipo de problemas están bastante mal tratados en general por el sistema público, sin más solución que antibióticos y una dieta baja en FODMAP. No nos olvidemos del omeprazol *forever* y los antidepresivos... Así ya vamos de mal en peor.

De hecho, se detectó una mayor frecuencia de SIBO en personas que sufren enfermedades (o comorbilidades, que llaman en medicina) como:

- Síndrome de intestino irritable
- Enfermedad inflamatoria intestinal (EII) como la enfermedad de Crohn o colitis
- Pancreatitis, hígado graso o cirrosis
- Mala motilidad, gastroparesia
- Enfermedad coronaria
- Inmunodeficiencias
- Esclerosis sistémica, artritis o espondiloartropatía
- Celiaquía
- Obesidad
- *H. pylori*
- Sarcopenia
- Rosácea y enfermedades de la piel
- Hígado graso, incluso en niños
- Pacientes ingresados en UCI

El SIBO también se asocia significativamente, además de con las anteriores, con otras enfermedades o dolencias como la dispepsia funcional, la distensión abdominal, el estreñimiento, la diarrea, el síndrome del intestino corto, la pseudoobstrucción intestinal crónica, la deficiencia de lactasa, enfermedades diverticulares, enfermedades metabólicas, la colangitis biliar primaria, la fibrosis quística, los cálculos biliares, la diabetes, el hipotiroidismo, la hiperlipidemia, la acromegalia, la esclerosis múltiple, el autismo, la enfermedad de Parkinson, la fibromialgia, el asma... Y podríamos seguir. Casi terminamos antes si te digo algo que *no* esté relacionado, ¿verdad?

Desde problemas como el acné hasta el cáncer, todas las enfermedades pueden relacionarse con la microbiota y el SIBO. Sin embargo, es importante tener en cuenta que correlación no significa causalidad, es decir, que dos situaciones estén asociadas no significa que una sea causa de la otra, pero desde luego, «algo hay».

¿Qué fue antes, el huevo o la gallina? ¿El SIBO puede desencadenar una celiaquía, un hipotiroidismo o una enfermedad inflamatoria intestinal? ¿O es al revés? ¿O simplemente coinciden por otras causas?

Buenas preguntas. Todo en el organismo es bidireccional y las relaciones son complejas. Incluso los investigadores se preguntan si el SIBO es causa de enfermedad o solo hay simple correlación. ¿Podría ser el SIBO incluso neurotóxico y disparar cambios inflamatorios que desarrollen la enfermedad de Parkinson? Pues resulta que sí, podría. En todas estas investigaciones se observó que las enfermedades afectan a la microbiota y, también al revés, que desequilibrios en la microbiota pueden causar todo tipo de enfermedades. Se vio que ratones sin microbiota no desarrollan enfermedad inflamatoria intestinal (sigue en duda si es causa o correlación), que trasplantes de microbiota fecal transfieren la depresión de personas a ratones, o la curan, y que el estado de la microbiota puede predecir el desarrollo de la celiaquía en niños predispuestos.

El SIBO está presente en un 67 por ciento de los celiacos que no acaban de mejorar o que la dieta sin gluten no les funciona. Cada vez se le da más importancia al papel del intestino en la salud general, incluso las enfermedades psiquiátricas podrían comenzar en el intestino. A la enfermedad de Alzheimer la llaman «diabetes tipo 3» por su relación con la resistencia a la insulina.

La microbiota es una pieza clave en el rompecabezas de la salud y de la enfermedad, junto con la genética, el ambiente, la integridad de las barreras como el intestino y el estado de nuestro sistema inmunitario. El SIBO y la microbiota se pueden relacionar con todo tipo de enfermedades y dolencias, preguntémonos por qué la persona tiene esa enfermedad asociada, vayamos a la causa raíz y tratemos el SIBO también a la vez.

1.4. EL VIAJE DE LOS ALIMENTOS POR TU FÁBRICA INTERNA

Antes de entrar en las definiciones formales del SIBO, vamos a hacer un repaso al proceso digestivo, pues así comprenderemos mejor dónde ocurre y sobre todo el porqué.

1.4.1. El cerebro, el CEO de la fábrica

Quizá te suene extraño, pero la digestión comienza en el cerebro. Si pensamos en ella como en una planta de procesamiento, el cerebro actuaría como el CEO.

Cuando nos disponemos a comer relajados, pensamos en comer u olemos alimentos, el sistema nervioso parasimpático, que es el encargado de la digestión y reparación, se activa. A través del nervio vago, envía señales al estómago, para que este a su vez prepare todo para la digestión. A esta fase se la llama fase cefálica de la digestión, y es tan importante como la fase gástrica o la fase intestinal.

Si comemos nerviosos, el nervio vago se inhibe, es como el freno y el acelerador de un coche, no se pueden pisar los dos a la vez. O estás en una cosa o en la otra. Si comes nervioso, lo que se activa es el sistema nervioso simpático, responsable de respuestas de lucha o huida. Si nuestro cerebro piensa que no estamos seguros porque enfrentamos un peligro físico (un ataque) o mental (preocupaciones, trabajo, dinero...), no se va a poner a digerir. No es el momento.

Está claro que no esperamos seis meses la consulta del digestivo para que nos digan «son los nervios», sin embargo, el eje microbiota-intestino-cerebro es muy real. Nuestras emociones y pensamientos afectan al intestino a través del nervio vago, que es una autopista de doble dirección. El **estrés** afecta a la microbiota alterando no solo este eje intestino-cerebro, sino también la sensibilidad visceral, la motilidad, la barrera intestinal y la activación del sistema inmunitario. Cuando te persigue un león, no es hora de ponerse a comer, ni de ir al baño.

A todos nos ha pasado alguna vez que nos descubrimos tragando sin saborear, comiendo deprisa frente a la computadora, al celular o a la televisión. Mala idea para el SIBO. No vas a digerir bien y estarás alimentando la *disbiosis*. Cuando llegue la hora de comer, no lo hagas en piloto automático, engullendo o de mal humor. Respira profundo y practica activamente *mindful eating*, práctica que podrás encontrar descrita detalladamente en el capítulo 3.

Quizá deberíamos practicar también el *mindful shopping* para hacer elecciones conscientes y saludables en el supermercado, pues ahí también comienza nuestra alimentación, en aquello que elegimos llevarnos a casa. Lo que está claro es que no puedes ir a comprar hambriento y sin lista de la compra... porque así solo acabarás con el carro lleno de *snacks* y platos precocinados.

1.4.2. La boca, la compuerta de materias primas

En la segunda fase de la digestión interviene la boca, la masticación y la saliva. Masticar bien no solo rompe mecánicamente los alimentos y facilita su digestión, sino que la saliva interviene en la digestión inicial de los carbohidratos, facilita la absorción de vitamina B12 y previene las infecciones alimentarias, pues contiene inmunoglobulinas de tipo A (IgA) y otras sustancias que son la defensa de las mucosas, también producidas por la microbiota oral.

Tragamos más de litro y medio de saliva al día. Hasta un 60 por ciento de las especies de bacterias de la microbiota oral pueden ser identificadas en las heces. Problemas bucales, dentales, de periodontitis y de disbiosis oral se relacionan estrechamente no solo con el SIBO, sino con infartos y otros problemas de salud.

La microbiota oral es tan importante que ya existen términos como «oralbiótica» para expresar el papel de la microbiota oral no solo en la caries, sino también en la desmineralización del diente. En la enfermedad periodontal sobrecrecen los llamados periodontopatógenos, como *F. nucleatum, P. gingivalis, T. denticola* o *T. forsythia*... La periodontitis se relaciona con enfermedades cardiovasculares, diabetes, obesidad, enfermedades pulmonares, renales y hepáticas, enfermedad de Alzheimer, depresión, procesos de carcinogénesis (en páncreas, colon, tiroides, cabeza y cue-llo...), enfermedades autoinmunes, problemas en el embara-zo... Por tanto, cuida tu boca para cuidar tu intestino y visita a tu dentista siempre, y muy especialmente, si tienes proble-mas digestivos.

1.4.3. El esófago, la cinta de transporte

Masticamos y tragamos. Hasta aquí llega lo que tú puedes controlar. A partir de ahora es un proceso «automático». En nuestra planta de procesamiento digestivo, tras el «ma-chacamiento» en la boca de lo que vamos a procesar, el esó-fago es la cinta de transporte que lo conduce a los silos químicos. La comida, esperemos que bien triturada por tu parte, baja por el esófago, un tubo de entre 20 y 25 centí-metros de longitud con tres capas llamadas mucosa, sub-mucosa y muscular, una menos que el resto del tubo diges-tivo que también cuenta con la serosa, razón por la que el esófago es más sensible al reflujo y, si se perfora, puede da-ñar el pulmón.

Al tragar intervienen veinte tipos diferentes de pares musculares y lo hacemos más de dos mil veces al día, la ma-yoría sin ni siquiera pensar. Los problemas con el esófago pueden ocasionar disfagia o problemas para tragar, dolor torácico, reflujo, opresión, esofagitis eosinofílica y dismoti-lidad, y afectan mucho a la calidad de vida.

Hay microbiota presente también en el esófago. Y en la bilis. Y en el cerebro. No hay un solo centímetro del cuerpo que no cuiden nuestros amigos microbianos. Es una fábrica llena de gente a cargo.

1.4.4. El estómago, el silo químico central

El alimento llega al estómago atravesando el primer esfínter llamado *cardias*, ése que se abre y que nos da tanta guerra cuando tenemos reflujo. Las causas de reflujo pueden ser muchas, también el SIBO, por la presión en el abdomen y por los propios gases que relajan el esfínter.

¿Sabías que la mayoría de los **reflujos** son causados por tener poco ácido y no mucho? Con la edad, el uso prolongado de inhibidores de la bomba de protones (IBP, los típicos omeprazoles y similares), la anemia, las enfermedades autoinmunes, la gastritis, el hipotiroidismo, la insuficiencia renal, los tumores, la falta de zinc o yodo..., se hace más probable que tengamos menos ácido. También la *H. pylori* puede hacer que tengamos poco ácido, depende de dónde sobrecrezca en el estómago. Produce hipoclorhidria cuando afecta al llamado *fundus*, que es la parte superior del estómago, y cuando afecta al llamado *cuerpo*, que es la parte central más grande del estómago.

Si seguimos con la analogía de pensar en el tubo digestivo como en una planta de procesamiento, el estómago es el silo químico de mezcla y digestión ácida. El ácido estomacal, también llamado ácido gástrico, ácido clorhídrico o HCl por su composición de hidrógeno y cloruro, es segregado por unas células especiales del estómago, las células parietales. Éstas segregan HCl ante la presencia de alimentos, especialmente proteínas, proceso también regulado por hormonas como la gastrina. Este ácido clorhídrico tiene una función crucial en el estómago: descomponer los alimentos, activar otras enzimas digestivas y, en consecuencia, facilitar la absorción de nutrientes.

Cuando hablamos del pH, nos referimos a una medida que indica cuán ácido o básico es un líquido, como un termómetro con la temperatura. La escala del pH va de 0 a 14, donde 0 es extremadamente ácido y un buen ejemplo es el ácido clorhídrico; 7 es neutro (como el agua pura), y 14 es extremadamente básico, como la sosa cáustica. En el caso del estómago, queremos que sea bastante ácido para que pueda desempeñar su función correctamente.

Por ejemplo, una persona sana en ayunas tiene un pH estomacal menor de 2 o 3. En personas sin nada de ácido (con aclorhidria) por, quizá, gastritis atrófica, el pH es de 7, al igual que en las personas que toman inhibidores de la bomba de protones (IBP) como el omeprazol. Entre 3 y 7 se considera poco ácido o hipoclorhidria. Cuando se produce esa sensación de acidez que notamos subir por el esófago, lo que ocurre es que, aunque el pH con hipoclorhidria sea más alto y parecido al del esófago, se necesita más diferencia (un pH de 1 a 3) para que funcione todo correctamente y estimular al esfínter a que se mantenga cerrado.

El ácido clorhídrico (HCl) nos ayuda, por un lado, a hacer bien las digestiones y, por otro, es un mecanismo de defensa para matar patógenos por el bajo pH. Los IBP solo están indicados cuando hay una úlcera activa, salvo en algunas situaciones como esófago de Barrett o síndrome de Zollinger-Ellison donde no queda otro remedio. No conviene usarlos para simplemente paliar el reflujo o «protegerse» de la toma de medicamentos. La toma crónica de IBP es causa directa de SIBO, infecciones, anemia y malabsorción de la vitamina B12. Sin embargo, rara vez nos miden el pH antes de recetarnos estos fármacos durante años incluso.

Si tienes reflujo continuo, busca un profesional integrativo que pueda valorar si tienes hipo o hiperclorhidria. Te mirará quizá tu pH, el factor intrínseco, los niveles de la hormona gastrina, anticuerpos... Te ayudará a reparar la mucosa del estómago y suplementar con betaína HCl (clorhidrato de betaína, un suplemento sustituto de tu ácido HCl) y enzimas digestivas en el caso de que lo necesitaras.

El estómago también tiene su microbiota. A pesar de su bajo pH, no es estéril. El ambiente adecuado del estómago hará que especies oportunistas como la *H. pylori* se mantengan a raya.

El jugo gástrico no solo se compone de ácido clorhídrico, también tiene pepsinas, que se activan por el pH bajo (entre 1,5 y 3,5). Estas pepsinas son enzimas digestivas que se encargan de degradar proteínas, en especial, las del tejido conjuntivo de la carne animal y las pectinas vegetales. Si no digieres bien la carne roja, puede ser un síntoma de poco ácido en el estómago. El estómago también secreta el llamado *factor intrínseco*, una proteína que fija la vitamina B12 presente en carne, pescado, huevos y leche, vital para la salud del cerebro, del ADN y para evitar fatiga y anemia. La B12 es tan importante que es obligatorio suplementarla si no comemos alimentos de origen animal. Si tomas inhibidores de la bomba de protones o sigues una dieta vegana, comprueba que tus niveles de B12 estén por encima de 500 pg/ml. A veces, esta medida en sangre no refleja los niveles de los tejidos, como ocurre con el magnesio, y podríamos suplementar ambos si nos encontramos muy cansados.

Los líquidos permanecen en el estómago unos 6 o 12 minutos, y los sólidos entre 45 y 70 minutos. Cuando la comida llega y ensancha el estómago, se activan neurohormonas que viajan por el nervio vago y envían señales para que se vayan preparando por ahí abajo.

1.4.5. El intestino delgado, la línea de procesamiento y recolección de nutrientes

El intestino delgado, nuestro protagonista en el SIBO. Aquí se termina la digestión y se recoge el botín. En nuestra planta de procesamiento, el intestino delgado es la cinta donde los trabajadores terminan de procesar el material y recogen el producto final deseado.

El intestino delgado es un fino tubo de 6 metros de largo encargado de digerir y absorber los nutrientes que necesitamos. Piensa en una cuerda estirada de 6 metros, eso es la altura de un edificio de dos pisos. Además de largo, es un órgano extenso, porque no es un tubo liso, sino lleno de pliegues, como esas arruguitas de los adorables perros Chow Chow o de los Shar Pei. El intestino tiene 40 metros cuadrados de extensión, lo que mide un pequeño apartamento. Lo solemos dividir en tres porciones por sus diferencias estructurales y funcionales: duodeno, yeyuno e íleon. Llamamos duodeno a los primeros 25 centímetros, donde desembocan las secreciones biliares y pancreáticas, yeyuno a los siguientes dos metros y medio, e íleon a los últimos tres metros y medio. Cuando hablamos de aspirado yeyunal para medir la cantidad de bacterias en el SIBO, se toma una muestra del yeyuno.

Por dentro, el intestino delgado tiene muchos pliegues llamados *vellosidades*, que a su vez tienen otros pliegues (microvellosidades), pensados para aumentar la superficie y absorber mejor. Sería como tapizar tu pequeño apartamento con una alfombra de 40 metros cuadrados, no lisa, sino de ésas con pelitos de algodón, como el tejido que tienen las mopas. Gracias a la combinación de los pliegues en la pared del intestino y de las vellosidades y microvellosidades, si las estiráramos y las sumáramos, la superficie total sería de 250 metros cuadrados, casi lo mismo que una cancha de tenis.

Además de largo y extenso, el intestino delgado es a la vez un órgano muy fino, pues nos separa del exterior por una sola capa de células, llamadas *enterocitos*. Un enterocito mide de 15 a 20 micrómetros de alto y 5 micrómetros de ancho. Un micrómetro (µm) equivale a una milésima parte de un milímetro. Es decir, si tienes un milímetro y lo divides en 50 —digamos que lo intentas, porque necesitarías un microscopio—, tendrás lo que mide el ancho de tu epitelio intestinal. Debajo de estos enterocitos están los capilares de sangre y linfa para recoger el botín digestivo y el sistema inmunitario para protegerlo. El intestino delgado es la puerta de entrada a tu interior, tanto para lo bueno como para lo malo. Por eso, la mayoría del sistema inmunitario, el 70 por ciento, se encuentra aquí, en el intestino delgado.

Aquí también se encuentra tu segundo cerebro: millones de neuronas con sus glías (otro tipo de células nerviosas muy importantes junto a las neuronas) y sus conexiones conforman el **Sistema Nervioso Entérico** (**SNE**). Este sistema complejo, como si de un cerebro se tratara, está recogiendo información continuamente del interior y del exterior: si tenemos hambre, qué comemos, qué hay por la sangre, si es hora de digerir o de limpiar, qué dice el cerebro de arriba, qué dice el sistema inmunitario y qué dice la microbiota (que lo mantiene y modula).

¿Conoces la expresión «sentir mariposas en el estómago»? Seguro que sí. Pues eso hace referencia a este cerebro intestinal. Por eso, al sistema nervioso entérico lo llaman el segundo cerebro y se encarga de todo el proceso digestivo, de secreción de neurohormonas, de la sensibilidad y de la motilidad. Sientes antes con tus tripas que con tu mente. Son neuronas como las de tu *«primer»* cerebro.

En 2004, un investigador japonés llamado Nobuyuki Sudo y su equipo vieron que los ratones que crecen sin microbiota tienen alterados el sistema inmunitario y la respuesta al estrés. La respuesta exagerada del eje HPA —hipotálamo-hipofisario-adrenal (eje HHA), en español— fue revertida con *Bifidobacterium infantis*. Si les administraban *Escherichia coli* enteropatógena, volvía el estrés exagerado. Esto funcionaba mejor si lo hacían cuando eran pequeños. De aquí surge el estudio de eje microbiota-intestino-cerebro que desarrollaremos más adelante. Muchas personas con SIBO no mejoran porque este sistema nervioso entérico está alterado por haber estrés en el primer cerebro o por haber estrés en la microbiota. Cada vez hay más teorías que dicen que el intestino manda más que la cabeza y que la fatiga crónica y los problemas psiquiátricos son más de origen intestinal que cerebral.

¿Sabías que las células que protegen tu cerebro se entrenan en el intestino? En un estudio de 2020 publicado en la revista *Nature*, los investigadores dicen que:

> Tiene sentido. Incluso una pequeña ruptura de la barrera intestinal permitirá que los microbios entren en el torrente sanguíneo, con consecuencias devastadoras si son capaces de propagarse al cerebro. Sembrar las meninges con células productoras de anticuerpos que reconocen las bacterias intestinales asegura la defensa contra los invasores más probables.

La **microbiota** también regula la neurogénesis y la activación de la microglía, es decir, la formación de nuevas neuronas y la activación de las células llamadas *glías*, que se encargan de la limpieza, la remodelación y la inmunidad cerebral. ¿Sabías que el cerebro también tiene su propia microbiota? ¿Y que esta proviene del intestino, ya en el feto? La microbiota, aparte de educadora cerebral, es la primera línea de defensa que tenemos en el intestino frente al ataque de patógenos. Y no solo eso, sino que enseñan a los centinelas de la muralla (tu sistema inmunitario) a diferenciar amigos de enemigos, fabrican vitaminas para la ciudad y ayudan a mantener la muralla (barrera intestinal) en buen estado.

Siguiendo con el proceso digestivo, al inicio del intestino delgado se vierten las **secreciones** pancreáticas y biliares. El páncreas fabrica enzimas para digerir proteínas, carbohidratos, lípidos e incluso ADN; así de completo es. Por eso no somos capaces de digerir bien cuando tenemos el páncreas regular. La bilis, formada por sales biliares, colesterol, bilirrubina, fosfolípidos y proteínas, también tiene inmunoglobulinas A de defensa, ayuda a digerir las grasas y a absorber las vitaminas liposolubles A, D, E y K. La secreción del intestino es tan grande como su absorción y está estimulada por los ácidos biliares, la hormona secretina, el péptido vasoactivo intestinal (un péptido muy VIP), y otras hormonas reguladas por el sistema nervioso parasimpático (el de la digestión y reparación).

Lo que era comida al inicio del viaje y ahora es una especie de papilla se termina de digerir y absorber en el intestino delgado:

- Los **carbohidratos** se acaban de romper por la amilasa pancreática y por las disacaridasas del epitelio intestinal. Cuando no funcionan bien estas enzimas, podemos sufrir una intolerancia alimentaria como la intolerancia a la lactosa, la fructosa o el sorbitol.
- Las **proteínas** siguen su digestión por las proteasas pancreáticas y por enzimas presentes en el epitelio intestinal. La elastasa es un tipo de enzima proteolítica de la familia de las endopeptidasas, muy interesante como marcador en heces para saber si tienes insuficiencia pancreática exocrina funcional.
- Las **grasas** se comienzan a digerir un poco en la saliva y en el estómago, pero su principal digestión ocurre cuando llegan al intestino y se mezclan con la bilis y las enzimas pancreáticas. Las grasas llamadas triglicéridos de cadena media (MCT, por sus siglas en inglés) presentes, por ejemplo, en el aceite de coco, requieren menos digestión. Se absorben por la linfa junto con las vitaminas liposolubles, accediendo a la

sangre más rápido, en especial los de pequeño tamaño de ocho carbonos (C8). Si buscas una manera de conseguir energía con rapidez, este tipo de MCT te puede ayudar. Además, es una manera de incorporar grasa de fácil digestión a tu dieta, de aumentar la ingesta de calorías saludables si tienes bajo peso o eres deportista, de aportar energía para tu cerebro, corazón y músculos, y favorecer la absorción de vitaminas liposolubles como la vitamina D. Yo añado unas gotas de MCT-C8 líquido al café solo (es un líquido incoloro e insípido), lo puedes comprar así o también lo encuentras como *keto creamer* saludable en polvo para dar cremosidad.

El botín se absorbe en su mayor parte por la sangre y llega al hígado. Las grasas (a excepción de estos MCT de absorción rápida) llegan a la sangre por la linfa. En el duodeno y yeyuno proximal se absorbe el hierro, el calcio, las grasas y las vitaminas. En porciones posteriores del yeyuno finaliza la absorción de aminoácidos, carbohidratos, ácido fólico y fosfato. En el íleon, la parte final del intestino delgado, se absorbe la vitamina B12 y las sales biliares. Cuando tenemos disbiosis, las bacterias a veces desconjugan estas sales biliares, no se pueden reabsorber y se acaban expulsando por las heces provocando diarrea.

Decimos que el intestino delgado es un tubo, pero en realidad todo el tubo digestivo es un tubo. ¡Qué sorpresa! Nunca lo hubiéramos imaginado. Ironías aparte, es que en realidad lo que comes no está dentro de ti, sino fuera, en el tubo. Somos como una dona, cuerpo de masa con un agujero dentro. Lo que está en el agujero no está dentro de ti. Pero es este agujero, o tubo digestivo, el que tiene la capacidad de que todo vaya bien en la digestión y la absorción de los nutrientes (vitaminas, minerales, agua, proteínas, grasas y demás componentes de tu cuerpo), de que se mantenga la vida y de que estés leyendo estas palabras.

Desde el intestino, el botín tiene dos vías de entrada a la sangre, la vía transcelular, a través de las células del intestino, y la vía paracelular, a través de los espacios entre las células. Nos imaginamos la muralla intestinal, con sus centinelas del sistema inmunitario y las puertas de acceso a la ciudad seleccionando lo que pasa y lo que no pasa a la ciudadela interior. Allá afuera también hay guardianes: *la microbiota* para defendernos de los extraños. Cuando esa muralla se rompe, ya no hay filtro, por los agujeros pasan los malos y hay una invasión, es lo que llamamos «intestino permeable».

El término **permeabilidad intestinal**, *leaky gut* en inglés, se refiere a un intestino agujereado, literalmente, «que gotea». En realidad, el intestino ya es en parte permeable de forma natural, porque absorbe los nutrientes que él elige. El problema viene cuando se rompe y se vuelve *hiper*permeable (aunque usamos «permeabilidad» o «intestino permeable» para acortar). Cuando unos invasores rompen la muralla, como unos inquilinos malos que nos dan martillazos a las paredes y las destrozan, las tuberías también se rompen y salen goteras. Si no se repara, se inunda la casa. Y, entonces, ya es vandalismo, la ciudad sin ley.

Si la pared del intestino se agujerea, pasan sustancias a la sangre que no deberían estar ahí. Ya no pasan solo los buenos alimentos que el intestino quiere, sino todo lo malo también. Ante semejante situación de invasión, los centinelas (sistema inmunitario) no dan abasto, están desbordados. Por eso, las consecuencias de un intestino dañado son intolerancias y reacciones inespecíficas que van desde dolor de cabeza, depresión o problemas neurológicos, hasta agravamiento de las alergias y de las autoinmunidades. Según el doctor Alessio Fasano, médico gastroenterólogo pediátrico, todas las enfermedades comienzan en el intestino permeable.

Las causas de este daño intestinal son prácticamente las mismas que las causas del SIBO, incluido el mismo SIBO y las disbiosis: el estrés crónico, tóxicos como los plásticos, el consumo de aditivos de ultraprocesados, la obesidad, ciertos patógenos, la mala función de algún órgano... La pérdida de la barrera intestinal es progresiva. Comienza con la pérdida de la microbiota y del moco protector, las células quedan expuestas y se rompen. Se acaba perdiendo la tolerancia, aparecen inflamación crónica, autoinmunidad y alergias, convirtiéndose en un círculo vicioso con toxinas y sustancias inflamatorias viajando por todo el cuerpo.

Para saber si tenemos permeabilidad intestinal, tenemos dos pruebas usadas en clínica habitual: zonulina en heces o lactulosa-manitol en orina. La zonulina es un marcador de la pérdida de uniones entre las células del intestino. La prueba de los dos azúcares, lactulosa-manitol en orina, se basa en que el manitol, que es una molécula pequeña, se absorbe por vía transcelular (a través de las células); y la lactulosa, que es una molécula grande, en condiciones normales no se absorbería. Si el intestino está agujereado, el azúcar grande (lactulosa) pasa a la sangre a través de los agujeros y se excreta en la orina, que es lo que se mide en esta prueba. Digamos que manitol significa absorción y lactulosa significa permeabilidad. Una elevada permeabilidad intestinal es una causa de falso negativo en la prueba de SIBO.

A lo largo del libro, veremos soluciones para el intestino permeable.

Gráfico 1.1. La progresión del intestino permeable

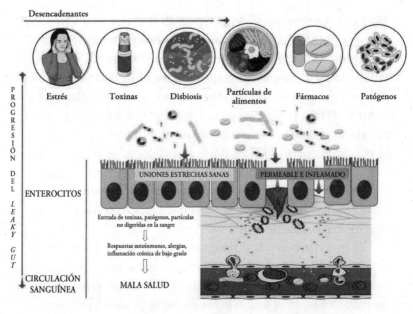

Diversos factores como el estrés, las toxinas, los aditivos
y otros componentes nocivos presentes en la comida, ciertos
fármacos, patógenos y la mala función de algún órgano,
entre otros, van a favorecer el desarrollo de un intestino
hiperpermeable o «agujereado» por donde pasarán toxinas,
patógenos y partículas no digeridas a la sangre. Estas
toxinas y partículas que viajan por la sangre provocan
a su vez inflamación en todo el cuerpo, favoreciendo
el desarrollo de alergias, intolerancias, inflamación crónica
de bajo grado y autoinmunidades.

Fuente: Elaboración propia a partir de Paray, B. A. *et al.*, «Leaky Gut
and Autoimmunity: An Intricate Balance in Individuals Health and
the Diseased State», *International Journal of Molecular Sciences*,
21 (2020), p. 9770. Disponible en: <https://doi.org/10.3390/ijms21249770>.

1.4.6. El intestino grueso, la planta de reciclaje y eliminación

Tras el intenso y movido viaje de 12 horas y 11 metros en nuestra planta de procesamiento, el botín ya ha sido recogido y los restos llegan al intestino grueso a través de la válvula ileocecal, una válvula que separa el intestino delgado del grueso. La válvula ileocecal, tan importante para prevenir el SIBO, tiene una pared más gruesa y mantiene una presión para estar cerrada. Si pasa comida, se relaja. Si la presión ocurre al revés, del colon al íleon, se contrae para evitar el reflujo hacia atrás. Si esta válvula falla, las bacterias del intestino grueso (llamadas coliformes porque están en el colon) pasarán al delgado en busca de comida, siendo una de las causas de SIBO.

El intestino grueso tiene una pared más gruesa que el intestino delgado y doble capa de moco. Aquí se reabsorbe agua y electrolitos y se forman las heces para su expulsión. Se reabsorben más de 7,5 litros de jugos producidos.

Al intestino grueso también lo dividimos en varias porciones para su estudio: el ciego con el apéndice, a la derecha, el colon ascendente, transverso y descendente, el sigma en la parte izquierda, el recto y el ano al final. El epitelio aquí no presenta vellosidades ni vasos linfáticos para recoger ningún botín. El intestino grueso tiene tres capas muy «musculosas» en forma de cordones a lo largo de la superficie, para expulsar las heces, que se llaman *taenia coli*.

La microbiota también se distribuye de forma diferente, no solo a lo largo del tubo digestivo, sino en las capas de moco. Unas viven en la superficie del moco y otras viven más profundas, cerca de las células intestinales. Se dice que el intestino grueso es uno de los ecosistemas más poblados de la Tierra con sus 10^8-10^{11} UFC/ml de células (unidades formadoras de colonias) de microbiota. Esto son 10 con unos 10 ceros de media: 10 000 000 000 ¡por mililitro! Así que no, el intestino grueso no es solamente «un tubo de desechos». Es el hogar de la mayoría de nuestro *órgano microbiano*.

1.5. LAS PRUEBAS DIGESTIVAS

¿Cómo puedes saber que todo va bien en la digestión? Necesitamos una auditoría en nuestra fábrica, porque algo no va bien y no sabemos dónde está el fallo.

Los síntomas mandan y las pruebas son siempre complementarias. Pregúntate: ¿qué tal haces tus digestiones? ¿Comes relajado y masticas bien? ¿Qué tal la hora de ir al baño? ¿Vas a diario en una escala de Bristol 4?

La historia clínica y la ayuda de un buen profesional van a ser clave. Luego hay muchísimas pruebas complementarias que podemos realizar. Sin ser para nada exhaustivos, algunas son las siguientes:

1. **Examen de heces**, tanto visual como microscópico y químico.

Tú mismo en tu casa puedes hacer un examen visual para ver que no llegan restos de comida sin digerir, ver que son un 4 en la escala de Bristol, que son de color marrón oscuro y no de otro color (problemas de malabsorción o de bilis), que no flotan (significaría que llevan grasa), sin sangre (la sangre indica una herida digestiva), sin olores fuertes ni nada extraño.

Con ayuda profesional, puedes hacer un examen de heces de sustancias de la digestión como elastasa (indica función del páncreas), la calprotectina (indica inflamación), parásitos por técnica de PCR y microscopio, un cultivo de hongos, mirar zonulina que indica permeabilidad, IgA que indican inmunidad de mucosas...

Gráfico 1.2. Escala de Bristol

1	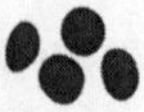	Heces en bolas duras y separadas, similar a un fruto seco.
2		Heces con forma alargada, pero con relieves, como bolas unidas.
3	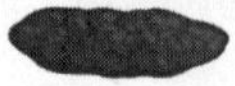	Heces con forma alargada, con grietas en la superficie.
4	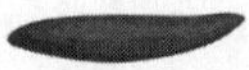	Heces con forma alargada como una salchicha, lisa y blanda.
5	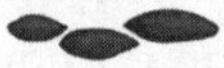	Heces blandas y trozos separados o con bordes definidos.
6	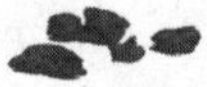	Heces blandas y trozos separados o con bordes pegados.
7	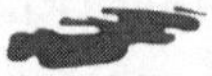	Heces líquidas, sin trozos sólidos.

Para una buena salud intestinal, intentaremos que
las heces diarias sean del tipo 4 en esta escala.

Fuente: Shutterstock.

2. **Otras pruebas** que puede pedirte tu médico digestivo o tu internista son estas: pruebas de imagen como
una ecografía o escáner, analítica de sangre general y alguna específica para mirar celiaquía, Crohn, colitis, gastritis,
autoinmunidad, infecciones, tumores, divertículos, her-
nias, neuropatías o problemas vasculares... También pruebas para valorar el pH y la motilidad, endoscopias altas
y bajas para ver el tubo por dentro y con biopsias para ver
si están bien las células o si hay celiaquía; pruebas de funcionamiento del páncreas e hígado... Por supuesto, no hay
que hacerlas todas, tu médico decidirá.

3. Otras pruebas que puede pedirte cualquier profesional, como un dietista nutricionista o cualquier profesional actualizado que trabaje con **microbiota**, son estas: pruebas de disbiosis oral, prueba de aire espirado para el SIBO que veremos en el siguiente capítulo, pruebas de parásitos, microbiota, permeabilidad, absorción, intolerancias...

No cabe duda entonces de que el proceso digestivo, además de *automático* en su mayor parte, es también un sistema complejo que afecta a todo el cuerpo. La microbiota es un órgano más que forma parte de él y que también hay que cuidar. El resultado final de salud o enfermedad dependerá de que todo este proceso se desarrolle con éxito.

El intestino es tan importante que no deberíamos extrañarnos de que los sabios digan que todas las enfermedades comienzan en él. Recuerda: ante cualquier problema de salud, trata siempre el intestino.

1.6. ¿A QUÉ LLAMAMOS SIBO?

Una vez conocemos un poco más sobre nuestro proceso digestivo y su importancia, volvamos al SIBO para ver su definición formal y qué tiene que ver con la microbiota.

Según la definición tradicional, **el SIBO es un sobrecrecimiento bacteriano**, las bacterias crecen en exceso en el intestino delgado, donde no corresponde que haya tantas. Se considera un tipo de **disbiosis**, es decir, un desequilibrio en la microbiota. No es una infección, por lo que no hay que matar a las bacterias a toda costa con antibióticos. Sin embargo, esto no significa que no haya que tratarlo, solo que, a ser posible, no a cañonazos. Al menos, debemos valorar antes otras opciones más amistosas que no desencadenen una guerra civil (o intestina) en nuestro interior.

En realidad, el SIBO no se considera una enfermedad como tal, sino más bien un desajuste, un desequilibrio, una consecuencia de *algo más*. ¿Se considera el exceso de gases una enfermedad? No, aunque da muchas molestias. Muchísimas. Pero hay que ver de dónde vienen.

Piensa en el SIBO como en un embotellamiento. Los coches se acumulan en un tramo de carretera, generando tráfico lento y muchos gases de los tubos de escape. La solución no pasa por aniquilar coches y ocupantes, ¡son ciudadanos de bien que van a su trabajo! La solución pasa por un poco de regulación policial para agilizar el tráfico y, sobre todo, pasa por buscar la causa de esos embotellamientos para que no se vuelvan a producir. ¿Será por obras? ¿Un accidente? ¿Hay un evento especial? ¿Quizá faltan carreteras en esa zona? ¿Faltan o sobran señalizaciones? ¿Necesitamos más transporte público? Si no lo abordamos así, buscando la causa, al día siguiente estaremos en las mismas.

Así, como ya mencioné, se define al SIBO como «sobrecrecimiento bacteriano en el intestino delgado», aunque, en verdad, puede que no sea sobrecrecimiento, ni sea bacteriano, ni que esté siquiera en el intestino delgado. Profundicemos un poco en cada uno de estos conceptos.

1.6.1. Sobrecrecimiento

En las nuevas definiciones de SIBO, una concentración de 10^3, es decir, 1.000 UFC (unidades formadoras de colonias) por mililitro de aspirado yeyunal, ya se considera un crecimiento excesivo que puede generar síntomas. A veces, ni siquiera hace falta que haya este exceso, sino un *simple* desequilibrio en la microbiota (disbiosis) por disrupción de determinadas especies como *E. coli*, *Klebsiella* y otras proteobacterias.

Según el principal médico digestivo investigador del SIBO en Estados Unidos y autor de muchos estudios, el doctor Mark Pimentel, «es como si hubiera un bravucón en la escuela pegando a los otros niños». O como en el símil del embotellamiento, quizá no haga falta la presencia de demasiados coches en número, sino que baste con un conductor loco e imprudente que vaya en sentido contrario y siembre el caos en la circulación.

1.6.2. Bacteriano

Los integrantes más abundantes de nuestro intestino son las bacterias (y los virus), pero uno de los tipos de SIBO que veremos, el SIBO metano, está ocasionado por el sobrecrecimiento de otro tipo de microorganismos: las *arqueas*. Las arqueas son unos organismos de una sola célula de una clasificación diferente a las bacterias y a los animales, plantas y hongos. Son muy antiguas y pueden habitar ambientes extremos en la Tierra, como aguas termales o salinas. En nuestro intestino, las arqueas en exceso generan el gas metano, lo que hace que tengamos estreñimiento de forma típica.

1.6.3. En el intestino delgado

Como ya vimos, el intestino delgado es un tubo largo y fino donde tiene lugar la absorción de nutrientes y donde se encuentra el 70 por ciento del sistema inmunitario del cuerpo, razón por la que los desequilibrios aquí tienen consecuencias más graves que los desequilibrios en el intestino grueso. Sin embargo, hay algunos tipos de SIBO que ocurren en el intestino grueso y también dan síntomas.

En el tipo de SIBO sulfuro, las bacterias causantes pueden estar en el colon. En el tipo de SIBO metano, las arqueas también pueden sobrecrecer en el intestino grueso, lo que a veces se llama LIBO (*Large Intestine Bacterial Overgrowth* o sobrecrecimiento en el intestino grueso) o IMO (*Intestinal Methanogen Overgrowth*) o sobrecrecimeinto de metanógenas (que son las arqueas). Un lío de terminología bajo el paraguas de «SIBO» que quizá necesite una revisión según avancen las investigaciones.

1.7. EL SIBO Y LA MICROBIOTA

El SIBO es un tipo de disbiosis, pero no todas las disbiosis son siempre SIBO. Una **disbiosis** puede manifestarse como:

- Sobrecrecimiento de microorganismos, como ocurre en el SIBO y también en el SIFO (en la mayoría de los casos, se manifiesta como candidiasis, pero no de forma exclusiva).
- Aumento de especies de causantes de enfermedades.
- Disminución de especies clave beneficiosas para la salud.
- Reducción de la diversidad y la riqueza de especies bacterianas.

Estas situaciones de disbiosis, que no son siempre SIBO, están muy relacionadas entre ellas y nos dan síntomas similares.

En el equilibrio está la clave. Ni pocas, ni muchas. Ni malas, ni demasiadas de una sola especie. Como en una buena receta, todo en su lugar y en su adecuada proporción. ¿Por qué nos importa su equilibrio? Porque somos más microbiota que humanos. En concreto, tenemos 38 billones de bacterias en el cuerpo y a esto hay que sumarle otros microorganismos aún más abundantes como los virus. Nos superan en cien en número de genes y en 1.3 en número de células. Somos su hogar, ellas son los inquilinos que viven y cuidan la casa, la defienden de los *okupas malos* y reparan las paredes para que no haya desperfectos. Unos inquilinos muy simpáticos, que además de buena gente, te cuidan al bebé y encima a veces hasta te preparan tarta de manzana especiada con ghee y nueces.

Vaya, que su equilibrio y su bienestar nos importan. No vas a encontrar unos inquilinos tan simpáticos. ¿Te imaginas unos inquilinos malos, que vivan los treinta en una casa pequeña, que no te paguen y encima te la destrocen? Eso pasa con las disbiosis. Vandalismo. Un desastre.

Desde la educación del sistema inmunitario cuando somos bebés, hasta la producción de vitaminas y ácidos grasos de cadena corta para el mantenimiento del intestino, la microbiota juega un papel fundamental en la salud-*casa* y en la felicidad de nuestro hogar, del ecosistema conjunto llamado *holobionte* que somos. A la microbiota se la ha llamado «el órgano olvidado», ojalá no lo sea nunca más. ¿Te imaginas cómo sería tu salud si tu corazón o tus pulmones fallaran? ¿Cómo estaría tu casa si te agujerean las paredes? La salud de la microbiota es la nuestra.

El descubrimiento de la microbiota y su papel en la salud es tan importante que su desequilibrio se ha relacionado con todo tipo de enfermedades. Y, como la mayor parte de la microbiota humana se encuentra en el intestino, te repito la frase de Hipócrates: «Todas las enfermedades comienzan en el intestino». Él ya lo decía en el año 500 a. C., pero es ahora cuando se está confirmando de la mano de científicos como el digestivo pediátrico Alessio Fasano en el año 2020.

1.8. Los síntomas del SIBO: esta panza no es la mía

Yo tuve SIBO y, sí, lo puse en Instagram. Para poder ayudar a otras personas, para que supieran que el SIBO existe y no se sintieran solas ni juzgadas. Porque sabía que esa panza «no era la mía», no era normal y era por causa del SIBO. Por eso me tomaba fotos para que me creyeran y poder enseñarles el antes y el después a mis médicos. Y no solo es por estética, es que la panza duele, molesta, cansa y trae de regalo otros síntomas más graves que una simple «panza de embarazada».

Aparte de la hinchazón y los gases, reportados por dos tercios de los pacientes con SIBO, **otros síntomas del SIBO** son los siguientes:

- Diarrea, estreñimiento o alternancia
- Malas digestiones, reflujo, pesadez, náuseas, gastritis, dolor abdominal, elevada presión
- Fatiga, palpitaciones, bajada de tensión
- Intolerancias alimentarias secundarias, como la intolerancia a la fructosa, al sorbitol, a la lactosa o a la histamina
- Maldigestión y malabsorción de nutrientes por el daño en las vellosidades intestinales, lo que a su vez puede manifestarse como anemia, déficit de B12 y otras vitaminas, pérdida de peso...
- Eccemas, rosácea y otros problemas de piel
- Niebla mental, dolores de cabeza, ansiedad, depresión. También confusión y pérdida de memoria
- Dolor de articulaciones, síndrome de piernas inquietas
- Alteraciones hormonales
- Síntomas urinarios y vaginales
- Inflamación generalizada y otros síntomas que causa el intestino agujereado y un sistema inmunitario alterado, como una exacerbación de las alergias y reacciones

Los síntomas pueden llegar a ser muchos, graves e incapacitantes, dependiendo del tipo de SIBO, del daño intestinal y de las patologías asociadas. Los síntomas son bidireccionales y pueden manifestarse en cualquier parte del cuerpo. Por eso, la microbiota, el SIBO y las disbiosis se relacionan con todo tipo de enfermedades: neurológicas, de tiroides, cardiovasculares, de riñón, de hígado, de páncreas y de piel, a grandes rasgos. Un SIBO puede ser la causa de que empeoren los síntomas extradigestivos de muchas patologías, de manera que no te extrañe si tu SIBO te produce acné, eccemas, intolerancias, alteraciones hormonales o cistitis. A muchas mujeres les diagnostican menopausia precoz cuando en realidad la causa de la misma es el SIBO y, al solucionarlo, la menstruación vuelve.

¿Y cómo es que el SIBO puede causar tantos síntomas? Por varios mecanismos. Primero, se pierde la capa mucosa y se produce daño y permeabilidad intestinal. Las consecuencias son maldigestión, intolerancias, endotoxemia, inflamación, alteración del sistema inmunitario y daño hepático.

Segundo, se compromete la absorción de nutrientes. Las consecuencias son anemia, edema y déficit de B12 con el consiguiente cansancio y problemas neurológicos, entre otros.

Tercero, las bacterias, que por un lado están en exceso y por otro tienen más carbohidratos mal digeridos disponibles para ellas, producen sustancias como exceso de gases, desconjugación de sales biliares y metabolitos desagradables de su excesiva fermentación como alcohol o acetaldehído. Las consecuencias las conocemos bien: hinchazón, distensión, gases, dolor, diarrea, niebla mental, cansancio, alteración del pH y de los ácidos grasos de cadena corta... Todo esto a su vez irrita e inflama el intestino, favoreciendo el daño y la permeabilidad. Un círculo vicioso de graves consecuencias que hay que romper.

Tabla 1.1. Fisiopatología de síntomas y consecuencias clínicas
en SIBO

PROCESO	MECANISMOS DE ACCIÓN	CONSECUENCIAS CLÍNICAS
Lesión de la mucosa inducida por bacterias y/o sus toxinas o productos.	1. Pérdida de enzimas del borde del cepillo intestinal. 2. Lesión de la barrera epitelial que conduce a una mayor permeabilidad intestinal. 3. Respuesta inflamatoria que genera citoquinas inflamatorias.	1. Maldigestión de carbohidratos. 2. Enteropatía con pérdida de proteínas; translocación bacteriana y endotoxemia portal y sistémica. 3. Lesiones e inflamación hepática, respuestas inflamatorias sistémicas.
Competencia luminal con el huésped por nutrientes.	1. Consumo de proteínas dietéticas. 2. Consumo de vitamina B12. 3. Consumo de tiamina (vitamina B1). 4. Consumo de nicotinamida (vitamina B3).	1. Hipoproteinemia, edema. 2. Deficiencia de B12, anemia megaloblástica, síntomas neurológicos. 3. Deficiencia de tiamina (B1). 4. Deficiencia de nicotinamida (B3).
Metabolismo bacteriano.	1. Fermentación de carbohidratos no absorbidos. 2. Desconjugación de ácidos biliares primarios. 3. Síntesis de vitamina K. 4. Síntesis de folato (B9). 5. Síntesis de ácido D-láctico. 6. Síntesis de alcohol. 7. Síntesis de acetaldehído.	1. Gases, distensión, flatulencia. 2. Diarrea debido a los efectos de los ácidos biliares desconjugados en el colon; agotamiento de ácidos biliares que conduce a la malabsorción de grasas y vitaminas liposolubles. 3. Interferencia con la dosificación de anticoagulantes. 4. Niveles séricos elevados de folato (B9). 5. Acidosis D-láctica. 6. Daño hepático.

El SIBO y la disbiosis conllevan numerosas alteraciones patológicas
con consecuencias graves, como daño en la mucosa, malabsorción y
déficit de nutrientes y efectos secundarios de metabolitos
bacterianos.

Fuente: Elaboración propia a partir de Bushyhead, Daniel y Quigley, Eamonn M. M., «Small intestinal bacterial overgrowth-pathophysiology and its implications for definition and management», *Gastroenterology*, 163, 3 (2022), pp. 593-607, <doi:10.1053/j.gastro.2022.04.002>.

1.9. ¿Qué tiene que ver el SIBO con...?

Si bien es cierto que cuando algo nos sienta mal, lo primero que pensamos es «habrá sido algo que he comido», la verdad es que a veces no es ese algo, sino tú.

Vamos a definir antes algunos conceptos:

- Llamamos **intolerancia** alimentaria a cuando nos falta una enzima para digerir un compuesto específico, como en la intolerancia a la lactosa, a la fructosa o al sorbitol. No interviene el sistema inmunitario y, si no es genética, puede ser reversible.
- Llamamos **alergia** a una respuesta exagerada e inmediata del sistema inmunitario a una sustancia normalmente inofensiva, como el polen. Las alergias varían en gravedad y pueden ser mortales.
- Llamamos **sensibilidad** alimentaria a una respuesta inespecífica y no inmediata a determinados alimentos. Suelen ser consecuencias de una hiperpermeabilidad intestinal y los síntomas aparecen días después.

Si te fijas, en ninguno de los tres casos la causa es el alimento realmente, sino tu capacidad de tolerarlo.

1.9.1. Intolerancias

Muchas personas comenzamos por aquí, por mirar las intolerancias antes que el SIBO. Supongo que es porque las intolerancias están más aceptadas o son más conocidas, pero, en realidad, se ha visto que una intolerancia es secundaria a un daño intestinal como el provocado por SIBO, celiaquía, infección, enfermedad inflamatoria, verdaderas alergias, fármacos, radiaciones, parásitos y otras disbiosis.

Por eso, es aconsejable mirar siempre primero la causa del daño intestinal.

Hasta hace unos años, se pensaba que una intolerancia a la fructosa era un diagnóstico final y la persona tenía que llevar una dieta baja en fructosa de por vida. Hoy sabemos que estas enzimas que digieren lactosa, fructosa o sorbitol se encuentran en el epitelio intestinal y que, si lo reparas, se puede recuperar la capacidad de digerir y absorber estos azúcares.

¿Cada vez que tomas leche tienes que ir corriendo al baño? Uno de los ejemplos más conocidos de intolerancia alimentaria es la **intolerancia a la lactosa**, que ocurre cuando el cuerpo no tiene la enzima lactasa necesaria para descomponer el azúcar de la leche, la lactosa. Las personas con intolerancia a la lactosa tienen síntomas gastrointestinales como hinchazón, gases y diarrea después de consumir lácteos con lactosa. A excepción del resto de las intolerancias, que son secundarias, es muy habitual que la intolerancia a la lactosa sea genética, de hecho, el gen que se mira se llama «gen de persistencia a la lactasa». Es por un tema evolutivo. Lo normal en el ser humano es perder con la edad la enzima lactasa, en especial, en poblaciones que tradicionalmente no eran ganaderas. Hay más tolerancia a la lactosa en países del norte de Europa, y menos en poblaciones asiáticas o del sur de África. Aunque puede ser que la leche te siente mal por otras causas diferentes a la lactosa, como pueden ser las caseínas.

Aparte de la lactosa, otras intolerancias son estas:

- Intolerancia a los carbohidratos como fructosa, sorbitol y otros FODMAP. Otras menos conocidas son las intolerancias a la trehalosa o a la sucrosa.
- Intolerancia a la histamina por déficit de la enzima DAO (diamino oxidasa) e intolerancia a otras aminas alimentarias.

- Intolerancia a los sulfitos.
- Intolerancia a los salicilatos y oxalatos.
- Intolerancia a los benzoatos, el glutamato y otros aditivos.

No incluiremos aquí la mal llamada *intolerancia al gluten*. La intolerancia al gluten en realidad no existe, aunque el término esté muy extendido. El ser humano no tiene enzimas digestivas eficaces para digerir el gluten por completo. El gluten está compuesto de largas cadenas de proteínas como la gliadina y la glutenina, que ya de por sí no se digieren demasiado bien. Si detectas problemas con el consumo de gluten, en realidad lo que puedes tener es alergia al trigo, celiaquía o sensibilidad al gluten no celíaca (SGNC).

- **Alergia al trigo**: produce picor de boca, vómitos, urticaria, asma, dermatitis y otros síntomas alérgicos en reacción a la proteína del trigo.
- **Celiaquía**: es una enfermedad sistémica autoinmune cuyo desencadenante es el gluten, no solo presente en el trigo sino también en el centeno, la cebada, la espelta y sus productos derivados (pan de todo tipo, pasta, cerveza, seitán, cuscús...). El gluten, que normalmente ya causa algo de permeabilidad incluso en personas sanas, en un celiaco provoca un fuerte daño intestinal con síntomas asociados de todo tipo, desde digestivos a problemas de malabsorción, anemia, problemas de tiroides y otras autoinmunidades, migrañas, osteoporosis, problemas en el esmalte dental y otros muchos problemas de salud, incluso cáncer de colon si no se diagnostica a tiempo. Si tienes SIBO, mi recomendación general es que descartes la celiaquía. Por suerte, la celiaquía y sus problemas remiten con el seguimiento de una dieta sin gluten estricta de por vida.

- **Sensibilidad al gluten no celíaca** (**SGNC**): se diagnostica cuando las pruebas de celiaquía son negativas, pero la dieta sin gluten alivia nuestros síntomas. Siempre hay que descartar celiaquía de forma correcta con todas sus pruebas antes de retirar el gluten por completo, si no, las pruebas te saldrán negativas.

Para las **intolerancias hay varias pruebas** que se pueden hacer:

- **Pruebas genéticas** para saber si nuestro ADN tiene la capacidad de producir la enzima. Como ocurre en la lactosa, la fructosa hereditaria y la sucrosa-isomaltosa.
- **Prueba de aire** espirado para valorar las intolerancias a los carbohidratos. Mi consejo es hacer siempre la prueba de SIBO primero, la veremos en detalle en el capítulo 2.
- **Pruebas empíricas** con la dieta, eliminando ciertos alimentos y volviéndolos a incorporar.

En las intolerancias y la maldigestión de carbohidratos, también influye el estado de la microbiota que nos ayuda a digerirlos, de hecho, se cree que en la intolerancia a la fructosa juega un papel muy importante. **La calidad y la cantidad del carbohidrato también importan.** Por ejemplo, en la intolerancia a la fructosa:

- La calidad es lo más importante. No es igual la fructosa de la fruta fresca y entera, la cual no es problemática, que el jarabe de maíz de alta fructosa (HFCS, por sus siglas en inglés) de refrescos y ultraprocesados, el cual es el que causa más daño, como diabetes e hígado graso.

- La cantidad importa. Un límite habitual incluso para una persona sana serían 25 gramos de fructosa al día. Con un refresco ya se alcanza este límite.
- Importa la integridad del intestino y de sus enzimas.
- También interviene el vaciado gástrico y la motilidad.
- Influirá la carga osmótica y la reabsorción de agua por el colon.
- Dependerá de la microbiota y sus metabolitos como los ácidos grasos de cadena corta (*Short Chain Fatty Acids o SCFA*, por sus siglas en inglés).

Para la lactosa, el límite de absorción puede estar en torno a dos vasos de leche, unos 20 gramos de lactosa. Suelen tolerarse mejor los lácteos fermentados como el yogur o el kéfir de oveja o de cabra. Una curiosidad: a la leche sin lactosa no le *extraen* la lactosa, sino que le añaden la enzima lactasa (disponible también como suplemento en pastillas), que descompone la lactosa en sus dos azúcares, galactosa y glucosa, por eso la leche «sin lactosa» tiene un sabor más dulce al paladar.

El sorbitol prácticamente no se absorbe, tan solo 10 gramos, al igual que los galacto y los fructooligosacáridos (GOS y FOS), que son alimento para la microbiota. Hay muchos factores implicados en las intolerancias, desde la genética, hasta el daño intestinal, la hipersensibilidad visceral y la microbiota.

1.9.2. Alergias

¿Has escuchado alguna historia sobre alguien que casi muere por el simple hecho de abrir una bolsa de cacahuates en un lugar cerrado? Una alergia es una respuesta inmunológica exagerada e inmediata del sistema inmunitario a una sustancia normalmente inofensiva, al que llamamos *alérgeno.*

Cuando una persona sensibilizada entra en contacto con su alérgeno, el sistema inmunitario reacciona exageradamente con mecanismos de hipersensibilidad, que se clasifican del tipo I al IV. En las personas alérgicas (hipersensibilidad del tipo I), se producen anticuerpos llamados inmunoglobulinas E (IgE). Estos anticuerpos IgE desencadenan la liberación de sustancias como la histamina, que es la principal responsable de los síntomas típicos de las alergias: inflamación, enrojecimiento, picor, estornudos, congestión, goteo nasal, ojos rojos, urticaria, eccemas, asma y otros síntomas graves y potencialmente mortales conocidos como anafilaxia.

Las alergias alimentarias son la causa de entre un 30 y un 50 por ciento de los casos de anafilaxia en adultos y de un 81 por ciento en niños en todo el mundo. Además, están detrás del 40 por ciento de casos de asma en adultos. Las alergias más frecuentes son a los cacahuates, los frutos secos, la leche, los huevos, el ajonjolí, el pescado, los mariscos, el trigo y la soya. Otro tipo de reacciones inmunológicas donde no intervienen necesariamente las IgE pueden ser la dermatitis o la esofagitis eosinofílica, las cuales, aunque no se identifique un alérgeno concreto, suelen mejorar con dietas de eliminación de alérgenos comunes como los citados anteriormente.

Las alergias alimentarias son causa de problemas digestivos y, a su vez, están agravadas por una mala alimentación, disbiosis y permeabilidad intestinal. Si se mejora el intestino, mejoran las alergias. Recuerda que el 70 por ciento del sistema inmunitario se encuentra en el intestino.

Lo ideal con las alergias sería prevenirlas en la infancia, porque una de las causas bien reconocidas del incremento de alergias y autoinmunidades en el mundo moderno, que no se explica con la genética, es la llamada teoría de la higiene y también la falta de exposición a los que llaman «viejos amigos». Los viejos amigos (*old friends*) son microorganismos de todo tipo, desde bacterias a gusanos, que con tanta desinfección ya no están presentes en el humano occidental. Ante la excesiva higiene y la falta de estos amigos, agravado todo por la mala dieta y la falta de vitamina D, el sistema inmunitario no se entrena, no ha estado expuesto a la vida, *le falta calle*, y acaba muy confundido dando porrazos a todo el mundo sin distinción. Sobrevienen las alergias y las autoinmunidades.

En realidad, el llamado alérgeno es una sustancia inofensiva para otras personas y es la hiperreactividad de nuestro sistema inmunitario el que causa los problemas. Nuestro *policía* es un novato, no fue entrenado, está en mitad de la calle, de noche, a oscuras, no supo reconocer a un amigo y se pelea con el pobre que solo iba a saludarlo.

Gracias al libro *El sistema inmunitario por fin sale del armario* de la doctora Arponen, sabemos que el sistema inmunitario no solamente interviene en la defensa contra sustancias peligrosas y patógenos, sino también en la reparación de lesiones, prevención del cáncer, limpieza e inmunovigilancia. Si funciona mal, podemos tener problemas de alergia y de autoinmunidad, pero también cáncer, neurodegeneración y lesiones. Cuidemos del binomio microbiota-sistema inmunitario.

Te contaré que asisto desde hace muchos años a la revisión anual de mis varias alergias, en especial, a las gramíneas del grupo 5. También tengo un poco a gatos y a perros, pero tengo unos cuantos en casa y no me dan síntomas. No hay nada como la exposición progresiva. Cuando estoy peor de la panza por alguna razón, como ocurrió con el SIBO, mi sistema inmunitario se altera más y me salen positivas mil y una alergias: a los frutos secos, al látex, a las frutas que hacen reactividad con el látex, a las profilinas (una proteína

presente en frutas y verduras)... Pierdo la cuenta de las ron-
chas que tengo en el brazo. Sin embargo, los años que estoy
mejor del intestino, solo salen positivas las gramíneas del
grupo 5. Como con todo, y con las alergias también, debemos tratar el intestino para mejorar la tolerancia.

1.9.3. Sensibilidad alimentaria

¿Te salen eccemas sin ni siquiera saber a qué alimento es
debido? Hablamos de sensibilidad alimentaria cuando tenemos síntomas inespecíficos que pueden tardar varios días
en aparecer y que no asociamos a un alimento concreto. Estas sensibilidades suelen deberse a una hiperpermeabilidad
intestinal y presentan síntomas como niebla mental, fatiga y
dolor de articulaciones aparte de los síntomas digestivos.
Estos síntomas se deben a la «endotoxemia» del intestino
roto. Endotoxemia se refiere a la presencia de toxinas en la
sangre que suelen proceder de los lipopolisacáridos (LPS)
del exterior de las bacterias del tipo llamado gramnegativas
y que se cuelan por el intestino agujereado. En la sensibilidad no interviene directamente el sistema inmunitario,
aunque, como todo lo que ocurre en el intestino, le afecta.

Para saber si tenemos sensibilidad alimentaria, no te
aconsejo de entrada hacer los típicos test de «sensibilidad
alimentaria a doscientos alimentos», que, además, suele ser
en lo primero que pensamos cuando algo nos sienta mal. Es
mejor hacer pruebas de alergias con la ayuda de tu médico,
pruebas de SIBO, de hiperpermeabilidad intestinal (como
lactulosa-manitol en orina o zonulina en heces que comentábamos anteriormente) o cualquier otro marcador que
considere tu profesional para el daño intestinal. Mejor aún
si se comienza mirando las causas de ese daño, como puede
ser celiaquía, *Giardia* o fármacos. Te explico por qué.

Los test de «sensibilidad A200» miden inmunoglobulinas tipo G (IgG), que son anticuerpos de reconocimiento a los alimentos que tomamos y significa que tu sistema inmunitario funciona bien. Por eso, antes de esta prueba, nos dicen «que comamos de todo para que salga en el test». Hay muchas personas que confirman que los test A200 les han funcionado. Incluso estudios que los validan y profesionales que los usan. ¿A qué se debe? Los últimos estudios indican que suelen salir positivos alimentos habitualmente problemáticos para el sistema inmunitario (llamados alergénicos o alérgenos comunes) como gluten, cereales, huevo y leche. Se ha visto que el 84 por ciento de estos test salen positivo a la leche y el 49 por ciento al trigo.

En otros estudios donde se ha comparado una dieta baja en FODMAP con una dieta de eliminación siguiendo los resultados de estos test, se vio que ambas dietas mejoraban los síntomas y que los alimentos que con mayor frecuencia salen claramente elevados en los test de sensibilidad A200 son éstos: gluten en un 23.8 por ciento; trigo en un 14.3 por ciento; huevos, en especial la clara, en un 52.4 por ciento, y lácteos, en especial la leche de vaca, en un 38.1 por ciento. Todos estos alimentos son alérgenos comunes, pero el problema no es del alimento en sí, sino de nuestra elevada reactividad inmunológica.

Por eso, al retirar estos alimentos, se mejora, probablemente por una intolerancia muy habitual y normal a la lactosa, por una celiaquía sin diagnosticar o por los fructanos del trigo que no toleramos con SIBO. Esto podemos hacerlo de forma más fiable y barata con una dieta empírica de eliminación de alérgenos comunes con ayuda profesional, siempre con posterior reintroducción, y, si se toleran, entonces el objetivo es una dieta antiinflamatoria variada y de rotación (comer siempre lo mismo es dañino para la microbiota y para el sistema inmunitario).

Por tanto, mira siempre si tienes celiaquía, alergias y SIBO antes que intolerancias alimentarias. El tratamiento para intolerancias y sensibilidades será calmar y modular el sistema inmunitario, reparar la salud digestiva, la disbiosis y el intestino permeable.

1.10. ¿QUÉ ME PROVOCÓ EL SIBO?

Es la gran pregunta. Porque va a ser también la que te ayude a librarte del SIBO para siempre. La clave del éxito para que el SIBO no vuelva es buscar y tratar la causa a la vez que se trata el SIBO.

Las causas a veces están muy claras. Como me pasó a mí en su momento, quizá recuerdes una fecha específica donde sufriste una intoxicación, una diarrea del viajero o la toma de un antibiótico. Desde entonces, ya no volviste a ser el mismo, todo te sienta mal y te hincha. A partir de ese día, te ocurre de todo y pasas de ser una persona activa a un enfermito con una carpeta grande de pruebas médicas, que, irónicamente, dicen que estás estupendo.

Otras veces, sin embargo, sufrimos del estómago desde pequeños, no recordamos un evento desencadenante o se nos juntan varias cosas y ya no sabemos ni lo que nos sienta mal ni por qué. Llevas años sufriendo problemas digestivos, diagnosticado de intestino irritable, y el SIBO es la gota que colma el vaso para ir a peor.

Las principales causas de SIBO son, por su frecuencia, las siguientes: la dieta occidental y el estilo de vida sedentario, el estrés crónico, una intoxicación alimentaria, ciertos fármacos, la mala motilidad, alguna enfermedad y el fallo de los factores protectores. Vamos a verlas una a una para que, con suerte, puedas identificar la tuya y ponerle remedio.

1.10.1. Alimentación y estilo de vida

Lo que más rápido afecta a la microbiota, aparte de un antibiótico, es la alimentación. La microbiota intestinal puede variar en tan solo unas horas con cada comida. Determinados factores en los alimentos favorecen el SIBO: ultraprocesados, chicles, *snacks*, aditivos... Otras veces, el simple hecho de llevar una alimentación muy monótona, sin variedad de verduras y fibra, matará de hambre a la microbiota buena.

A la microbiota también le influye el estilo de vida: el ejercicio, el descanso, los ritmos biológicos (biorritmos o ritmos circadianos), el estrés crónico, tóxicos como metales pesados, pesticidas o microplásticos.

Todos estos factores son tan frecuentes en la sociedad moderna que hasta los tenemos normalizados. Lo normal es levantarse sin haber descansado, desayunar ultraprocesados, ir a trabajar en coche, pasarse el día sentado metido en una oficina sin luz natural, en una ciudad posiblemente contaminada, comiendo cualquier *snack* delante de la computadora hasta muy tarde, demasiado tarde ya para ir al gimnasio. Hasta te felicitarán por ser productivo y no moverte de la silla.

Tras una hora de tráfico, llegas a casa medio muerto. Con la energía que te queda, te ocupas de las tareas familiares, abres cualquier cosa precocinada por cenar algo y te acuestas con las pilas agotadas: «Mañana será otro día». Pero así se va encadenando uno tras otro, tirando como puedes, deseando que lleguen pronto las vacaciones, en las que te has prometido a ti mismo que te pondrás a cuidar tu alimentación y tu ejercicio.

La vida moderna nos enferma y nos da SIBO.

1.10.2. Intoxicación alimentaria

La mayoría de las infecciones alimentarias acaban resolviéndose bien por sí mismas, pero entre un 10 y un 11 por ciento no se recupera y termina desarrollando lo que llamamos «síndrome de intestino irritable posinfeccioso». Si tienes la microbiota ya delicada, estos eventos pueden ser fatídicos. En mi caso, fue una intoxicación la gota que colmó el vaso de años pasados de mal estilo de vida, celiaquía sin diagnosticar y ofensas varias a mi microbiota. La intoxicación fue la cereza de una semana de reuniones, estrés, mala alimentación, sin ejercicio y sin dormir bien.

Las intoxicaciones son más frecuentes de lo que parecen, según datos de la EFSA (Agencia Europea de Seguridad Alimentaria) 4 700 personas por año fallecen por alimentos contaminados. Hay más de 23 millones de casos reportados por año en Europa en 2019, siendo la *Salmonella*, los norovirus y el *Campylobacter* las causas más habituales. A veces, el parásito de turno ha podido hacerse hueco y quedarse con nosotros, causando una disbiosis. Las intoxicaciones por virus suelen resolverse bien, pero las de protozoos como la *Giardia* pueden complicarse mucho. Incluso hay quien se pregunta si el «intestino irritable» podría ser una enfermedad infecciosa en este sentido.

Otras veces puede ocurrir que esta intoxicación alimentaria nos genere una autoinmunidad hacia nuestro propio intestino. El parásito ya no está, ni su toxina, pero nos ha quedado la motilidad dañada. Esto lo veremos en más detalle cuando hablemos del SIBO posinfeccioso.

Quienes tenemos problemas digestivos tenemos mayor riesgo de sufrir una gastroenteritis. Si ya has tenido una gastroenteritis previa que te ha dejado huella, es muy importante evitar diarreas futuras, porque la disbiosis se puede sumar y agravar. Aunque nos puede ocurrir en cualquier sitio, si vas a viajar a algún destino exótico para ti, toda precaución es poca.

Sigue los consejos de salud del viajero de tu ciudad. Si estás de viaje y tienes la mala suerte de sufrir una intoxicación grave (vómitos, mucha diarrea, sangre, fiebre...), acude a urgencias. Si viajas lejos, es casi obligatorio contratar un buen seguro de viaje. Si te ocurre una diarrea del viajero llevadera, toma una buena dosis de *S. boulardii* (un probiótico muy estudiado para la diarrea del viajero) y lactoferrina (un suplemento muy interesante que veremos en la parte de tratamiento). No cortes la diarrea con fármacos, pues el cuerpo está intentando expulsar el patógeno. Hidrátate con sobres de rehidratación oral o con agua mineral embotellada con electrolitos (pizca de sal, magnesio, limón...) y consulta a tu profesional lo antes posible para que te ayude a atajar el problema cuanto antes.

Hay quien con los viajes se estriñe... En este caso, llévate tu suplemento de magnesio para el viaje. No olvides seguir un buen estilo de vida también en vacaciones, comiendo pescado, verduras y haciendo ejercicio diario. Puede parecer un poco exagerada toda esta prevención, pero la diferencia está entre volver nuevo de tus vacaciones o volver hecho polvo (y, si tienes mala suerte, quizá no recuperarte en muchos años).

1.10.3. Fármacos

Una de las causas que más afecta de forma inmediata a la microbiota son los **antibióticos**. Evidentemente, han sido diseñados para matar bacterias. Veremos sus ventajas y desventajas de forma más detallada en el capítulo 3.

Otros fármacos ampliamente usados que causan SIBO son los **omeprazoles**, pantoprazoles, esomeprazoles y demás familia, los inhibidores de la bomba de protones (IBP) que mencionaba unas páginas atrás. En un estudio reciente de 2023 hecho en México con 38 voluntarios sanos, el uso de pantoprazol una vez al día durante tan solo siete días hizo desarrollar SIBO al 7.8 por ciento. Estos fármacos no solo favorecen el desarrollo de SIBO, en especial, el de tipo metano, sino también las infecciones por *Clostridioides difficile*. Se asocian a riesgo de malformaciones en el feto, neumonía y otras infecciones respiratorias y urinarias; a reacciones alérgicas, desarrollo de celiaquía, problemas renales y cardiovasculares; también a fracturas, malabsorción de B12 y otros nutrientes como magnesio y hierro, y hasta favorecen la demencia.

En la actualidad, hay un abuso brutal de los IBP y es hora de desprescribirlos. Ya en las guías de manejo del «intestino irritable» de 2013 se aconseja no tomar IBP como primera actuación más segura y eficaz. Y resulta que van y lo llaman «protector».

Y si tomo antiinflamatorios o algún fármaco que no puedo dejar, entonces, ¿qué tomo como «protector»? Los IBP no son «protectores» de nada —nombre sacado del marketing farmacéutico—, sino más bien «estropeadores». Si quieres «proteger» la mucosa de la toma de fármacos, es más acertado tomar probióticos, omega 3 o incluso curcumina, que ha demostrado ser antiinflamatoria y más eficaz con el reflujo inespecífico. Si no tienes más remedio que tomar un IBP, toma probióticos para prevenir la aparición de SIBO y disbiosis.

Otros fármacos que también favorecen el SIBO son los opioides, los anticolinérgicos, los AINE (antiinflamatorios no esteroideos como el ibuprofeno), los antihipertensivos y cualquier fármaco que cause daño intestinal o motilidad lenta. Entre ellos, los antidiabéticos como los llamados GLP1, que ralentizan el vaciamiento gástrico, inhiben la motilina y el funcionamiento de la limpieza intestinal durante 4 horas.

1.10.4. Mala motilidad

Para que el agua esté fresca, se necesita que el río fluya. «Agua estancada, agua envenenada», dice el dicho. Pues bien, para el intestino, también vale el refranero popular. Se necesita que la comida fluya y el intestino se limpie después.

Llamamos *motilidad*, en general, al conjunto de contracciones para mezclar el alimento y empujarlo hacia abajo. El intestino también tiene una motilidad especial interdigestiva que limpia el intestino de restos de comida y de bacterias, es el llamado Complejo Motor Migratorio (MMC), «los barrenderos del intestino», en el que profundizaremos más adelante. Las neuropatías, las obstrucciones anatómicas del tubo digestivo, el hipotiroidismo, los fármacos, las adherencias, las cirugías, la gastroparesia y también el sedentarismo favorecerán la mala motilidad y el desarrollo de SIBO. La alteración de la motilidad va a ser una de las causas más frecuentes de SIBO y un factor importante que debemos tener en cuenta para prevenir su aparición y prevenir recaídas.

1.10.5. Enfermedades

Cualquier enfermedad como las anteriormente citadas que causan mala motilidad favorecerán la disbiosis: las que causan inflamación, como el Crohn, la colitis ulcerosa, las alergias o la endometriosis; las inmunodeficiencias y autoinmunidades como la celiaquía, la esclerodermia o el lupus; las enfermedades del tejido conectivo como el síndrome de Ehlers-Danlos o un prolapso. También los problemas digestivos anatómicos como el mal funcionamiento de válvulas, los divertículos, las obstrucciones, las fístulas, las adherencias, las cirugías... Las tan frecuentes enfermedades metabólicas como la obesidad, el hígado graso, la hipertensión o el ovario poliquístico. También problemas orgánicos como el cáncer o la insuficiencia pancreática exocrina.

Cualquier problema en tu casa afectará a tus inquilinos. Aunque algunas de estas enfermedades no puedan ser reversibles, como una cirugía abdominal, en casi todas podemos llevar a cabo acciones para mejorarlas.

1.10.6. Fallo de factores protectores

También serán causa de SIBO el fallo de factores protectores de disbiosis: mala salud oral como periodontitis, déficit de inmunoglobulinas A (la defensa de las mucosas), falta de ácido gástrico, falta de enzimas pancreáticas o biliares, falta de motilidad, mal equilibrio de la microbiota comensal, mala integridad de la mucosa intestinal y de la válvula ileocecal.

Como puedes ver en la página siguiente, las causas —al igual que las comorbilidades del SIBO— podríamos decir que son casi cualquiera, se superponen y se retroalimentan. Para colmo, lo habitual es tener varias, ¡vaya suerte! La microbiota tiene su resiliencia, pero es delicada. Todo lo que te afecta a ti afecta a tu microbiota, desde cómo naciste y si lactaste hasta el ejercicio diario. Desde la genética al ambiente. ¿Por dónde comenzar si tenemos muchas cosas?

Intentaremos poner orden a todo esto en capítulo 3, cuando hablemos de la estrategia para abordar el SIBO, aunque quizá podríamos resumirlas todas en un «déficit de vida evolutiva». Las tribus actuales de cazadores recolectores no tienen tantos problemas de salud, ni SIBO, ni obesidad: todas ellas tienen una microbiota rica y diversa. En un estudio de 2022, eligieron a unas poblaciones tradicionales (judíos yemenitas, polinesios tokelauanos, japoneses tanushimaru y africanos masái), se les quitó su dieta tradicional y se les dio azúcar y carbohidratos refinados, que no más calorías. Al final, acabaron teniendo las mismas enfermedades occidentales: obesidad, diabetes, enfermedad cardiovascular... hasta en un incremento ¡del 650 por ciento!

Gráfico 1.3. Factores que protegen del desarrollo de SIBO y disbiosis

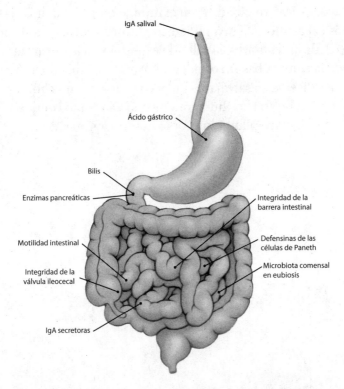

IgA salival

Ácido gástrico

Bilis

Enzimas pancreáticas

Motilidad intestinal

Integridad de la válvula ileocecal

IgA secretoras

Integridad de la barrera intestinal

Defensinas de las células de Paneth

Microbiota comensal en eubiosis

El correcto funcionamiento de estos factores protege de la incorrecta colonización de microorganismos y, por consiguiente, del desarrollo de desequilibrios en la microbiota. Su fallo va a ser causa del desarrollo de SIBO y disbiosis.

Fuente: © Salomart a partir de Bushyhead, Daniel y Quigley, Eamonn M. M., «Small intestinal bacterial overgrowth-pathophysiology and its implications for definition and management», *Gastroenterology*, 163, 3 (2022), pp. 593-607, <doi:10.1053/j.gastro.2022.04.002>; y Ghoshal, Uday C, y Ghoshal, Ujjala, «Small intestinal bacterial overgrowth and other intestinal disorders», *Gastroenterology clinics of North America*, 46, 1 (2017), pp. 103-120, <doi:10.1016/j.gtc.2016.09.008>.

Aún no se sabe bien cómo es una microbiota intestinal «tipo», pero lo que sí sabemos es que hay más salud cuanto mayor es la diversidad. Y, en el mundo occidental, nos estamos cargando esta diversidad con tantos azúcares, antibióticos, desinfectantes, la falta de exposición a la naturaleza y toda la comida basura occidental. Para tener una microbiota sana y diversa, «asalvájate» un poco y muévete mucho. Come lo que tus bisabuelos hubieran reconocido como comida y, si puedes, incluso planta tu propio huerto orgánico.

2

¿Cómo sé si tengo SIBO?

2.1. Tipos de pruebas

Para saber si tienes SIBO, y cuánto, tenemos que medirlo. En este capítulo, un poco más técnico, veremos todas las opciones de diagnóstico. Si eres paciente, quizá prefieras confiar en el profesional que te trata y puedes pasar directamente a la parte de alimentación. Porque la primera recomendación de tratamiento, incluso para los más *tradicionales*, es hacer una dieta saludable y llevar un buen estilo de vida, antes incluso de pensar en hacer la prueba de SIBO. Si eres una persona curiosa, que quiere saberlo todo, sé bienvenido a la parte de diagnóstico.

Tenemos cuatro formas de medir el SIBO:

1. **El aspirado yeyunal.** Según la definición inicial de SIBO como sobrecrecimiento bacteriano en el intestino delgado, con más de mil unidades formadoras de colonias por mililitro, la prueba que se considera más fiable o *gold standard* es el aspirado yeyunal. Esto significa que nos hacen una gastroscopia, extraen líquido de la segunda parte del intestino (el yeyuno) y lo cultivan en unas placas especiales, llamadas MacConkey.

Cada puntito que solemos ver en esas placas típicas de laboratorio sería una unidad formadora de colonia (UFC), una célula viable que se multiplica. La extracción para la prueba de SIBO debería hacerse con doble catéter, protegido para evitar la contaminación con otras partes del tubo digestivo, coger fluido y moco y romper la capa de moco antes de cultivar o secuenciar. Es una prueba invasiva que se debe hacer en un hospital bajo anestesia y, además, resulta complicada por el cuidado en el método de extracción y cultivo. En la práctica clínica diaria, no se suele utilizar; de momento, solamente se usa en investigación. Además, con esta técnica nos estamos perdiendo lo que pasa en el final del intestino delgado (el íleon) y en el colon.

2. **Prueba de aire espirado**. En la clínica habitual, se utiliza la prueba de aire espirado. Esta prueba consiste en beber un azúcar y soplar en unos tubos. Es sencilla, no invasiva, asequible y disponible, tanto en clínicas como en tu propia casa. Se realiza igual que una prueba de intolerancia a la lactosa o a la fructosa, solo que en el caso del SIBO se usa lactulosa o lactitol, un azúcar laxante que nosotros no absorbemos. Este azúcar queda disponible para que las bacterias lo utilicen y la producción de esos gases es lo que se medirá en el aire espirado. ¿Cómo puede el pulmón decirnos algo del estado de nuestro intestino? Como dice el doctor Fasano, en el intestino —que no es Las Vegas— los gases de la microbiota no se quedan allí, viajan hasta el pulmón, que va a ser lo que se mida en la prueba. Este es el llamado *eje microbiota-intestino-pulmón* y esto ocurre con todos los órganos del cuerpo. Para que luego digan que lo que comes o lo que pasa en el intestino no tiene repercusión en el resto del organismo. Cuando

tenemos SIBO, estos gases también van a hacer que tengamos palpitaciones, que nos baje la tensión (como en los gases de la anestesia) o que tengamos síntomas urinarios.

3. Para el tipo de **SIBO posinfeccioso**, una prueba que podemos valorar si nuestro SIBO vino a raíz de una gastroenteritis es la prueba de los anticuerpos en sangre antivinculina y anti-CdtB, llamada comercialmente *IBS smart* y que veremos más adelante.

4. ¿Y los famosos **test de microbiota en heces**? Los test de microbiota en heces no están validados para diagnosticar SIBO. La microbiota del colon no se parece a la del intestino delgado ni en composición ni en número. Aunque estos test son útiles para detectar parásitos y nos servirán para otras mediciones como la elastasa o la calprotectina, los test de heces de microbiota son solamente una ventanita a la que nos asomamos para ver qué ocurre en la última parte del intestino grueso. Y ni siquiera en todo, solamente en la parte final y externa, en contacto con las heces. Estos test no son representativos ni siquiera de la microbiota más interior del moco en contacto con las células del colon, ni mucho menos del intestino delgado, nuestro protagonista en el SIBO. A veces, estos test pueden darnos un indicativo de las arqueas o de las bacterias sulforreductoras, pero siempre habría que confirmar el diagnóstico de SIBO mediante la prueba de aire espirado.

2.2. ¿QUÉ SON MUCHOS GASES?

Antes de irte corriendo a hacer la prueba de SIBO, reflexiona un momento sobre el origen de tus gases:

- ¿Son altos o bajos?
- ¿Ocurren cuando comes o en ayunas?
- ¿Empeoran si bebes refrescos o bebidas con gas?
- ¿Fumas o masticas chicle?
- ¿Los asocias a algún alimento en concreto, legumbres o coles, por ejemplo?
- ¿Lo asocias a algún fármaco?
- ¿Halitosis? ¿Has visitado a tu dentista? ¿Te ha descartado la enfermedad periodontal?
- ¿Algún problema metabólico tipo diabetes, renal o hepático?

Los gases importan. Actúan en el cuerpo como neurotransmisores y como metabolitos. Imprescindibles para la vida, pensemos solamente en cuánto tiempo podríamos vivir sin respirar. Son necesarios tanto para la respiración celular, de donde tus células obtienen energía para vivir, como para la regulación del pH de la sangre. Los gases se difunden por todo el organismo y se intercambian con el exterior.

El tubo digestivo contiene entre 30 y 200 ml de gas, siendo el 99 por ciento nitrógeno, oxígeno, dióxido de carbono, hidrógeno y metano. El otro 1 por ciento es amoniaco, sulfuro y otros gases minoritarios. Este gas presente en tu intestino proviene en parte de lo que tragas, de lo que se produce en la digestión, de lo que producen tus bacterias y de lo que se difunde con la sangre. Los gases se eliminan por la boca, por el ano, por el aire que espiras en los pulmones y una parte también son usados por los microorganismos. Como todo, en el equilibrio está la clave. El oxígeno es necesario para la vida, pero, si lo inhaláramos puro y en exceso, moriríamos. Lo mismo ocurre con el hidrógeno, el metano y el sulfuro. Estos gases, en su adecuada proporción, cumplen funciones imprescindibles.

Hay quien se pregunta acertadamente: ¿y cuánto son muchos gases? Porque no es un tema de conversación que saquemos a relucir un día soleado mientras compramos el pan. Podemos decir que «muchos gases» son cuando estos gases te molestan a diario. Si solamente tienes gases de vez en cuando, cuando comes frijoles o coliflor, es algo natural. Cuando esos gases ocurren todos los días, comas lo que comas, y son tantos que molestan o pareces una embarazada de nueve meses, entonces hay un problema que no se debe normalizar. A quien le reste importancia diciendo «son solo gases» le podríamos invitar a dejar de respirar los próximos cinco minutitos.

A veces también surgen otras preguntas como las siguientes:

- **¿Debo mirar si tengo SIBO si no tengo síntomas?** Si te encuentras sano como una manzana, sin gases, sin dolores y sin ningún problema de salud, entonces no. No mires el SIBO, ni mires nada. Enhorabuena. Sigue con tu vida saludable. Si nos examinaran detenidamente a cada uno de nosotros, sin excepción, encontrarían alguna mínima peculiaridad que, al ser amplificada en su relevancia, podría llevarnos a una mayor fragilidad y una excesiva medicalización de la vida.
- **¿Debo tratar el SIBO si no tengo síntomas?** Entonces, yo preguntaría ¿qué es un síntoma para ti y qué te ha llevado a hacerte la prueba de SIBO? Si tienes algún problema de salud, ya es un síntoma. La hinchazón continua es un síntoma. Esa panza hinchada al final del día es un síntoma. Las malas digestiones y no ir al baño todos los días es un síntoma. No es solo por «estética», es que tenemos un desequilibrio en un órgano importante que es la microbiota y que afecta a

todos los aspectos de la salud. Puedes tener un daño intestinal, estar malabsorbiendo nutrientes, y no darte cuenta hasta que se manifieste en forma de enfermedad. Los profesionales no debemos menospreciar una disbiosis con un «son solo gases» ni los pacientes deben restarle importancia. Esto también ocurre con la celiaquía cuando no se tienen síntomas graves tras el consumo de gluten, accidental o intencional. El daño intestinal y el daño al sistema inmunitario están ocurriendo a nivel microscópico. Recuerda lo que decía el Principito: «Lo esencial es invisible a los ojos».

- **¿Cómo sé si estoy mejor?** Cuando han mejorado los síntomas que te llevaron a hacerte la prueba. El objetivo de cualquier tratamiento debe ser que tú te encuentres bien. En el caso del SIBO, que tengas menos hinchazón, menos gases y mejores digestiones.

2.3. LA PRUEBA DE AIRE ESPIRADO

La prueba de aire espirado es la que se utiliza en la clínica habitual por ser una prueba no invasiva, disponible, sencilla y económica. Correlaciona bastante bien con el *gold standard*, el aspirado yeyunal y, además nos va a dar información del resto del intestino.

Es importante que nos aseguremos del **tipo de azúcar** que vamos a beber. Para el SIBO, ha de ser lactulosa o lactitol, porque si bebemos fructosa, lactosa o sorbitol, estaremos haciendo una prueba para esas intolerancias. Últimamente se está usando lactitol en la clínica porque la lactulosa se considera medicamento, mientras que los estudios de investigación se siguen haciendo con lactulosa. En breve, veremos nuevos estudios de SIBO hechos con lactitol.

Algunos investigadores proponen usar glucosa en lugar de lactulosa. Como la glucosa se absorbe en el intestino, nos estaría dando una información más específica de la primera porción del intestino delgado, donde ocurre el SIBO de forma clásica. Si somos muy puristas y nos ceñimos a la definición oficial de SIBO como sobrecrecimiento en el intestino delgado, haríamos la prueba de SIBO con glucosa, y no estaríamos teniendo en cuenta otras disbiosis ni miraríamos el final del intestino delgado ni del grueso. Sin embargo, cada vez más se recomienda usar lactulosa porque de esta forma estaremos viendo todo el tramo intestinal, y veremos si hay un sobrecrecimiento en la parte más distal, como puede ser el íleon, que también nos daría síntomas.

Esta prueba de aire espirado cada vez está más disponible en hospitales y clínicas, tanto públicas como privadas. Incluso puedes pedirlo tú mismo a tu domicilio. La hagas donde la hagas, es el mismo sistema: un azúcar, unos tubos con tapón y un popote para soplar. Estos tubos inicialmente están vacíos y no requieren ninguna condición especial de conservación. Una vez hecha la prueba, si cerramos bien los tubos, el aire podría mantenerse correctamente hasta un mes. Si haces la prueba en casa, puedes hacerla un domingo por la mañana tranquilamente y enviarla durante la semana, es muy cómodo y muchos pacientes lo prefieren. Tendrás los resultados en unos diez días, incluso antes.

Si vas a hacer esta prueba, aparte de tener preferiblemente ayuda profesional, es conveniente asegurarse de unos **requisitos**. Estos requisitos son muy importantes porque aún queda quien hace esta prueba a solo un gas, y podrían descartarnos SIBO erróneamente.

1. La prueba de SIBO ha de medir mínimo dos gases: hidrógeno y metano. Si puede ser, mejor tres gases: hidrógeno, metano y sulfuro. También se mide dióxido de

carbono (CO_2) como control para asegurar que el tubo contiene aire espirado y no está vacío.

2. La prueba ha de usar entre 10 y 25 gramos de lactulosa o lactitol como azúcar y durar 3 horas, soplando cada 20-25 minutos. Esta es la duración del tránsito intestinal de la lactulosa desde que se bebe hasta que llega al colon. Con mucha probabilidad, la prueba te dará síntomas y esa tarde puede ser que tengas diarrea, ya que la lactulosa es un tipo de laxante.

3. Hay que hacer la prueba en ayunas de mínimo 12 horas y el día anterior hacer una dieta preparatoria de solo proteína animal (carne, pescado o huevos).

Las instrucciones y recomendaciones para hacer la prueba son las siguientes:

- **De 1 mes a 15 días antes de la primera prueba (no de las siguientes)**. No haber consumido antibióticos ni haberse hecho lavado intestinal ni endoscopia.
- **15 días antes de la primera prueba**. Dejar de tomar probióticos e inhibidores de la bomba de protones como el omeprazol.
- **5 días antes de la prueba (primera prueba y siguientes)**. Deja todos tus suplementos no imprescindibles, procinéticos y laxantes, incluido el magnesio y todo aquello que uses para «ir al baño», aunque estés estreñido esos días. No dejes de tomar tu medicación necesaria, consulta con tu médico. Evita el arroz, la papa y otros almidones. Evita las legumbres, las coles, los productos integrales y otros alimentos de difícil digestión.
- **24 horas antes de la prueba**. Haz una dieta exclusivamente proteica, no tomes ningún alimento que no sea carne, pescado o huevos, todo fresco. Se permite cocinarlo con aceite de oliva y sal, sin especias. Para

beber, solo agua. No está permitido alcohol, café ni infusiones. Si eres vegano, podrías tomar tofu, tempeh o un licuado de agua y proteína en polvo, todo sin aditivos ni otros ingredientes..

La carne y el pescado deben comprarse frescos, aunque luego lo congeles en casa y lo tomes descongelado. Los productos que ya vienen envasados o congelados no sirven porque suelen llevar conservantes que alteran la microbiota. Tampoco sirven conservas ni embutidos. Al comprar el pescado fresco, pregunta que no lleve conservantes ni aditivos (a veces rocían el pescado expuesto con agua y sorbitol), esto puede alterar los resultados.

- **12 horas antes de la prueba.** Guarda ayuno, no consumas alimentos ni bebas demasiada agua las 12 horas previas al test. Si haces el test a las nueve de la mañana, debes cenar proteína (por ejemplo, dos huevos y pescado fresco a la plancha) a las ocho de la noche anterior. Bebe agua y lávate los dientes. A partir de las nueve de la noche, ya no bebas en exceso. Tampoco se permite fumar, pintarse los labios, ni tomar chicles ni caramelos.
- **Antes de salir de casa para ir a la prueba.** No hagas ejercicio, no fumes, comas chicles ni te pintes los labios esa mañana. No uses pasta de dientes para lavarte, enjuágate 30 segundos con 10 ml de clorhexidina, haz gárgaras, escupe y después enjuágate con agua para eliminar los restos del colutorio. Si vas a hacer el test en casa, haz el enjuague con clorhexidina cinco minutos antes de soplar.
- **Justo antes de hacer el test.** Enjuágate la boca con agua antes de soplar la primera vez. Permanece en reposo durante la prueba. Antes de soplar, retén el aliento dos segundos a pulmón lleno y luego sopla fuerte por el popote.

En caso de tomar medicamentos o tener diarrea el día anterior, consulta con tu médico o laboratorio. Hay que dejar pasar al menos diez días entre diferentes test, por ejemplo, SIBO y lactosa.

Es importante seguir bien estas instrucciones, ya que se han visto incrementos de 10 ppm en las curvas de los resultados en un 13 por ciento de las personas, simplemente por no enjuagarse antes con clorhexidina. Si estás en el límite, eso puede suponer un falso positivo: acabas con un tratamiento para el SIBO que te es innecesario. La microbiota oral puede influir en el 30 por ciento de las pruebas de SIBO. Si puedes, haz el enjuague con clorhexidina cinco minutos antes de soplar en casa o al llegar a tu clínica.

La clorhexidina es una sustancia antiséptica y desinfectante usada en enjuagues, colutorios, pastas de dientes y similares. La encuentras en farmacias y parafarmacias con este nombre genérico. El uso diario de clorhexidina y otros colutorios antisépticos no está aconsejado, decolora los dientes, irrita la mucosa y mata a nuestras amigas las bacterias orales. Para las bacterias orales, sería como tomar antibiótico a diario. La clorhexidina y otros enjuagues típicos provocan disbiosis oral, de manera que solamente los usaremos de forma puntual bajo consejo profesional y, en este caso, para hacer la prueba de aire espirado.

Tras el enjuague con este antiséptico, se ha visto que la microbiota oral se recupera de nuevo en 20 minutos. Los investigadores sugieren que incluso se podrían tomar dos muestras basales, una antes del enjuague y otra después, para valorar cómo influye la microbiota oral en los resultados del test de aire espirado de SIBO.

La salud oral influye muchísimo en la salud intestinal. Se ha encontrado un exceso de metanógenas en casos de periodontitis y en fumadores. Si tienes SIBO o problemas digestivos, deja de fumar y revisa tu salud oral con un buen dentista integrativo, o este no se irá. Cuida tu boca para cuidar tu intestino.

Anota:

Si tienes malestar durante la dieta de preparación el día previo. En el SIBO tipo metano suele sentar bien la dieta de solo proteína, en el SIBO tipo sulfuro sienta mal, así que nos puede dar una idea del tipo de SIBO que podemos tener.

Notifica si has cometido algún error en la dieta preparatoria y si en los últimos días has tenido diarrea o estreñimiento, ya que se ajusta el punto de corte para el gas hidrógeno, se acorta o se alarga respectivamente. Notifica si el día anterior has tenido mucha diarrea, quizá haya que posponer la prueba o usar glucosa. Consulta siempre con tu profesional o laboratorio. Notifica si estás tomando alguna medicación o suplemento que no has podido dejar. Anota si tienes malestar durante la realización de la prueba tras la toma de lactulosa.

Puede parecer un poco exagerado, sin embargo, es muy importante seguir estas instrucciones lo mejor que puedas. En muchos casos, no se nos facilita una dieta preparatoria, en otros permiten comer arroz y papa, otras veces solo miden el gas hidrógeno. Si no se hace bien, el resultado no solo es perder tiempo y dinero, sino también estar meses buscando por un camino equivocado y sin tratar el SIBO, que resulta que sí tienes, o llevarte un tratamiento agresivo y engorroso que era innecesario y que puede afectarte a peor.

2.3.1. Ventajas y desventajas de la prueba

Para saber si tienes SIBO, cuánto y de qué tipo, hay que medirlo. Las **ventajas** de la prueba de SIBO de aire espirado son muchas: se trata de una prueba sencilla, económica, no invasiva, disponible y nos da bastante información del tipo de microorganismos y de la cantidad. Yo siempre recomiendo hacerla si se puede, pues así confirmamos el diagnóstico y nos da información para adecuar el tratamiento.

Como todas las pruebas en clínica, son **complementarias** a los síntomas y la historia del paciente, y no son infalibles. Los síntomas mandan. Si no te puedes hacer la prueba o en tu país no está disponible, podrías tratar el SIBO con síntomas. En este caso (en todos, en realidad), es mejor contar con un buen ojo profesional. Los investigadores y, por supuesto, los clínicos, recomendamos actuaciones de primera línea (como puede ser dejar el azúcar, el tabaco y el alcohol) antes incluso de plantearnos hacer la prueba del SIBO.

La prueba del SIBO tiene sus fallos. Primero, solo mide cantidad, sin distinción de especies. El mismo doctor Pimentel confirma que no es tan importante el «cuántos» sino el «quiénes», como pasa con la disrupción de *E. coli* y *Klebsiella*.

Según algunos estudios, la prueba de aire espirado a lactulosa tiene una sensibilidad de entre el 42 y el 52.4 por ciento y una especificidad de entre el 70 y 85.7. La especificidad de una prueba se refiere a la capacidad para identificar correctamente a las personas que no tienen la enfermedad. Un negativo en una prueba con alta especificidad es un negativo casi seguro. Y, por otro lado, una prueba con alta sensibilidad será capaz de detectar la mayoría de los casos positivos reales, minimizando así la posibilidad de perder personas que realmente tienen la condición. Lo ideal es que no dejemos a nadie fuera y que no metamos a nadie por error. Estos porcentajes con lactulosa quieren decir que tendremos falsos resultados en entre un 30 y un 50 por ciento de las personas.

Hay investigadores que piden el desarrollo de otro tipo de prueba con cultivo, hay otros que recomiendan usar glucosa, con mejor sensibilidad, del 61.7 por ciento, y mejor especificidad, del 86.0 por ciento. La glucosa detecta mejor el SIBO en la parte proximal, pero no da información del íleon ni del colon. La elección del sustrato también dependerá de la persona. No se recomienda glucosa si eres diabético, pero la preferirás si tienes demasiadas diarreas y no te apetece usar un laxante como la lactulosa.

En un estudio de 2023, se señala que la prueba de SIBO ni siquiera correlaciona con los síntomas digestivos, otros que la prueba es bastante insatisfactoria. Si hiciéramos la prueba del SIBO a personas sanas, encontraríamos que un 21 por ciento de ellas daría positivo en un test de lactulosa. Esto puede deberse al elevado consumo de fibra, pero, al estar esas bacterias en equilibrio, amor y compañía, no nos darían síntomas. Aunque bueno, en realidad, si nos planteamos hacer esta prueba es porque ya tenemos hinchazón y queremos ver de dónde viene.

Puedes tener síntomas y dar un **falso negativo** en la prueba de SIBO por fallo mismo de la prueba, por haber tomado antibióticos, por tener otro tipo de disbiosis como una baja diversidad de microbiota, por tener una elevada permeabilidad intestinal (la lactulosa se cuela por los «agujeros» del intestino), que sea un SIBO sulfuro o por problemas con la motilidad porque el sustrato no llega al intestino delgado (gastroparesia, acalasia, obstrucciones o fístulas). También se ha visto que una dieta alta en azúcar da síntomas de SIBO, por eso va a ser muy importante tener en cuenta siempre la dieta y el estilo de vida. Las causas de **falsos positivos** serían las siguientes: malabsorción o intolerancia a carbohidratos, pancreatitis, celiaquía, cirugías gástricas previas, diarrea, disbiosis oral, fumar antes de la prueba o no hacer correctamente la dieta preparatoria el día anterior ni seguir las instrucciones. Si eres profesional, dudas de un falso resultado con lactulosa y quieres confirmar, según las guías europeas de 2022 sobre SIBO e intolerancias, podríamos usar 50 gramos de glucosa, sabiendo que no nos dará información del íleon ni el colon.

A pesar de todos estos inconvenientes, el doctor Pimentel y su equipo, así como los responsables de otras investigaciones recientes, comentan que la prueba de aire espirado con lactulosa sí correlaciona bastante bien con el aspirado yeyunal. Incluso la prefiere al aspirado, porque con el test de lactulosa estamos viendo todo el intestino hasta el colon y, con el aspirado, solamente veríamos el duodeno y el inicio del yeyuno. Se propone incluso usos complementarios de la prueba de lactulosa, como que podría usarse para detectar pólipos. Aunque sabemos que no es perfecta, recomiendo hacer la prueba de aire de SIBO siempre que se pueda, porque es sencilla, asequible y da bastante información para un mejor tratamiento de los síntomas. Simplemente, sigue las instrucciones de la prueba lo mejor que puedas, avisa si has cometido algún error sin querer y confía en el criterio de tu profesional.

2.4. Tipos de SIBO: hidrógeno, metano, sulfuro

Tenemos tres tipos de SIBO, clasificados según su gas elevado:

- **SIBO hidrógeno** si solo aparece como positivo el gas hidrógeno. Lo verás como H_2 en los resultados.
- **SIBO metano o IMO** (*Intestinal Methanogen Overgrowth*) si aparece elevado el gas metano. En este caso, lo verás como CH_4 en los resultados.

- **SIBO sulfuro** si hay elevación del gas sulfuro (o las curvas de hidrógeno y metano son planas a cero). Lo verás también como H_2S.

Quizá un posible cuarto tipo de SIBO podría ser el SIBO posinfeccioso, ése que adquirimos tras una intoxicación y nos genera una autoinmunidad hacia el propio intestino. Lo veremos más adelante.

Gráfico 2.1. Los distintos tipos de SIBO

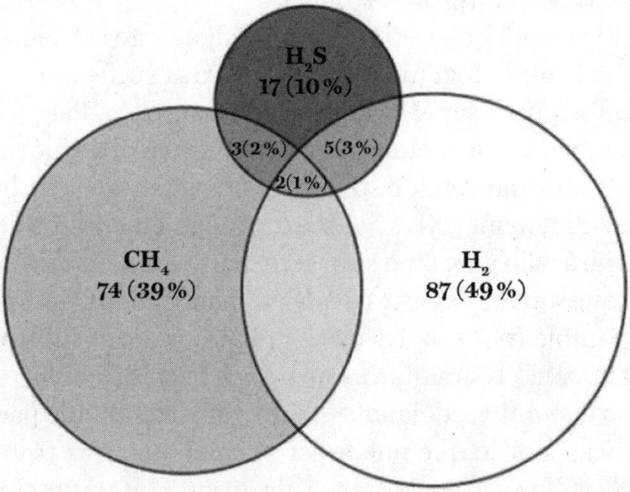

H_2S
17 (10 %)

3 (2 %)   5 (3 %)

2 (1 %)

CH_4
74 (39 %)

H_2
87 (49 %)

Los diferentes tipos de SIBO no son excluyentes. Aunque no es lo habitual, los tres tipos pueden coexistir a la vez en un pequeño porcentaje de personas, siendo la elevación de uno o dos gases lo más habitual.

Fuente: Elaboración propia a partir de Pimentel, Mark *et al.*, «Fr 248 exhaled hydrogen sulfide is increased in patients with diarrhea: results of a novel collection and breath testing device», *Gastroenterology*, 160, 6 (2021), p. S-278.

Hay quien tiene en cuenta el SIFO o sobrecrecimiento fúngico como otro tipo de SIBO, aunque para confirmarlo se necesitan otras pruebas diferentes a la de SIBO de aire espirado. Un SIFO podría detectarse por cultivo yeyunal, por una prueba de arabinosa-arabinitol en orina o por cultivo de heces.

Esta clasificación por tipos de SIBO no es excluyente y se pueden tener a la vez dos o tres tipos. O los cuatro, ¡qué fortuna! No es lo habitual, pero puede suceder. En realidad, en el intestino y en el cuerpo, nada está en compartimentos estancos y suele ser todo un espectro de síntomas, baile de gases y de bacterias.

El *baile de gases* en el intestino sigue este esquema. Las arqueas metanogénicas y las bacterias sulforreductoras compiten por usar el hidrógeno como sustrato. Para formar una molécula de metano, se necesitan cuatro de hidrógeno y, para formar una de sulfuro, se necesitan cinco de hidrógeno. Si tenemos SIBO sulfuro, probablemente las curvas de hidrógeno y metano sean cero, porque las sulforreductoras, que son muy abusivas, están tomando todo el hidrógeno disponible (por eso, las curvas planas indican sulfuro). Si tratamos el SIBO sulfuro, este tipo de bacterias sulforreductoras disminuye, dejando el hidrógeno disponible para las arqueas, por lo que puede ser normal que, tras tratar un SIBO sulfuro, el gas metano suba y que, tras tratar el SIBO metano, el hidrógeno suba, ya que este gas ha quedado liberado. Si vas viendo estas subidas y bajadas tras tu tratamiento, no te frustres, vamos bien.

Por esta dinámica de gases, se considera al SIBO hidrógeno el «menos malo»; el SIBO metano sería el intermedio en la escala de síntomas (suele ocasionar estreñimiento, pero no siempre), y el SIBO sulfuro suele ser el que más síntomas da y el más largo y tedioso de tratar, también porque es el más desconocido y se está tratando de forma empírica.

El SIBO sulfuro suele dar síntomas de diarrea, dolor abdominal, urgencia urinaria y gases con olor a azufre (a huevo podrido) y se trata de una forma un poco diferente a los otros.

2.5. Leer los resultados

¿Tienes tus resultados y no sabes si tu prueba es positiva o negativa? ¿En el informe pone una cosa y tu profesional te dice otra?

Vamos a **aprender a leer los resultados de la prueba de SIBO.** Para ello, seguiremos las guías americanas de 2020, las europeas de 2022 y las asiáticas de 2022, estas últimas reflejan, en parte, datos de las americanas que fueron pioneras.

a. **La prueba de SIBO es negativa si:**

- El metano no sube de 10 partes por millón (ppm) en ningún punto, de inicio a fin.
- El hidrógeno no sube de 20 ppm antes del minuto 90 (al final sí es bueno que suba).
- El sulfuro no sube de 2 ppm en ningún punto, de inicio a fin.

Gráfico 2.2. Ejemplo de prueba de SIBO negativa

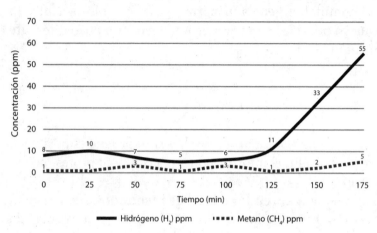

El hidrógeno solo sube al final, después del minuto 90, y el metano se mantiene bajo durante toda la prueba.

Fuente: © Salomart.

b. La prueba de SIBO es positiva si:

- La concentración de hidrógeno es mayor de 20 partes por millón (ppm) antes del minuto 90 o 100.
- La concentración de metano es mayor de 10 partes por millón (ppm) en cualquier punto de la curva, aunque no tenga subidas ni bajadas y sea más o menos plana.
- La concentración de sulfuro es mayor de 2 partes por millón (ppm). Quizá este punto varíe con el tiempo, ya que están ajustando este gas en la prueba. Se puede sospechar de SIBO sulfuro si el hidrógeno y el metano son completamente planos cerca de cero durante todo el tiempo.
- La prueba es positiva si el metano sube por encima de 10 ppm y es más o menos constante y plano a lo largo

de las tres horas. En este caso, sospecharemos de sobrecrecimiento de arqueas en el intestino grueso y, aunque lo suelen asociar con el estreñimiento, no siempre ocurre así. Un estudio de 2022 de Takakura y sus colaboradores comenta que una sola medición inicial de metano en ayunas podría predecir el SIBO tipo metano (o IMO). Y en un nuevo estudio chino de 2023 llamado «Prueba única de hidrógeno y metano para SIBO» hecho en 162 pacientes, propone igualmente que una sola toma de aire espirado en ayunas podría predecir bien el resultado de SIBO posterior en ambos gases. Ponen el corte positivo en una muestra en ayunas en 4 ppm para metano y en 24 para hidrógeno. De momento, es solo una propuesta, pero ojalá sirva para librarnos de las tres horas que actualmente dura la prueba.

Gráfico 2.3. Ejemplo de prueba positiva en metano

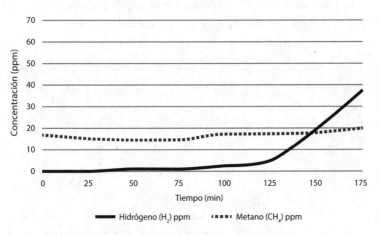

Es positiva en metano porque supera las 10 ppm, aunque sea una línea plana.

Fuente: © Salomart.

- La prueba es positiva si ambos gases, hidrógeno y metano, son unas líneas planas que se mantienen casi a cero durante toda la prueba. En este caso, sospechamos de SIBO sulfuro. Las bacterias sulforreductoras consumen todo el hidrógeno del intestino y por eso no vemos hidrógeno ni metano.

Gráfico 2.4. Ejemplo de prueba positiva en sulfuro

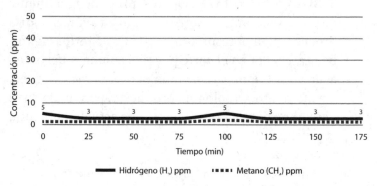

La prueba sugiere SIBO sulfuro porque hidrógeno y metano se mantienen cercanos a cero durante toda la prueba.

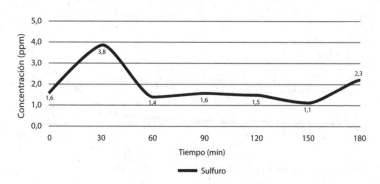

La prueba es positiva en sulfuro si el gas sulfuro sube de 2 ppm en cualquier punto de la curva.

Fuente: © Salomart.

Aún no están claras las causas de niveles altos basales, es decir, cuando el hidrógeno comienza en más de 20 ppm y el metano en más de 10. Algunos nuevos estudios como los que acabamos de comentar indican que sería un predictor de resultados posteriores. Otros comentan que podría considerarse un signo de maldigestión de la proteína del día anterior o de disbiosis oral, siempre que se haya hecho de forma correcta la preparación para la prueba y nos hayamos enjuagado con clorhexidina. Las investigaciones con los colutorios y las medidas en las pruebas de aire ponen de manifiesto la importancia de la salud oral para los problemas de SIBO.

En cualquier caso, te animo a observar tu prueba, si la tienes, y leer tus resultados.

Si eres un profesional y dudas de los resultados, la clínica siempre manda: guíate por los síntomas del paciente. Si quieres asegurarte o variar en la próxima prueba, los estudios recomiendan posibles test complementarios, como glucosa, fructosa o algún otro sustrato alternativo al previamente utilizado, valorar sulfuro si no se hizo, un test de tránsito orocecal, aspirado yeyunal o tratamiento empírico (no antibiótico). Recuerda que los síntomas digestivos son a veces inespecíficos y compartidos por otras muchas causas que no son SIBO.

2.6. SIBO SULFURO, O CÓMO TENER UN VOLCÁN EN TU INTERIOR

¿Te sientes *intoxicado de la vida* y cada vez que vas al baño tienes que ponerlo en cuarentena?

Si tenemos un positivo en sulfuro en el test de SIBO a tres gases o nos salen unas líneas planas a cero todo el tiempo y, además, tenemos síntomas compatibles, sospecharemos de SIBO sulfuro.

¿Cuáles son los **síntomas** compatibles con SIBO sulfuro? Pues son los síntomas típicos de SIBO, como la hinchazón, y, además, los síntomas de «intoxicación» general, como pueden ser los siguientes:

- Gases con muy mal olor, como a huevo podrido (aunque no siempre)
- Diarrea de forma típica, pero también estreñimiento
- Dolor de tripa y dolores generalizados, por ejemplo, en las articulaciones
- Reflujo, mal aliento
- Niebla mental, fatiga
- Neuralgia en los dedos, hormigueo o entumecimiento
- Cistitis intersticial, sensación de orinar continuamente
- Los huevos y la carne roja suelen sentar mal, también las cebollas, los ajos y crucíferas y quizá las plantas amargas o que estimulan la bilis

El **sulfuro de hidrógeno** (**H$_2$S**) a dosis justas es un gas muy necesario. Ejerce un papel antiinflamatorio y anticancerígeno, interviene en la secreción, en la motilidad y en la señalización celular de todo el cuerpo, interviene en las mitocondrias, la contracción, la nocicepción (percepción del dolor), el desarrollo del cáncer y la apoptosis (muerte celular programada). Desde la memoria del cerebro hasta la contractilidad del corazón, pasando por la motilidad y secreciones digestivas. Aunque el sulfuro de hidrógeno no se clasifica como un neurotransmisor en el sentido tradicional, es un regulador importante de funciones fisiológicas, como pueden ser otros gases como el óxido nítrico, que se conocen con el nombre de gasotransmisores (neurotransmisores gaseosos). El sulfuro de hidrógeno ha sido objeto de investigación en relación con su papel en la señalización celular, la regulación del tono vascular, la memoria, la visión y otros procesos comentados. También es importante para el sistema inmunitario, pues se observó que la disminución del gas sulfuro puede hacer desarrollar autoinmunidad. Se ha propuesto que el sulfuro es también importante para la programación renal del feto en embarazadas. Por esta razón, se cree que el sobrecrecimiento de bacterias sulforreductoras se debe a que nos intentan echar una mano cuando nosotros no procesamos bien los compuestos azufrados. ¡La microbiota siempre al rescate!

Las bacterias reductoras de sulfato pertenecen a muchos géneros y especies diferentes. Se han descrito más de 60 géneros y 220 especies, como, por ejemplo, *desulfobacterias, Desulfovibrio, Desulfuromonas, Thermodesulfobacterium...* Son muy versátiles, las encontramos en materia en descomposición, volcanes, aguas residuales, aguas termales, minas, petróleo... Son muy importantes en ecología e intervienen en el ciclo del azufre, causando el típico olor a huevo podrido. Si has visitado alguno de estos sitios, recordarás cómo huele.

El sulfato y el sulfito se originan en el intestino a partir de los aminoácidos azufrados como la cisteína y la metionina, aunque algunos pensemos que tenemos un volcán dentro que ha activado Indiana Jones al quitar el tesoro perdido. También se libera sulfato de la capa de moco intestinal por la acción de bacterias sacarolíticas como *Bacteroidetes* spp. El moco y el cartílago son ricos en azufre, por eso los suplementos que favorecen la formación de colágeno para estar jóvenes, bellos y con pelazo llevan, entre otros, un compuesto que se llama metilsulfonilmetano (MSM), que es un compuesto orgánico del azufre.

Los niveles saludables de gas sulfuro en el intestino están entre 0.3 y 3.4 mmol/l. Con concentraciones más altas, se convierte en un gas tóxico, se destruyen las células del colon, que no pueden usar el butirato[2] (que proporciona

2. El butirato es uno de los tres ácidos grasos de cadena corta del intestino (SCFA, por sus siglas en inglés), junto al acetato y el propionato.

alrededor del 70 por ciento de la energía requerida por los colonocitos), afectando a genes de proteolisis y ribosomas bacterianos. La *Desulfovibrio* está entonces en su salsa, es capaz de tolerar concentraciones mucho más altas de sulfuro de hidrógeno (más de 10 mM). ¿El resultado? Un intestino agotado, agujereado y sin mucosa que aumenta la inflamación, la endotoxemia y el riesgo de cáncer, colitis y Crohn.

Las causas de SIBO sulfuro son similares a las del resto de los tipos de SIBO. Ante un desequilibrio, aumentan las bacterias sulforreductoras como las *Desulfovibrio*, que son patógenos oportunistas. «Patógeno oportunista» significa que viven en casa, pero son un poco sinvergüenzas. Normalmente no dan guerra y hacen su trabajo, pero si ven que te vas fuera el fin de semana, aprovechan la ocasión para ocupar todo el espacio y hacen una fiesta grande, de aquellas, a tu costa. Esto mismo pasa con la *H. pylori* cuando ve ambiente para su fiesta en el estómago. No conviene dejarlas solas y encima con el refrigerador lleno de cervezas.

El sobrecrecimiento de sulforreductoras se relaciona con infartos, cáncer, enfermedad hepática, renal, cistitis, autoinmunidad, periodontitis, síndrome metabólico, enfermedad inflamatoria intestinal, pouchitis (reservoritis o inflamación inespecífica del reservorio ileoanal), bacteriemia (bacterias en la sangre), autismo y Parkinson. La fiesta se les fue de las manos y te destrozaron la casa.

Se encuentra en algunos alimentos como en la mantequilla y, sobre todo, es producido por las bacterias del colon, como resultado final de la fermentación de la fibra. Se ha estudiado el butirato por su papel en la salud como antioxidante, antiinflamatorio y como fuente de energía de las células del intestino. Además, previene la hiperpermeabilidad intestinal, mejora el metabolismo y el sistema inmunitario. Puedes encontrarlo también como suplemento, aunque no conviene abusar de él, ya que el butirato supone un 20 por ciento de todos los SCFA, siendo otro 20 para el propionato y un 60 por ciento para el acetato. Como siempre, en el equilibrio está la clave.

Hay teorías que sostienen que al parecer estas bacterias sobrecrecen para ayudarnos a eliminar el glifosato. Este pesticida neurotóxico y xenobiótico inflamatorio es causante de cáncer, infertilidad y disbiosis y es el pesticida más usado en el mundo. Se encuentra en niveles ilegales en la comida y en el agua. Este compuesto, llamado *organofosforado*, interrumpe el proceso natural del cuerpo de convertir sulfuro en sulfato, reemplazando al aminoácido glicina y bloqueando todo el proceso. Por eso va a ser importante comprar siempre productos orgánicos, pero, en especial, para la dieta del SIBO sulfuro.

Otras causas de SIBO sulfuro podrían ser un déficit genético de enzimas encargadas de estos procesos (genes CBS, CSE, 3-MST), un déficit de molibdeno o el consumo de grasas trans de mala calidad (no les pongas *croissant* de desayuno o helado de postre a los fiesteros). Otras teorías comentan que las bacterias aquí nos echan un cable para metabolizar el exceso o el defecto de compuestos del azufre.

No hay nada claro en este tipo de SIBO. Como es relativamente reciente y su prueba acaba de llegar, aún hay muchos estudios por hacer. De momento, nos guiamos por hipótesis fisiológicas y por la experiencia clínica de los médicos y profesionales que lo están tratando empíricamente con éxito. Este tipo de SIBO sulfuro plantea una hipótesis interesante: ¿y si la microbiota sobrecrece para echar una mano a «su humano»?

2.7. SIBO POSINFECCIOSO

¿Fuiste a un viaje exótico y no has vuelto a ser el mismo? ¿Recuerdas claramente una fecha en la que hubo un antes y un después?

Otro tipo de SIBO que podríamos tener, no excluyente de los anteriores por desgracia, es el **SIBO posinfeccioso**.

Como veíamos en las causas de SIBO, una intoxicación por *Salmonella* o *Campylobacter* es más frecuente de lo que se piensa y puede desencadenar una autoinmunidad hacia nuestras células responsables de la motilidad del intestino. ¿Y qué es lo que ocurre cuando hay mala motilidad? SIBO al canto.

El mecanismo es el siguiente. El parásito que nos invade genera unas toxinas en el intestino. Nuestro sistema inmunitario reacciona fabricando anticuerpos contra esas toxinas, llamados anticuerpos frente a la toxina B de distensión citoletal (o anti-CdtB). Tras unos días de guerra en la muralla, el invasor se consigue eliminar, dejando el desastre de su paso: SIBO metano o sulfuro, daño intestinal... En algunas personas, por si esto fuera poco, el sistema inmunitario se confunde y sigue fabricando anticuerpos antivinculina. Los guardias, que quedaron abatidos y viendo estrellitas, sospechan de todo carro que pasa, aunque sean carros de la ciudad, y los atacan. Esta autoinmunidad hacia las propias células del intestino responsables de la motilidad, llamadas *células de Cajal*, puede desencadenarse incluso meses después de la infección inicial. Es el estrés postraumático de los pobres guardianes del sistema inmunitario. Si el mismísimo don Santiago Ramón y Cajal viviera, les echaría una buena mano para defender sus células. ¿Sabías que además de ser un gran médico y científico, premio Nobel de Medicina en 1906, también fue humanista y culturista?

Se ha comprobado que esta toxina B de distensión citoletal (CdtB) puede ser la causa del desarrollo de SIBO posinfeccioso, pues se ha visto su efecto directo en experimentos en ratones. No sería ético hacer esto en humanos y en estos casos se estudia a las personas después de su infección accidental. En investigación, se inyecta en la piel de los ratones la toxina CdtB y estos ratones desarrollan SIBO. Cambia su microbiota del intestino delgado, pero no la del colon, e incluso se afectan los genes de expresión de permeabilidad intestinal, motilidad, dolor y ritmos circadianos.

Para saber si tienes este tipo de SIBO, hay una **prueba llamada *IBS smart* que mide estos anticuerpos en sangre** mediante una técnica de laboratorio llamada ELISA (ensayo de inmunoadsorción ligado a enzima).

- Si ambos anticuerpos son negativos, la prueba es negativa. Esto descarta este tipo de autoinmunidad generada por una infección, pero no quiere decir que no tengas SIBO por otros mecanismos.
- Si solamente los anticuerpos anti-CdtB salen elevados, sugiere que ha habido una infección pasada y hay mucha probabilidad de que se haya generado una disbiosis, pero no se ha desarrollado autoinmunidad hacia el intestino. Una cosa menos.
- Si solo salen positivos los anticuerpos antivinculina, sí se ha desarrollado una autoinmunidad hacia tu intestino. Han pasado unos meses y el microorganismo responsable de la infección y los anticuerpos antiCdtB ya no están, pero queda autoinmunidad.
- Si ambos anticuerpos salen positivos, hay un 98 por ciento de probabilidad de que una infección haya provocado autoinmunidad hacia tus células de Cajal.

Esta prueba tiene una especificidad de entre un 90 y un 98 por ciento y una sensibilidad de entre un 43 y un 98 por ciento dependiendo de si solo uno de los anticuerpos sale elevado o son los dos. Es un buen test con elevada certeza si sale positivo, pero si sale negativo no descarta SIBO y problemas digestivos por otras causas.

Para el tratamiento de este tipo de SIBO, aparte de tratar el SIBO, tendremos que apoyarnos con procinéticos y medidas para mejorar la autoinmunidad.

2.8. Pruebas para intolerancias alimentarias

2.8.1. Intolerancia a los carbohidratos

Las pruebas de intolerancias a los carbohidratos, como la lactosa, la fructosa y el sorbitol, siguen las mismas instrucciones y la misma logística que la prueba de SIBO. La diferencia principal es el azúcar que bebemos. Otra diferencia es que a veces nos lo pueden diagnosticar solamente con el gas hidrógeno, aunque, si añadimos metano, nos dará más información.

En el caso de las intolerancias, al leer la prueba, cualquier incremento en hidrógeno por encima de 20 ppm en cualquier punto ya es positivo, aunque sea al final. En condiciones normales, estos azúcares deberían absorberse completamente en el intestino delgado, por lo que una prueba negativa es plana a cero durante todo el tiempo (cosa que, si ocurriera en SIBO con la lactulosa, sospecharíamos de SIBO sulfuro).

Las intolerancias a los carbohidratos suelen ser consecuencia de una disbiosis como el SIBO y de daño intestinal por otras causas y suelen recuperarse una vez que mejoramos esto. Si hiciéramos el test de SIBO, lactosa y fructosa en las mismas fechas, es probable que saliera algo muy similar. Para ahorrar tiempo, esfuerzo y dinero, se aconseja hacer la prueba de SIBO primero.

También hay que tener en cuenta los síntomas durante la realización de la prueba. Hay personas con síntomas de hipersensibilidad visceral que dan negativo en los test de intolerancias, es decir, que te duele la barriga con la leche, pero no es por la lactosa, sino por otros compuestos de la leche. En un estudio de 2021, llamado «La leche de vaca, pero no la lactosa, induce síntomas en pacientes con intolerancia», se vio que el 74 por ciento de los pacientes que tomaron leche tuvieron síntomas. Puede ser por la lactosa, pues, como hemos visto, el límite de absorción podría estar en dos vasos, pero también puede ser por las caseínas, algún tipo de alergia o incluso una celiaquía sin diagnosticar, porque encontraron inflamación en el intestino similar a la que se encuentra en celiacos. Los lácteos son más que lactosa, es importante hacer una prueba con la dieta y un diario de síntomas.

Gráfico 2.5. Ejemplo de prueba de intolerancia negativa

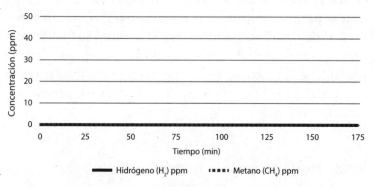

Como el intestino humano absorbe en condiciones normales la lactosa, la fructosa y el sorbitol, no queda nada para que lo fermenten las bacterias y el resultado de los gases es cero durante toda la prueba.

Fuente: © Salomart.

La pérdida de tolerancia a la lactasa es lo más habitual, pero también podría ser secundaria al SIBO y recuperarse después. Las pruebas de intolerancias como la de la lactosa puede ser más interesante hacerlas con una exclusión temporal de la dieta. Valora retirar lácteos al menos 15 días para probar, en especial, si tienes problemas digestivos o alguna autoinmunidad.

Los pros y contras de las pruebas de aire espirado para las intolerancias son similares a las del SIBO. Como ventajas, son sencillas, asequibles, no invasivas y dan información. No suele haber falsos negativos, ya que tiene una sensibilidad de entre el 76 y el 94 por ciento y una especificidad de entre el 77 y el 96 por ciento. La mayor desventaja es que las intolerancias son secundarias a disbiosis, SIBO y daño intestinal por celiaquía, *Giardia*, fármacos, pancreatitis... y es más interesante mirar estas causas antes. Puedes tener algún falso positivo si la carga del azúcar es elevada para ti, si hay un tránsito muy rápido (diarrea) y el azúcar pasa tan deprisa que no le da tiempo a absorberse.

Las de la lactosa, la fructosa y el sorbitol son las intolerancias a carbohidratos más extendidas y aceptadas, en especial, la de la lactosa. Existen otras minoritarias como la trehalosa, el maltitol o la sucrosa, en las que sus pruebas no están tan validadas.

2.8.2. Intolerancia a la histamina

Otra intolerancia habitual que sufren quienes tienen SIBO es la **intolerancia a la histamina por déficit de la enzima DAO** (DiAminOxidasa), porque, adivina, es una enzima que se encuentra en el borde del epitelio intestinal.

Como pasa en las otras intolerancias, la cantidad importa y tendremos síntomas si sobrepasamos la histamina que podemos digerir. El estado de la microbiota juega un papel importante en todas y cada una de las intolerancias, ya que, si están en equilibrio, los microorganismos nos ayudarán a digerir los carbohidratos y a mantener el intestino sin daño. Sin embargo, si la microbiota está en desequilibrio, no solo no vamos a tener estas ventajas, sino que ellas mismas producirán compuestos no beneficiosos como la propia histamina.[3]

2.9. MI SIBO ME *TROLEA*: MI PRUEBA ES NEGATIVA, PERO YO ME SIENTO MAL

¿Qué ocurre si tu prueba de SIBO sale negativa, el *IBS smart* también, pero tú te sientes mal? En estos casos, hay que valorar si se debe a:

1. Un posible **fallo en la prueba de SIBO** por un falso negativo y que sí sea SIBO al fin y al cabo.
2. Una **lectura errónea** de los resultados.
3. Un **SIBO sulfuro**, si el supuesto negativo ocurre en una prueba de hidrógeno y metano.
4. Una presencia de **parásitos**, microorganismos patógenos como *Campylobacter*, *Salmonella*, *C. difficile*, *Giardia*...
5. **Un daño intestinal** por celiaquía, fármacos, linfoma, parásitos, enteropatía autoinmune...
6. **Una falta de ácido o de enzimas** digestivas, intolerancias, alergias, mala motilidad y otros trastornos «funcionales». Valora igualmente todas las causas de SIBO, gases y malas digestiones.
7. **Un consumo alto de azúcares, alcohol y ultraprocesados.** Como las enfermedades comienzan por el principio, la mala alimentación y el mal estilo de vida empiezan dando síntomas digestivos antes de terminar siendo enfermedades más graves. Asegura siempre esta parte.

3. Si quieres conocer más sobre la histamina, visita \<guerrasintestinas.com/dieta-baja-en-histamina\>.

8. **Un intestino hiperpermeable**.
9. Que no sea SIBO, pero tengas otro tipo de **disbiosis** que te ocasione síntomas similares, como los siguientes:

   a. Sobrecrecimiento de hongos o SIFO, donde la candidiasis suele ser la forma más común. Hay quien lo considera otro tipo de «SIBO».
   b. Disrupción de proteobacterias como *E. coli* y *Klebsiella*, pero sin sobrecrecimiento.
   c. Disminución de diversidad y riqueza de la microbiota intestinal, por ejemplo, por toma de antibióticos.
   d. Alteración de ciertas especies clave, como *Akkermansia muciniphila*, *F. prausnitzii* o *Bacteroides thetaiotaomicron*.

Salvo por estos microorganismos clave o los disruptivos patogénicos, la **eubiosis** depende más de la función, el equilibrio y los metabolitos que de las especies presentes o ausentes. No es tan importante si me llamo María o Pepe, sino si soy profesor, barrendero, médico o policía. Una ciudad los necesita a todos en su adecuada proporción. Sin barrenderos (el MMC), la ciudad se llena de basura. Sin profesores (la microbiota), los niños no aprenden un oficio. Sin policías (el sistema inmunitario), hay caos, tráfico y vandalismo... Algunas veces, cuando queremos mandar refuerzos a la ciudad, para ejercer funciones muy concretas, como médicos cirujanos o policías de brigadas especiales, se necesita una licencia con un número específico (este número de licencia o el DNI sería como el número de la cepa del microorganismo. Lo veremos en detalle cuando hablemos de los probióticos).

La ciudad de la microbiota funciona de alguna forma similar, unas hacen esto, otras aquello. No sabemos cuáles tienen que ser los nombres y apellidos de una ciudad «buena».

¡Hay muchas posibilidades! Pero sabemos que es buena idea que haya diversidad de oficios, variedad de gente, no demasiada no vaya a ser que no quepan, ni poca no vaya a ser que falten y esté despoblado. Queremos diversidad, riqueza de gente, estabilidad y equilibrio. De momento, no es posible saber nombre, apellidos y DNI de todos los cien billones de habitantes de la ciudad microbiótica. Esto se está trabajando en sitios concretos de investigación con máquinas de secuenciación y bioinformática, combinación que llamamos ciencias ómicas.

Las **ciencias ómicas** son el estudio de gran cantidad de datos biológicos mediante técnicas de bioinformática, la cual nos ayuda a entender patrones y navegar en millones y millones de datos, pues, de otra forma, sería imposible. Existen muchos conceptos que nacen con estas disciplinas que serán el futuro de la medicina personalizada, como pueden ser la genómica (estudio del ADN), la metagenómica (estudio de los genes tanto humanos como bacterianos), la transcriptómica (estudio de lo que se transcribe del ADN, es decir, el ARN), la proteómica (estudio de las proteínas) o la metabolómica (estudio de los productos finales como el butirato). Si hacemos el símil con una fábrica, la metagenómica nos dice qué personas están a su cargo, con nombre y apellidos; la transcriptómica nos dice lo que están hablando los directivos, los mensajes que se mandan; la proteómica nos dice qué se está construyendo en esa fábrica (las proteínas); la metabolómica nos dice el producto final que se distribuye al mundo, y la llamada fenómica nos dice el resultado que tiene ese producto final en ti (te hace más guapo, más listo o con más energía). Todo es importante en el resultado final, aunque puede ser flexible y variable.

En un proyecto europeo de 2012, el MetaHIT (*Metagenomics of the Human Intestinal Tract*) para la secuenciación del metagenoma humano, se encontraron relaciones entre este metagenoma y dos patologías en aumento: la obesidad y la enfermedad inflamatoria intestinal.

Incluso hay quien utiliza esta ciencia ómica en la comida, la llamada alimentómica (*foodomics*), para el estudio de los polifenoles. Muy interesante, porque ya no son solo tus genes los que determinan tus características como se creía antes, sino cómo hablan éstos con los productos de la microbiota y hacen que los polifenoles sean antioxidantes, anticancerígenos y nos ayuden a vivir más y mejor.

3

¿Cómo puedo tratar mi SIBO?

3.1. «¿Es el enemigo? Que se ponga»

¿Eres de los que no hacen pato a la naranja por no estar 3 horas cocinando? ¿Se te quema la comida por ponerla a fuego alto? Cuando compras ropa, ¿revisas la etiqueta para que no haya que plancharla? ¿Haces los rompecabezas juntando las piezas a granel? Si es así, eres de los míos. No tenemos tiempo ni paciencia.

Si sabes de SIBO, también eres de los míos, de la tribu microbiótica. Acudir a nuestros médicos, que quizá sean de otra tribu, es imprescindible y es un primer paso para descartar patologías. Lo ideal es que molestes lo menos posible a tu médico, porque eso significa que estás haciendo prevención y llevas un estilo de vida saludable y eso redunda en salud. Pero si se necesitan, los médicos son amigos, aunque seamos de «tribus» diferentes y a veces parece que no hablemos el mismo lenguaje. Son ellos los únicos que pueden pedirnos ciertas pruebas y buscar la causa del SIBO. En mi caso, fueron mis digestivos los que me diagnosticaron celiaquía (aunque me dijeron que no creían en la microbiota). Y aunque el sistema de 5 minutos por paciente no les permita dedicar tiempo al estudio y el tratamiento de nuestro órgano microbiano, nuestros médicos van a ser imprescindibles para ayudarnos a recuperar la salud.

El doctor Pimentel dice que él ha tenido casos de mejoría de SIBO solamente por dejar de comer chicle. Si tu caso es similar y lo has descubierto, enhorabuena, ya lo tienes. Sin embargo, lo habitual es pasar por muchas pruebas y consultas porque no sabemos lo que nos pasa. Cuando todas las pruebas salen «bien», puede parecernos haber perdido el tiempo en consultas médicas, pero, en realidad, hemos descartado muchas patologías importantes.

Buscar un buen profesional integrativo que nos ayude con el SIBO sería el siguiente paso (o el primero también). La mejor decisión, la más rápida y directa. No te lances a hacer pruebas y a comprar suplementos por tu cuenta sin guía; además de perder tiempo y dinero, puedes ir por un camino equivocado o elegir un tratamiento contraindicado.

Los suplementos no son inocuos y pueden tener contraindicaciones entre ellos o con algún fármaco que tomes. Por ejemplo, el orégano tiene compuestos fenólicos con actividad estrogénica, es decir, sustancias que actúan de forma similar a los estrógenos, como ocurre con los fitoestrógenos de la soya. La alicina (compuesto sulfuroso que se encuentra en el ajo, como suplemento se usa para tratar el SIBO metano) no se debe usar en SIBO sulfuro ni con anticoagulantes. La berberina, alcaloide natural de la familia *Berberidaceae* (presente en la corteza del agracejo), se usa para la resistencia a la insulina y el control de la glucosa, funciona como antihipertensivo y puede que te baje demasiado la tensión... Además, la mayoría de los suplementos del mercado no suelen ser de la mejor calidad, hay que elegirlos muy bien y pautar las dosis adecuadas a cada caso.

Nuestro profesional integrativo quizá pueda ayudarnos también a descartar bien la celiaquía que hasta ahora nos descartaron de forma anticipada con anticuerpos en sangre, nos ayudará a mirar el tiroides, autoinmunidades escondidas, verá si tenemos mal la motilidad, revisará medicamentos, déficit de vitaminas y todas las posibles causas de SIBO, como algún fallo en los mecanismos protectores (falta de ácido clorhídrico o falta de enzimas pancreáticas o biliares). Las consultas de médicos integrativos suelen durar alrededor de una hora, porque se hace una historia clínica exhaustiva y hay que revisar muchas cosas, tanto emocionales como orgánicas. Si tu profesional no descubre ningún problema orgánico, pensará en la microbiota y mirará parásitos, candidiasis, *H. pylori*, SIBO y otras disbiosis. También si hay algo de hiperpermeabilidad intestinal. Es importante que el profesional esté actualizado, pues, si no es así, nos encontraremos con frases como «El SIBO no existe», «La candidiasis intestinal no existe», «La permeabilidad intestinal no existe» o el otro gran *hit*: «Es todo culpa de *pylori*».

La salud es interdisciplinar y muy probablemente necesitemos también ayuda de dentistas, psicólogos, fisio-osteópatas, entrenadores, enfermeros, dietistas nutricionistas, terapeutas de otros ámbitos e incluso cocineros. Ojalá algún día se cree un equipo en la sanidad pública con todos estos profesionales, de momento, encontrarás un listado de profesionales privados que pueden ayudarte al final de este libro, en «Enlaces de interés». Porque ninguna pastilla será eficaz si comemos mal y no nos movemos.

Para tener éxito, debemos seguir una estrategia global que incluya todas las áreas de mejora, sean tanto digestivas como de estilo de vida general. Siento decirte que si tienes que elegir una cosa en la que depositar tu paciencia, esta va a ser una de ellas. Aquí no hay atajos, no podemos hacer nuestro rompecabezas colocando las fichas en un montón a granel. Imagina que quieres ponerte fuerte como Arnold Schwarzenegger; sabes que vas a tener que trabajar duro durante mucho tiempo, priorizando el ejercicio, la buena comida y siguiendo una planificación. No hay pastillas mágicas que te pongan así de fuertote en dos semanas. Con la microbiota pasa igual, no hay prisas ni hay atajos. Por mucha prisa que tengamos, ellas llevan sus tiempos.

Así que debemos seguir una estrategia.

Cambiar a hábitos saludables.

Ser constantes.

Y tener tiempo.

Y paciencia.

La estrategia de tratamiento del SIBO va a ser muy individual, cada una tendrá sus particularidades, pero una cosa que tengo muy clara es que **NO consiste en tomar antibióticos, hacer dieta FODMAP y no mirar más allá.**

Los pasos a seguir para tener éxito en el tratamiento de tu SIBO son los siguientes:

1. **Dieta y estilo de vida.** Los propios investigadores recomiendan estos cambios antes incluso de plantearte hacer la prueba de SIBO. Sigue una dieta pescomediterránea muy variada, con vegetales que tengan fibra y polifenoles, con densidad nutricional y con ayuno nocturno de entre 12 y 14 horas como mínimo. No tomes ultraprocesados, se ha visto que los aditivos causan disbiosis. Nada de alcohol ni tabaco. Haz ejercicio, descansa, duerme, sal a la naturaleza, toma el sol, gestiona el estrés, disfruta de tus aficiones con amigos... La inflamación crónica de bajo grado, causada por el sedentarismo, los xenobióticos, el insomnio, el estrés y la propia disbiosis son causa de enfermedades crónicas y trastornos como el cáncer, la depresión, la sarcopenia, la autoinmunidad y la neurodegeneración.

2. **Busca y trata la causa** de tu SIBO o es muy probable que este vuelva. Este segundo punto incluye también todos los puntos siguientes. ¿Sabes cómo comenzó tu problema? Revisa si tienes algún problema de salud que resolver: alergias, autoinmunidades, problemas

metabólicos, cardiovasculares, obesidad... Todas ellas son las principales causas de mortalidad en sociedades occidentales y favorecen el SIBO, pero puedes mejorarlas con el punto anterior. Como la digestión comienza en el cerebro y en la boca, no olvides revisarlos también.

3. **Fármacos**, revísalos con ayuda de tu médico. ¿Los necesitas todos? Quizá hasta ahora tomabas omeprazol, pero realmente no lo necesitas. ¡Importante! No lo dejes de golpe o tendrá efecto rebote. Descontinúa o reduce los fármacos que no sean imprescindibles, siempre con ayuda profesional.

4. **Deficiencia de vitaminas y minerales**. Aunque viendo tus analíticas te digan que está todo «bien», que nos digan «normal» o «habitual» no significa que estén en niveles óptimos. Para estas cuestiones de salud, casi es mejor no ser «normal», porque lo «normal» en esta sociedad es estar enfermo. Se ha visto que el 80 por ciento de la población occidental tiene déficit de vitaminas y minerales. Y, si tienes SIBO, malabsorción o intestino permeable, vas a requerir aún más nutrientes que la población sana normal. Mis suplementos básicos para la optimización nutricional son vitamina D, magnesio, omega 3 y quizá un buen multivitamínico y multimineral. Si eres vegano, necesitarás suplementar con vitamina B12 y omega 3 de algas y revisar junto a un dietista nutricionista la planificación de tu dieta para no tener carencias, en especial, de proteína.

5. **Motilidad**. ¿Vas bien al baño? Ir bien al baño significa ir todos los días, entre una y tres veces en una escala de Bristol 4. Un «simple» estreñimiento es síntoma de mala motilidad y, para que el SIBO no se estanque, la cosa necesita fluir. ¿Has revisado tu musculatura diafragmática y abdominal? ¿Tienes prolapsos, adherencias o problemas con el suelo pélvico?

6. **Tratamiento del SIBO**. Una vez revisados los puntos anteriores, podremos pasar a tratar el SIBO de forma específica. Cada ronda de tratamiento dura un mes aproximadamente y suele «bajar» el resultado de la curva de SIBO entre unas 20 y unas 30 partes por millón, es decir, si el punto máximo de tu curva estaba en 70 ppm de metano, con una ronda de tratamiento bien hecho de un mes aproximadamente, con suerte, en la siguiente prueba obtendrás un máximo de 40, con lo cual, necesitarás otra ronda extra de otro mes para bajar otros 30 puntos y que el metano quede en 10 o menos para por fin darlo como negativo. Calcula el tiempo aproximado que vas a necesitar y no lo abandones a la mitad. El objetivo debe ser la mejoría casi completa de síntomas junto a un test de SIBO negativo. Puedes ir haciendo entre medias algún test para chequear si el tratamiento está funcionando. Si la prueba es negativa, pero no te encuentras bien, piensa en otros diagnósticos.

Gráfico 3.1. Pirámide estratégica

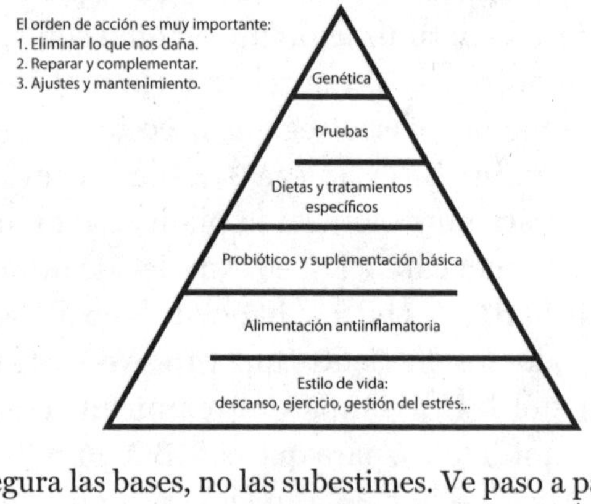

El orden de acción es muy importante:
1. Eliminar lo que nos daña.
2. Reparar y complementar.
3. Ajustes y mantenimiento.

Genética

Pruebas

Dietas y tratamientos específicos

Probióticos y suplementación básica

Alimentación antiinflamatoria

Estilo de vida: descanso, ejercicio, gestión del estrés...

Asegura las bases, no las subestimes. Ve paso a paso, avanzando sobre seguro.

Fuente: © Salomart.

7. **Prevención**. Pasaremos a la fase de prevención una vez que nos encontremos mejor, donde no abandonaremos el estilo de vida saludable ni la dieta antiinflamatoria. Esto ya va a formar parte de nuestra identidad. Valoraremos tomar procinéticos y otros suplementos para reparar las mucosas, el intestino permeable, la disbiosis y otros desajustes varios que nos hayan quedado. En la medicina funcional, a esta estrategia se la llama las «**5R**»: *Remove, Replace, Reinoculate, Repair, and Rebalance*. Esto es, «Eliminar» lo que nos daña (lo que nos causó el SIBO o lo alimenta), «Reemplazar» lo que nos falte (enzimas digestivas, por ejemplo), «Reinocular» con probióticos, «Reparar» el intestino dañado y, por último, hacer ajustes y terminar de «Equilibrar». En español, nos salen las siglas ERRRE, unas siglas muy de *guerrreras*. Dentro de estas 5R, recuerda ir tratando de arriba hacia abajo: la boca primero, el colon después.

Según un estudio de Patel y Young de 2022, llamado «Identificación y manejo del SIBO: una aproximación de la medicina funcional» que encontrarás en la tabla 3.1., los síntomas se organizan en una línea de tiempo en «antecedentes» (predisposición genética e historia familiar), «desencadenantes» (eventos que han podido disparar la enfermedad) y «mediadores o perpetuadores» (alimentan y empeoran la enfermedad). Esto lo encuentras en la parte vertical de la tabla 3.1.

En la parte horizontal del cuadro, en la parte de arriba, encuentras los «órganos y sistemas»: digestión y asimilación, integridad estructural de la mucosa, defensa y reparación (sistema inmunitario y microbiota), biotransformación y eliminación (lo que llamamos «detox»).

Tabla 3.1. Causas de SIBO según la medicina funcional

	Digestión	Integridad estructural	Defensa y reparación	Eliminación y detox
			Matriz	
Antecedentes	• Maldigestión y malabsorción, que lleva a inflamación en la mucosa • Insuficiencia pancreática • Celiaquía	• Mala motilidad y cambios estructurales • Alteraciones anatómicas • Hiperlaxitud	• Inflamación crónica y deficiencias inmunes • Déficit de IgA • Alteración del sistema immune, autoinmunidad, alergias...	• Tóxicos ambientales • Alteraciones genéticas en la detoxificación • Déficits nutricionales
Desencadenantes	• Cirugía • Radiación	• Enteritis por radiación • Obstrucción/pseudo-obstrucción intestinal • Adhesiones por cirugías abdominales	• Traumatismos craneoencefálicos, neuroinflamación • Infección: aguda o crónica, por virus, garrapatas, fúngica, bacteriana, parásitos... • Intoxicación alimentaria	• Tóxicos ambientales • Moho/micotoxinas • Metales pesados

Matriz

Mediadores			

• Hipoclorhidria
• Poca bilis
• Insuficiencia pancreática exocrina
• Pancreatitis crónica
• Celiaquía
	• Asa ciega, cirugía bypass
	• Adherencias
	• Estenosis
	• Enfermedad inflamatoria
	• Divertículos, vólvulos, intususcepción
	• Tumor abdominal
	• Alteraciones del colágeno, hiperlaxitud
	• Esclerodermia, amiloidosis
	• Radiación
	• Opioides
	• Antidiarreicos
	• Anticolinérgicos
	• Hipotiroidismo sin tratar
	• Mal funcionamiento de la válvula ileocecal
	• Daño en el MMC
	• Gastroparesia
		• Inmunodeficiencias
		  ◦ VIH
		  ◦ Deficiencia congénita o adquirida
		• Anticuerpos elevados antiCdtB o antivinculina
		• Envejecimiento
		• Obesidad
		• Esclerodermia, amiloidosis
		• Enfermedad cardiovascular
		• Hígado graso, cirrosis
		• Párkinson
		• Diabetes, neuropatía
		• Estrés
			• Tóxicos ambientales
			• Moho, micotoxinas
			• Metales pesados
			• Alteraciones genéticas en la detoxificación
			• Déficits nutricionales

«Tratar el SIBO es tratar a la persona entera», dice literalmente este estudio de la medicina funcional sobre la identificación y el manejo del SIBO. Para no olvidarnos ningún punto, por un lado, se organizan las causas en antecedentes, desencadenantes y mediadores de SIBO, y, por otro, se organizan según los órganos, sistemas y funciones del cuerpo. Es una lista orientativa, no exhaustiva, a modo de ejemplo.

Fuente: Elaboración propia a partir de Patel, Seema M., y Young, Melissa C., «The identification and management of small intestinal bacterial overgrowth: A functional medicine approach», *Physical Medicine and Rehabilitation Clinics*, 33, 3 (2022), pp. 587-603.

Para poner un poco de orden y no olvidarnos nada en nuestras pesquisas detectivescas, en la medicina funcional se utiliza una matriz que integra todas las áreas de la fisiología y las funciones del cuerpo (en el centro), la historia clínica del problema (a la izquierda), en nuestro caso el SIBO, así como factores fundamentales de alimentación y estilo de vida (abajo en la base), que son la base de la salud. En el centro de todo ello, la parte mental, emocional y espiritual de la persona, que van a ser igual (o más) importantes. A veces nuestros amigos los microbios se ponen tristes y manifiestan disbiosis porque su humano no está contento sobre cómo marcha su vida...

Te animo a reflexionar y rellenar tu matriz para trazar una estrategia eficaz en el tratamiento de tu SIBO. ¿Entiendes por qué tratar el SIBO no consiste en tomar antibióticos y hacer dieta FODMAP?

Gráfico 3.2. Matriz de la medicina funcional

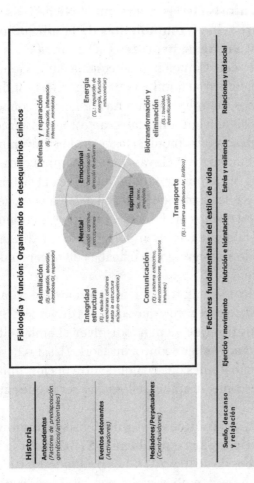

La medicina funcional organiza las causas de SIBO y otras enfermedades en una matriz, donde se tiene en cuenta la historia clínica (columna izquierda), los factores fundamentales del estilo de vida que son las bases de la salud (abajo), y donde se organizan los desequilibrios clínicos según los sistemas fisiológicos (asimilación, defensa, energía, etcétera). En el centro, los aspectos mentales, emocionales y espirituales que son el «corazón» del comportamiento y hábitos de la persona.

Fuente: Elaboración propia a partir de datos de IFM.

3.2. Probióticos

Solo la familia suele diferenciar a dos gemelos y solo una bacteria diferencia a otras bacterias. Entre ellas se conocen bien. Y no solo entre bacterias, pues también tienen sus interacciones entre reinos **componentes de la microbiota (hongos, virus, arqueas, protozoos...)** y entre ellos se apoyan o se bloquean. Como en una pequeña ciudad, entre ellas se conocen, tienen su familia y sus amigos, sus conflictos con los vecinos, se intercambian información y comida y cada una tiene su función; unas fabrican esto, otras hacen aquello. Viven en paz y en armonía. Hasta que llega un embotellamiento a la ciudad, o una invasión, y se siembra el caos.

Recuerda que es la microbiota la que educa al sistema inmunitario. Los guardianes de la muralla van a la escuela de pequeños, para que los profesores, el ejército microbiota que está allá fuera desde hace tiempo, les enseñe a diferenciar los amigos de los enemigos. Tú acabas de nacer y ellos llevan aquí siglos.

Los **probióticos** son un tratamiento en sí mismo para el SIBO. Uno eficaz, muy seguro y que equilibra de verdad. Son los policías de tráfico que vienen a disolver el embotellamiento. Los soldados amigos contra invasores. Úsalos desde el primer momento y antes que cualquier otra opción. Junto con una dieta pescomediterránea, ellos van a ser lo que equilibre tu SIBO.

Probióticos, prebióticos y sinbióticos son mejores que los antibióticos para equilibrar el SIBO. Esto se ha visto ya en estudios de 2010 y 2014. Los probióticos ayudan con el SIBO en mujeres embarazadas con hipotiroidismo y mitigan el riesgo de SIBO en personas que toman omeprazoles y otros IBP, incluso en niños. Mejoran los síntomas de SIBO en personas con problemas de hígado y, por supuesto, en personas con «intestino irritable».

Se ha comprobado que el probiótico amigo, la levadura *Saccharomyces boulardii*, el cual puedes encontrar como suplemento con este nombre, ayuda directamente a limpiar el SIBO. Los probióticos inhiben el crecimiento de patógenos como la *Giardia*, mantienen el equilibrio de la microbiota y del sistema inmunitario, «descontaminan» el SIBO ellos solos en un 53.2 por ciento (frente al 51.1 por ciento de antibióticos) y mejoran los síntomas, incluso más que el metronidazol. Hasta en pacientes con cirugía gástrica como es el *bypass*, los probióticos los ayudan a no tener SIBO, a mejorar su B12 y a perder más peso. Y todo ello siendo infinitamente más seguros que los antibióticos, sin efectos secundarios y tratando la raíz del problema, que es el desequilibrio de la microbiota. El SIBO va de equilibrar, no es una infección. Es un embotellamiento, no mates a todos los humanos, envía policías.

Existe el mito de que no conviene añadir más bacterias a un SIBO, porque es como echar más leña al fuego, pero los probióticos nos van a ayudar por diferentes mecanismos. Para mantener esa situación de tolerancia inmunológica, paz y armonía, y para controlar la invasión de patógenos, los probióticos:

- Compiten físicamente por el espacio del intestino (su nicho ecológico).
- Compiten por la comida y los recursos.
- Segregan **bacteriocinas** (como antibióticos naturales que ellas producen) y otros compuestos antimicrobianos, ayudando a reducir los patógenos y sus toxinas.
- Fabrican ácidos grasos de cadena corta como el **butirato** y otros metabolitos como reuterina, ácidos biliares secundarios, vitaminas B y K, aminoácidos como el triptófano y colina, que ayudan también al sistema inmunitario.
- Mejoran los niveles de oxígeno y el pH.
- Regulan la producción de moco protector y ayudan a producir inmunoglobulinas A.

- Mantienen la integridad de las uniones estrechas entre células del intestino y, por lo tanto, mantienen la barrera intestinal, evitando que se produzca **permeabilidad intestinal**.
- Los fagos comensales (que son virus de bacterias) matan los patógenos y transfieren ADN a las bacterias buenas de la microbiota para mejorar su adaptación al nicho ecológico intestinal.
- Regulan la expresión y la función de los TLR (*toll-like receptors*), de los receptores tipo NOD y del inflamasoma, un complejo de proteínas que se forma dentro de las células del sistema inmunitario en respuesta a la presencia de ciertos estímulos, como los microorganismos o el daño celular. Tienen un papel clave en la respuesta inmune innata e influyen en la composición de la microbiota intestinal y en la homeostasis del intestino.
- **Bajan la inflamación**, regulan la producción de sustancias que terminan de forma correcta con la inflamación aguda (resoleómica o proceso de resolución de la inflamación).

Pero no todos los probióticos son iguales. Los ciudadanos de la ciudad microbiótica tienen un DNI, un código de números y letras que los diferencian de sus parientes cercanos.

Algunas de las funciones de los probióticos son generales, como la competencia por el espacio y por la comida. Pero como tú no eres igual que tu primo ni te dedicas a lo mismo, a pesar de ser ambos humanos y compartir el 99.9 por ciento de los genes, y además ser de la misma familia; las funciones específicas de los probióticos están determinadas por ese DNI al que llamamos *cepa*. Según la Sociedad Científica Internacional de Pre y Probióticos, la ISAPP, los efectos neurológicos, inmunes, endocrinos y la producción de determinadas sustancias son específicos de la cepa que se use. Hay que elegirla.

En probióticos, como en muchas áreas de la vida, **más no es mejor**. Mejor es mejor. Se ha visto que los monoprobióticos con una sola cepa y los consorcios de algunas pocas cepas seleccionadas, funcionan mejor que los multicepa *a granel*. Mejor enviar a dos policías que sean expertos en regular el tráfico que enviar a treinta sin experiencia.

Hay que elegir también la dosis y la cantidad adecuadas al problema de salud, han de tener una tecnología resistente al ácido clorhídrico y han de ser de derivación humana si queremos que colonicen el intestino humano. A veces se usan probióticos de esporas, que son del género *Bacillus* y provienen del suelo. En mis clases de inmunología ya nos explicaban que comer tierra de pequeño inmuniza. Colonizar el intestino quizá no lo hagan como lo hace una cepa humana, pero, al pasar, las esporas pueden modular el ambiente.

Consejos para elegir un buen probiótico:

- Con **cepa** especificada con número y seleccionada para cada problema específico.
- Con **cantidad suficiente** de microorganismos vivos, resistentes al ácido del estómago, que lleguen vivos al intestino y en suficiente cantidad viable.
- De **derivación humana** para mejor acción y colonización.
- Elige **calidad** de una empresa de confianza, como harías con cualquier otro suplemento, con sello de buenas prácticas, sin aditivos innecesarios, sin alérgenos (trigo, soya, gluten...).

¿Has tomado ya probióticos para el SIBO y no te sirvieron? ¿Eran de buena calidad, sin aditivos? ¿Con cepa especificada? ¿Se seleccionaron para tu problema de salud con una estrategia? ¿Eran de derivación humana? ¿Tomaste un multiprobiótico con treinta cepas juntas?

Ten paciencia con el tratamiento probiótico porque, aun haciéndolo todo bien, **se necesitan entre dos y tres meses para ver mejoría.** Aunque la dosis habitual suele ser unos dos al día, si te sientan bien, podrías usar más. Si notas que no te sientan bien, podrías comenzar con una cápsula dos veces a la semana (o incluso media cápsula) e ir subiendo, pero no aconsejo saltarte la toma de probióticos, pues, al final, son los que te van a ayudar a equilibrar la microbiota.

Para el SIBO, un protocolo general, que necesitaría ser adaptado según el caso, sería comenzar con *S. boulardii*, dos al día durante un mes, después de alimentos. Seguir con *L. Plantarum* LP115 (que contrarresta *Clostridium, Staphylococcus, Enterobacter*, y combate el exceso de permeabilidad inducido por *E. coli*), y *L. acidophilus* LA14 (eficaz contra *Salmonella, Staphylococcus aureus, E. coli* y *Listeria*), dos al día durante el siguiente mes. El tercer mes, tomaríamos bifidobacterias como *B. breve* BB03 o *B. bifidum* BB06, que son inmunomoduladoras y equilibran la microbiota.

Si quieres saber más sobre probióticos, te recomiendo leer el libro *El revolucionario mundo de los probióticos* de la doctora Olalla Otero.

3.3. ANTIBIÓTICOS

Esta es siempre mi última opción de tratamiento de SIBO, a pesar de que desgraciadamente es la más habitual. Es irónico que el antibiótico con el que se quiere tratar el SIBO sea a su vez causa de SIBO y de muchas otras complicaciones y disbiosis.

¿Por qué se usan antibióticos entonces?

La elección de antibióticos se basa en que cuando hablamos de bacterias o de microorganismos, solemos pensar «bicho = malo». Y no siempre es así. De hecho, casi nunca es así. Si bien hay microorganismos patógenos que causan enfermedades, resulta que la mayoría de las bacterias en la Tierra y en nuestro cuerpo son amigas. Piensa a nivel macroscópico en los humanos, la mayoría son buenos, solo hay algunos pocos malvados que, aunque dan problemas, afortunadamente son una minoría.

El médico alemán **Robert Koch** descubrió el bacilo de la tuberculosis en 1882 y el del cólera en el 1883. Ganó el Premio Nobel de Medicina en 1905 por sus trabajos sobre el origen de estas enfermedades y afirmó en sus famosos postulados que, para establecer que un organismo sea la causa de una enfermedad, este debe:

1. Estar presente en todos los casos en pacientes en los que se examine la enfermedad, y ausente en individuos sanos.
2. Debe poder ser aislado de un individuo con la enfermedad, y preparado y mantenido en un cultivo puro.
3. Tener la capacidad de producir la misma infección original en individuos sanos, después de varias generaciones en un cultivo.
4. Poder inocularse en animales y ser cultivado de nuevo.

Los postulados de Koch han sido muy importantes para la comprensión de las enfermedades infecciosas, pero, por ejemplo, algunos microorganismos no pueden ser cultivados en medios de laboratorio. Además, si la microbiota se encuentra bien, hay una resistencia natural a la colonización de patógenos. No solo es el bicho malo, sino que le permitamos o no invadirnos.

Hemos vivido los últimos 140 años con la idea de que los microorganismos son causa de enfermedad. Afortunadamente, en la actualidad, tenemos métodos para comprender mejor a los seres microscópicos, especialmente, a la microbiota y su papel en el mantenimiento de la salud, gracias al avance tecnológico y a los trabajos de simbiosis en los ecosistemas naturales del suelo y del mar. Si la historia de la Tierra se plasmara en una hora, el ser humano nació en el último segundo, cuando las bacterias y arqueas ya la colonizaban desde el primer minuto. Gracias a ellas y a su transformación de la atmósfera con oxígeno, pudimos evolucionar.

El humano es un animal más en el planeta. Debemos cambiar el paradigma de «un microbio = una enfermedad» al concepto del ser humano como un superorganismo, un ecosistema, un *holobionte*. Esta teoría del holobionte data del año 1991, con lo que se comprende que aún no esté del todo extendida. No fue hasta el año 1900 que se descubrieron las bifidobacterias y hasta 2005 que se inició el Proyecto Microbioma Humano. Los estudios sobre la microbiota crecen de forma exponencial en número y, gracias al desarrollo de la bioinformática y la biotecnología, seguro que se irá sabiendo más y nos sorprenderemos.

Sabemos que se puede **clasificar a la microbiota** por su taxonomía (sus nombres y apellidos), por sus funciones y también por sus «efectos beneficiosos» o por su potencial patogénico:

- **Grupo I**: organismos siempre beneficiosos, como las bifidobacterias.
- **Grupo II**: organismos comensales, pero que pueden ser patógenos oportunistas, llamados patobiontes, como *E. coli* o *H. pylori*.
- **Grupo III**: reconocidos patógenos que incluso en pequeñas proporciones causan enfermedad.

No todos son siempre malos. Simplemente hay que saber reconocerlos. Y, para eso, nadie mejor que los propios microorganismos. Usar antibióticos para el SIBO es como tirar cañonazos a los coches en el tráfico, probablemente estemos causando mucho más daño. No se trata de matar, ni de *erradicar*, sino de **descontaminar y equilibrar**.

Cuando usamos antibióticos para tratar el SIBO, estamos matando también las bacterias amigas y dejando espacio para las enemigas. Se ha visto que, con una sola dosis de antibiótico, ya se puede perder una especie de la microbiota para siempre y tener genes de resistencia a antibióticos durante dos años. También se sabe que las bacterias productoras de butirato quedan disminuidas durante muchos meses (como por ejemplo *F. prausnitzii* y *Roseburia*), con el daño a la mucosa que eso supone.

Otros efectos secundarios de los antibióticos van desde una muy probable **diarrea y candidiasis**, hasta complicaciones con alergias y *Clostridium difficile*. Muchas personas quedan peor después de un tratamiento antibiótico para el SIBO y muchas más tras el cuádruple tratamiento para «erradicar» la *H. pylori*. Muchas no solo desarrollan más SIBO y disbiosis, sino crecimiento de patobiontes, disparando la inflamación y la autoinmunidad. El uso de antibióticos de amplio espectro afecta a toda la microbiota del cuerpo, incluida la pulmonar, que mediante el eje microbiota-pulmón-cerebro aumenta el riesgo de desarrollo de autoinmunidad en el propio sistema nervioso central. Sí, fumar no solo da SIBO, sino que también agrava otras enfermedades «no pulmonares» como la esclerosis múltiple.

Hay una grandísima preocupación científica sobre la **resistencia a antibióticos**. El 20 por ciento de los tratamientos de *H. pylori* fallan por una creciente resistencia a la claritromicina (antibiótico macrólido de amplio espectro que se usa para infecciones respiratorias y para el tratamiento de *H. pylori*). Según calculan los científicos, las infecciones por bacterias resistentes causan ya 700 000 muertes por año, y se calcula que serán 10 millones por año en 2050, pasando a ser la primera causa de muerte en el mundo. Hay una auténtica crisis global a contrarreloj, en la que vamos a tener que ir por vías alternativas, como son el uso de probióticos, anticuerpos, terapias de fagos, nanotecnología, péptidos antimicrobianos y todo lo que se nos ocurra para atajar este problema.

Una complicación grave de la toma de antibióticos es el sobrecrecimiento de la *Clostridium difficile* (*Clostridioides difficile* según la nueva taxonomía, *C. difficile* o *C. diff* para los amigos). Se ha encontrado esta bacteria en el intestino de personas sanas y la verdad es que no todo depende de lo mala que ella sea, sino de si ve el ambiente propicio y se le permite la invasión. El sinvergüenza de las fiestas cuando te vas.

La *Clostridioides difficile* se encuentra en muchos sitios, en el suelo, la tierra, el agua y en el intestino, en forma de esporas resistentes y en forma activa, llamada vegetativa, con la típica forma de bastón con pelos. Las esporas son un auténtico búnker, resistentes a la radiación, los desinfectantes, las temperaturas extremas, el alcohol, el oxígeno... Es por eso por lo que resisten todos los métodos de desinfección de los hospitales. Cuando estamos ingresados, normalmente muy malitos, y nos dan antibióticos, estas esporas, que andan por allí, aprovechan para invadirnos. En condiciones normales, los mecanismos de protección del cuerpo le pararían los pies, pero ante la indefensión causada por la enfermedad y la de nuestra microbiota diezmada por los antibióticos de amplio espectro, la *C. difficile* aprovecha para germinar en el intestino. Intenta invadir la mucosa del colon, causando colitis pseudomembranosa en los peores casos, pudiendo ocasionar la muerte por perforación y sepsis.

La resistencia a los antibióticos de algunas cepas de *C. difficile* es un gran problema mundial que causa al año 30 000 muertes en Estados Unidos. Con cuarenta mil casos al año en Europa y una tasa de recurrencias del 30 por ciento, es un gran problema de salud pública ya que cada vez se hace más resistente a los antibióticos como la vancomicina.

En 2005, 82 cepas de 316 aisladas en Europa ya eran resistentes. Como nos quedamos sin armas por haberlas usado mal y en exceso, la infección resistente de *C. difficile* es la única indicación del trasplante de microbiota fecal aprobado por el momento y del estudio de terapia de fagos.

¿Son estos patógenos los villanos de la película? Podríamos decir que muy buenos, lo que se dice unos santos, no son. Pero no todo depende de su maldad, sino de que los héroes de la peli no le dejen hacer de las suyas. Esos héroes son tu microbiota. No la diezmes con antibióticos.

Vamos a ver las opciones de antibióticos que suelen usarse para tratar el SIBO. Ojalá cada vez se usen menos.

3.3.1. Rifaximina

De todos los antibióticos, la rifaximina quizá el más eficaz para el SIBO y el «menos malo». Aunque sigue siendo un antibiótico, al fin y al cabo, con sus efectos secundarios y sus complicaciones.

La rifaximina es el antibiótico más ampliamente usado. Es un antibiótico especial, es más seguro que otros, solo se absorbe un 0.5 por ciento, así que su mayor efecto ocurre en el tracto digestivo según pasa, no causa sobrecrecimiento de hongos, es efectivo contra *C. difficile* y no crea mucha resistencia en su uso. Se tolera bastante bien y se ha visto que puede aumentar la presencia de bacterias buenas que producen butirato, por tanto, mejora la barrera intestinal, y como resultado de ello, tiene efectos antiinflamatorios.

La rifaximina se suele utilizar para el «intestino irritable», así, en general, aunque se ha visto más eficacia si la prueba de SIBO sale positiva. Quizá los otros «intestinos irritables» donde se usó de forma empírica sin éxito fueran celiaquía, insuficiencia pancreática y otras afecciones orgánicas.

Al menos su uso va más encaminado que los antidepresivos, opioides, omeprazoles y demás medicaciones que se han recetado tradicionalmente para el «intestino irritable».

La rifaximina se usa en una sola ronda durante catorce días a dosis de entre 1 200 y 1 600 mg/día, siendo su tasa de mejora de entre un 60 y un 86.9 por ciento (cuando el test de SIBO es positivo). En un estudio de 2013 se vio que su eficacia mejora con prebióticos (FOS) y probióticos. En otro de 2010 se vio que, si se añaden 5 gramos al día de goma guar parcialmente hidrolizada, la tasa de mejora sube al 91.1 por ciento. No nos cuesta nada añadir un prebiótico y que sirva de paso como comida para la microbiota buena, mitigando así su pérdida. Otros metaanálisis más recientes le dan una tasa de mejora a la rifaximina entre un 59 y un 63 por ciento y otros alrededor de un 70 por ciento. Estas tasas se miden justo después del tratamiento y, aunque se han visto mejoras mantenidas durante tres meses, no es la realidad que vemos en la clínica, en la que nos encontramos con continuas recaídas frecuentes casi en la mitad de los casos. En otras revisiones, la prevención de recurrencias fue superior a placebo (13.2 frente a 7.1 por ciento), pero bastante bajas, y la duración de la respuesta y la hinchazón no fueron mejores.

La rifaximina podría usarse sola para SIBO hidrógeno y combinada para metano. Para sulfuro, añadir neomicina no aportó mejorías frente a rifaximina sola. Además, el gas sulfuro puede aumentar la resistencia bacteriana a los antibióticos y no se recomienda usar otro antibiótico diferente a la rifaximina para este tipo de SIBO.

La rifaximina por sí sola, sin más apoyo, no suele ser suficiente (con un porcentaje de respuesta de entre un 28 y un 33 por ciento) y no se recomiendan las pautas de una semana al mes sin más soluciones. A no ser que la causa de tu SIBO sea claramente irreversible, como ocurre en una cirugía gástrica, en este caso quizá podría estar más indicada, pero siempre con otras actuaciones conjuntas para equilibrar la microbiota, como prebióticos y probióticos.

Sus desventajas son las siguientes:

- Es efectiva en menos del 50 por ciento de las personas.
- Ha sido más estudiada en pacientes con diarrea, pero no con estreñimiento.
- Sus efectos a largo plazo no han sido evaluados.
- Y se necesita más investigación sobre su efecto sobre la microbiota.

3.3.2. Neomicina o metronidazol

Se suelen utilizar para SIBO metano, durante 10-14 días, en combinación con rifaximina.

El tratamiento con neomicina sola tiene una efectividad del 50 por ciento, combinada con rifaximina sube a un 87 por ciento. La neomicina tiene efectos secundarios, aunque no se absorbe tanto como otros antibióticos de amplio espectro, incluido el metronidazol. Con neomicina se ha visto que se puede responder la primera vez, pero no las siguientes debido a las resistencias. Siempre es mejor rotar antibióticos.

La tasa de eficacia del metronidazol para SIBO es de alrededor del 50 por ciento. En un estudio de 2020 en pacientes con SIBO y esclerosis sistémica, encontraron que *S. boulardii* en monoterapia o en combinación fue más eficaz que el metronidazol en el tratamiento del SIBO.

Otros antibióticos de amplio espectro, como tetraciclinas, amoxicilina clavulánico o norfloxacino, sí se absorben a nivel sistémico y su uso en SIBO no está recomendado.

Tu médico podría valorar el uso de antibióticos si aparecen parásitos como la *Giardia* o patógenos del grupo III que se deban tratar. **¿Las ventajas del tratamiento antibiótico, si es que hay alguna?** Básicamente que son rápidos y suelen estar cubiertos por la sanidad pública en algunos países. No son mejores que otras opciones más seguras y los riesgos superan con creces los beneficios. Úsalos solamente si no hay otra opción, valorando beneficios y riesgos, y combinados siempre con prebióticos y probióticos para mitigar sus efectos secundarios.

3.4. Prebióticos

Cuando se habla de tomar prebióticos, ricos en fibra, mucha gente se asusta por si se les hincha todavía más la tripa o por el miedo a los gases. Y no digo que nos vayamos a volver locos de primeras tomando toda la fibra del mundo, así, a saco, pero no toda la fibra es igual. No es lo mismo el psyllium[4] o la goma guar[5] que la fibra insoluble, como esa celulosa del salvado que parece cartón y que es superindigesta.

4. El psyllium es un tipo de fibra soluble que se obtiene del Plantago. Es muy rico en mucílagos, una sustancia gelatinosa que se hincha en contacto con el agua, y ayuda a mejorar el estreñimiento y a regular la glucosa en sangre. Puedes encontrarlo como suplemento con este nombre en herbolarios y supermercados. Además de estos beneficios, se ha visto que siete días con psyllium alivia el estreñimiento e incrementa el nivel de microorganismos beneficiosos como *Faecalibacterium* o *Roseburia*, que producen butirato. También que 25 gramos de psyllium al día durante doce semanas mejoró los síntomas del «intestino irritable».

5. La goma guar parcialmente hidrolizada es una forma modificada de la goma guar, que es un polisacárido natural extraído de las semillas de la planta de guar (*Cyamopsis tetragonoloba*). La goma guar es conocida por su capacidad para formar geles y su uso en la industria alimentaria como espesante y estabilizante. La goma guar parcialmente hidrolizada

**Los prebióticos son buenos y eficaces para el trata-
miento del SIBO**. Se ha visto que añadir prebióticos a la
rifaximina fue igual de eficaz que añadir probióticos. Los prebióticos mitigan la pérdida de diversidad bacteriana en los
tratamientos antibióticos y durante la dieta baja en FODMAP.
Si no le das fibra a tus bacterias buenas, las matas de hambre, la capa de moco intestinal se degrada y te deja con un
intestino permeable, más susceptible a la invasión por patógenos. Tan importante es mandar policías al embotellamiento como darles un buen bocadillo y agua para que
tengan sustento.

De hecho, en un estudio, se vio que añadir goma guar
parcialmente hidrolizada e inulina durante tres semanas re-
dujo la *C. difficile*, y en otro, que la goma guar con psyllium
mejoró la hinchazón y el dolor.

Tenemos otras fibras interesantes y que se toleran bien,
como la fibra de acacia o el baobab que puedes encontrar como
suplementos en polvo. Si sufres estreñimiento, sobrepeso o
estás haciendo una dieta restrictiva como la dieta baja en
FODMAP, es una idea estupenda añadir estos prebióticos.
Si prefieres practicar el minimalismo en suplementos, podrías prescindir de estas opciones, siempre y cuando tu dieta sea bien completa en verduras de todo tipo y de todos los
colores. En un estudio muy interesante, dieciséis pobres voluntarios cambiaron de dieta alta en fibra a dieta baja en fibra y en tan solo siete días todos ellos tenían síntomas digestivos y dos desarrollaron SIBO, incluso en ese período tan
corto de restricción.

(GGPH, o PHGG, por sus siglas en inglés) se modifica para mejores propiedades viscoelásticas y de gelificación. La goma guar parcialmente hidrolizada se usa en clínica como prebiótico, como ayuda para el estreñimiento y control de la glucosa en sangre. La encuentras con este nombre
en diversos suplementos dietéticos, entre ellos, la patente Sunfiber®.

Además de ser alimento para tu microbiota, **otros beneficios de los prebióticos** son los siguientes:

- Mejoran el estreñimiento y la motilidad, ¡con lo que eso nos ayuda al SIBO!
- Ayudan al sistema inmunitario.
- Mejoran la absorción de minerales.
- Ayudan a ralentizar la absorción de la glucosa, con lo que mejoran la resistencia a la insulina, la obesidad, la diabetes y el control del colesterol.
- Mantienen la energía más estable y nos sacian más.
- Ayudan con el estrés por el eje microbiota-intestino-cerebro.

Los prebióticos se definen como «sustrato no digerible que es usado por la microbiota y aporta un beneficio en la salud del huésped». Aunque usemos coloquialmente fibra como sinónimo de prebiótico, yo la primera, en realidad, no son lo mismo. La fibra puede ser soluble o insoluble y puede ser usada o no por la microbiota. Por ejemplo, la celulosa es fibra insoluble y la microbiota no puede usarla. El término prebiótico implica que son siempre usados por la microbiota, y algunos prebióticos no se consideran fibra, como ocurre con los polifenoles. Luego hay sustancias como el psyllium, que entra en los dos mundos, es fibra soluble y, además, prebiótica.

Así que en este mecanismo beneficioso de doble dirección interviene la sustancia, lo que la microbiota hace con ella y el beneficio final en la salud del humano. No todo lo que afecta a la microbiota se considera a su vez prebiótico: pensemos en los probióticos, los antibióticos o las vitaminas.

Ejemplos de prebióticos son los polifenoles, fructo-oligosacáridos (FOS), galactooligosacáridos (GOS), oligosacáridos de la leche materna (HMO) e incluso ácidos grasos poliinsaturados. También los MAC (Carbohidratos Accesibles a la Microbiota), como el almidón resistente, los betaglucanos, la inulina, los mucílagos y las pectinas. Todo esto es comida para tu microbiota buena, que a su vez te aporta sustancias antioxidantes, antiinflamatorias y anticancerígenas. La idea de unos arándanos ya te da menos miedo, ¿verdad?

Si nos encontramos muy mal, quizá de entrada no se toleren todos bien. Hay quien recomienda comenzar a introducirlos una vez hayamos pasado la fase de tratamiento de limpieza. Sin embargo, se ha visto que el malestar del prebiótico ocurre al inicio y, una vez superada esta fase, el prebiótico se acaba tolerando y ayuda a equilibrar la microbiota. Hay algún valiente que incluso ha equilibrado su SIBO a base de dieta alta en prebióticos, que no es inflarse a cartón, sino acordarse de **tomar a diario frutos rojos y MAC.**

Si desgraciadamente tienes un brote inflamatorio de **Crohn o colitis ulcerosa**, elige temporalmente una dieta más digestiva sin demasiada carga de fibra (insoluble) o incluso una dieta elemental. No todas las fibras funcionan igual, que su impacto en la inflamación intestinal y la función de barrera depende del tipo de fibra, de su previa fermentación, del estado inmunológico individual y de la capacidad fermentativa de los propios microbios. **No es solo lo que comemos, sino nuestro estado de salud intestinal.**

Mi propuesta es que **comiences con prebióticos seguros ya desde la primera fase**. Poco a poco. Podemos usar sin problema polifenoles y grasas buenas como el aceite de oliva extra virgen. También se suelen tolerar bien la goma guar parcialmente hidrolizada, el psyllium o el kuzu. Puedes comenzar por probar una cucharadita pequeña de café un par de veces a la semana y, si te sienta bien, ir subiendo hasta una cucharadita de postre al día, o incluso más si notas que te va bien. Se trata de insistir, con disimulo, que no se enteren de que les estás moviendo la linde. Puedes seguir probando con lino molido o chía remojada, que contiene mucílagos. O almidón resistente, que se obtiene de enfriar los tubérculos y granos, o fécula de papa en polvo para añadir a las cremas. Una compota de manzana eco con ghee le hace ojitos a cualquier intestino. Veremos más en la parte de alimentación.

3.5. Herbáceos

Los herbáceos son un tratamiento seguro y eficaz para el SIBO y las disbiosis. **Han demostrado ser igual o más eficaces que los antibióticos farmacológicos y, desde luego, más seguros y respetuosos con la microbiota**. Bien utilizados, tratan todo el ecosistema microbiano. Además, tienen beneficios adicionales para la salud.

En un metanálisis de 2021, los herbáceos fueron más eficaces que la triple terapia antibiótica para pacientes con SIBO que no respondían a la rifaximina. En un estudio de 2014, en 104 pacientes, se vio que la terapia con herbáceos tuvo unos resultados superiores a la rifaximina, 46 por ciento frente al 34 por ciento. En el uso de la rifaximina se reportó un caso de anafilaxia, dos de urticaria, dos de diarrea y uno de *C. difficile*, mientras que en la parte de herbáceos solo hubo una persona con diarrea. En otro estudio en 180 pacientes en 2023, vieron que la berberina tenía unos resultados superiores a rifaximina para el tratamiento de SIBO en una intervención de dos semanas, con una tasa de mejora del 69.8 por ciento. Además, la berberina es antiinflamatoria, antidiabética, antihipertensiva y anticancerígena.

Los herbáceos nos sirven para equilibrar tanto bacterias como parásitos, hongos, arqueas, protozoos como la

Giardia y virus. Esta es una gran noticia, al tomarlos no solo estaremos equilibrando el SIBO, sino todo el ecosistema intestinal. Funcionan en biofilms y no ocasionan sobrecrecimiento de cándidas ni riesgo de contraer *C. difficile*. Combinar herbáceos con prebióticos y probióticos es muy buen tratamiento para las disbiosis.

Las opciones de herbáceos disponibles para SIBO y otras disbiosis son las siguientes:

- **Orégano**, uno de mis favoritos. Es antimicrobiano general: antibacteriano, antifúngico y antiparasitario gracias a sus compuestos activos: el timol y el carvacrol. También es antioxidante y antiinflamatorio por sus flavonoides, compuestos fenólicos y otras sustancias. Apoya las digestiones y el sistema inmunitario. Puedes usarlo en perlas para el estómago o para el SIBO en el duodeno y en comprimidos emulsionados para la parte distal del intestino delgado y colon. No tomes aceites esenciales en líquido concentrado sin diluir, pueden irritar la boca y el esófago, ten precaución, pueden ser peligrosos. En aceites esenciales es importante la cantidad de extracto estandarizado, el quimiotipo, y a ser posible, que sean ecológicos y de alta calidad, sin aditivos ni alérgenos. Ten cuidado con las propiedades estrogénicas del orégano. En general, ningún aceite es apto para niños, embarazadas o mujeres lactantes.
- **Alicina**, allicina o aliína es un antimicrobiano como el orégano, funciona para bacterias, hongos, protozoos, arqueas y virus. La alicina es un extracto sulfuroso activo del ajo, pero no es lo mismo, que no te asuste porque la alicina no lleva FODMAP. La sabiduría popular sabe que el ajo es buenísimo como antimicrobiano y para la salud cardiovascular y hay mucha gente que ha

reportado mejorías de su dolencia pulmonar o cardíaca después de la valentía de comer ajos crudos a diario (crudo, porque, con el calor y el tiempo, la alicina desaparece). Nada mejor para mantener alejado al conde Drácula de la enfermedad. La alicina, en realidad, no está presente de forma natural en el ajo, sino que se obtiene al machacarlo o cortarlo, por la acción de la enzima alinasa, es entonces cuando se liberan sus compuestos azufrados, los tiosinolatos. **Machaca el ajo 5 minutos antes de usarlo en la cocina, así liberarás la alicina.** Úsalo si puedes en crudo, en alioli o majado para terminar los platos. La alicina ha sido estudiada también para el tratamiento de *H. pylori*, es anticancerígena y antioxidante por sus compuestos azufrados, ayuda con la regulación de la glucosa en sangre y con la presión arterial. Busca alicina con este nombre como suplemento, porque es probable que los aceites de ajo o el ajo en polvo no contengan alicina. Ten cuidado si tomas antiagregantes o anticoagulantes.

- **Berberina**: alcaloide natural del extracto de *Berberis vulgaris*. Usada durante siglos por medicinas tradicionales como la china, es antimicrobiana y antidiabética, ayuda con la resistencia a la insulina y con la hipertensión. Antiinflamatoria y anticancerígena, ayuda a la microbiota a producir ácidos grasos de cadena corta y a luchar contra infecciones. Además, es antidiarreica y tiene efectos neuroprotectores. Puede interaccionar con ciertos medicamentos, en especial, con los antihipertensivos.

- **Neem**: antimicrobiano y cicatrizante. Árbol originario de la India y Asia, usado por medicina tradicional ayurvédica en forma tópica para hongos, acné o psoriasis. También lo verás en productos de higiene personal como pastas de dientes y como repelente natural de insectos. Se usa como antiviral y antiparasitario, ayuda al sistema digestivo y al sistema inmunitario. No apto para embarazo y lactancia, interacciona con medicamentos como antihipertensivos, antidiabéticos o anticoagulantes.

- **Uva ursi o gayuba**: se usa como diurético y para infecciones urinarias por su compuesto activo, la arbutina. Es antimicrobiana, antiinflamatoria y antioxidante. Si tienes infecciones urinarias frecuentes (ITU), podrías probar también la D-manosa, que es más eficaz que el arándano rojo para tratar especies como la *E. coli* y *Klebsiella*, que se nos presentan frecuentemente en SIBO.

- **Pau d'arco o lapacho**: es un árbol nativo de América Central y del Sur, usado por sus culturas indígenas tradicionalmente como broncodilatador, antitusígeno y expectorante. Es antiviral y antioxidante. Lo encuentras en mezclas para SIBO metano, junto con castaño de indias y menta, entre otros.

- **Tomillo**: planta aromática mediterránea, contiene timol y carvacrol, es antimicrobiano general, antibiofilm, antiinflamatorio y antioxidante. Usado de forma tradicional para aliviar los catarros y tópico para la piel. Lo encuentras en combinaciones de herbáceos para el SIBO.

- **Comino negro** (*Nigella sativa*): usado por las medicinas de Oriente Medio y Asia, es muy antiinflamatorio por su compuesto activo, la timoquinona. Es también antimicrobiano, antioxidante, antidiabético y anticancerígeno. Se usa especialmente para infecciones respiratorias, también para las digestiones.

- **Aceite de árbol del té**: se extrae de las hojas de la planta *Melaleuca alternifolia*, que es originaria de

Australia. Un básico en el neceser para usarlo de forma tópica, va genial para los hongos de las uñas. Lo verás en cosméticos, desde pasta de dientes hasta champús. Es antimicrobiano general y, añadido al producto de cuidado de piel y cabello, alivia los picores. Para estos usos, lo encuentras en aceite; para el SIBO, lo encuentras como suplemento en combinación con otros herbáceos.

- **Ajenjo o artemisia**: planta amarga usada como estimulante del apetito y para la digestión, es eficaz especialmente contra parásitos, protozoos, virus y gusanos. Es antiinflamatoria y cicatrizante. Su extracto, la artemisinina, se ha usado durante siglos por la medicina tradicional china para tratar la fiebre y actualmente se usa para la malaria. La artemisinina se utiliza también como antibiofilm. Pero ¡cuidado! En grandes cantidades es tóxico para el hígado.
- **Plantas ricas en fitoquímicos y polifenoles** como la oliva, la salvia, el zacate de limón, la canela, el jengibre, el cardo mariano, la equinácea, la quercetina, la cúrcuma, el shiitake, la corteza de sauce blanco, las frambuesas y otros van a ser una gran idea como tratamiento para el SIBO, porque recuerda, **hablamos de equilibrar, no de matar**.
- **Otros** como clavo, romero, extracto de semillas de toronja, menta... los encontrarás en mezclas de herbáceos para el SIBO.

Para el **SIBO tipo sulfuro**, que es un poco más especial, no se recomiendan los herbáceos azufrados como la alicina, que sí estarían recomendados para el SIBO metano e hidrógeno. Además del listado anterior, para el SIBO sulfuro suelen recomendarse los polifenoles, el bismuto, molibdeno, zinc, vitamina B12 metilada y ginseng rojo coreano, junto con prebióticos, probióticos, dieta orgánica baja en sulfuro y baños con sales de Epsom. Para el SIBO sulfuro no se recomienda usar oxbile (complemento de bilis que encuentras en enzimas digestivas) ni hierbas amargas que estimulan la producción de bilis, lo cual nos vendría muy bien para el SIBO metano, aunque dependerá de cada caso.

No hay estudios aún sobre este tipo de SIBO sulfuro y, de momento, se siguen recomendaciones empíricas. En un registro de casos clínicos de 2023 de Joshua Goldenberg y la doctora Siebecker, de 131 casos de SIBO sulfuro sospechado por líneas planas en los resultados del test, las intervenciones que mejor funcionaron según los profesionales que aportaron los casos fueron las siguientes: la dieta baja en sulfuro (73 por ciento de respuesta) y el bismuto (76 por ciento de respuesta). Usaron orégano en un 44 por ciento de los casos y rifaximina en un 29 por ciento, siendo la rifaximina la actuación que peor resultados obtuvo. El 58 por ciento de las personas respondieron al tratamiento propuesto. A pesar de que el sulfuro se ha asociado tradicionalmente a la diarrea, en estos casos, los pacientes reportaron más estreñimiento.

Los herbáceos suelen tomarse en combinación de dos o tres durante aproximadamente cuatro u ocho semanas, unos quince minutos antes de cada consumo de alimentos, con la idea de descontaminar el exceso de bacterias antes de la comida. La elección del herbáceo y las dosis son altamente individuales y van a depender de los síntomas, la situación, el tipo de SIBO y otros tipos de tolerancia individuales. Los herbáceos son «naturales», pero no por ello exentos de contraindicaciones, interacciones y efectos secundarios. Úsalos siempre bajo consejo profesional y ve rotando herbáceos entre rondas de tratamiento.

Algunos ejemplos de tratamiento con herbáceos:

- **Con SIBO hidrógeno o metano positivo**, elige dos herbáceos de los ejemplos siguientes y tómalos juntos durante un mes, 15 minutos antes de cada consumo:
  - Berberina. 1 000 mg, 3 veces al día.
  - Orégano. 200 mg, 3 veces al día.
  - Alicina. 600 mg, 3 veces al día.
  - Neem. 600 mg, 3 veces al día.
  - Mezclas de herbáceos, preferiblemente con polifenoles, 2 o 3 cápsulas, 3 veces al día.

- **Con SIBO sulfuro positivo**, elige un herbáceo como orégano, neem, berberina o mezclas sin alicina. Añade, además:
  - Molibdeno 150 mcg, 2 veces al día después de comida y cena.
  - Bismuto 40 mg/día, una o dos veces al día, después de los alimentos.
  - Zinc acetato, una vez al día después de los alimentos.

Recomendaciones para la toma de herbáceos:

- Úsalos siempre **bajo la supervisión de un profesional actualizado**, pues tienen contraindicaciones y efectos secundarios.
- Sube progresivamente las dosis para valorar tu tolerancia. Algunos pueden irritar las mucosas o dar diarrea.
- Usa a la vez también prebióticos y probióticos, pero éstos tómalos al terminar de comer. **No juntes las tomas de herbáceo y probiótico**, o el probiótico sufrirá la acción antimicrobiana.
- Rota herbáceos, no utilices siempre el mismo durante mucho tiempo.
- Si los vas tolerando, hazte un esquema para no olvidar las tomas, compra un pastillero pequeño para

cuando salgas a comer fuera, sé metódico y ten paciencia.

Puedes encontrarte un poco revuelto mientras dura el tratamiento, tanto antibiótico como herbáceo. A esto se le llama **reacciones de *die-off*** y deberían ser más o menos llevaderas, nada grave. Las reacciones de *die-off* o de Herxheimer son síntomas temporales que pueden ocurrir cuando una gran cantidad de microorganismos muere en el cuerpo como resultado de algún tratamiento o terapia. Los bichos mueren, queda todo sucio y hay que limpiarlo, ¡llamen al hígado! Puedes experimentar cansancio, dolor de cabeza, erupciones en la piel, incluso febrícula. Si son reacciones fuertes, puede tratarse de una alergia al herbáceo, consúltalo rápido. Si son moderadas, pero no se pasan en unos días, avisa a tu profesional.

Para elegir un suplemento de calidad, elige buenas marcas de confianza, con sellos de calidad como el sello de buenas prácticas (GMP), sin alérgenos, sin aditivos innecesarios, con buena concentración del principio activo y cuyos ingredientes puedas pronunciar y los conozcas. Casi los mismos principios que para elegir comida envasada.

Los suplementos de mala calidad presentan varios problemas: etiquetas con declaraciones engañosas o sensacionalistas, ingredientes no declarados o en cantidades erróneas, tóxicos, adulteraciones, metales pesados, alérgenos, aditivos o poca dosis para notar efecto. En un estudio de 2022, se analizaron 30 suplementos para el sistema inmunitario: 17 de ellos tenían etiquetas erróneas, 13 tenían etiquetas de otro producto y 9 contenían ingredientes no declarados. Otra revisión de 2020, estudió suplementos para salud cerebral, encontrando que el 67 por ciento tenía al menos un ingrediente que no estaba en la composición y el 83 por ciento tenía ingredientes no declarados. Otro estudio de 2018 encontró que la mitad estaban adulterados con fármacos estimulantes, en especial, los «quemagrasas», los «potenciadores sex» y los pre o posentreno. Como es un mundo con muchos intereses y sin regular, hay que elegirlos muy bien y con precaución. Revisa siempre las etiquetas. Normalmente, los buenos suplementos no suelen ser los más económicos, pero mejor no tomar nada que uno malo con tóxicos adulterados.

La mayor desventaja de los herbáceos es su precio. Los suplementos de calidad no son precisamente los más baratos y, si tenemos en cuenta sus dosis diarias y que necesitamos usarlos al menos unos meses, puede suponer un verdadero gasto. El precio puede rondar los cien euros al mes, solo en herbáceos. Luego, si sumamos los probióticos y otros suplementos, las consultas y las pruebas, los pacientes de este tipo de trastornos solemos quejarnos amargamente de que «es una enfermedad de ricos». En otros países como en Estados Unidos, los herbáceos son más económicos que la rifaximina; el coste y disponibilidad dependerá de tu país. Otra desventaja es que a veces no se toleran, pueden dar alergias, sentar mal o causar diarrea. No suelen estar indicados en el embarazo, la lactancia, para los niños o para la población especial, y tienen sus contraindicaciones específicas y sus efectos secundarios.

3.6. Lactoferrina

Un suplemento magnífico para el SIBO que no es herbáceo, pero que es antimicrobiano es la lactoferrina. La lactoferrina es uno de los componentes principales del llamado *calostro* (la primera secreción de la glándula mamaria después del parto), junto con las inmunoglobulinas. Es una molécula presente en la leche materna, la saliva y las lágrimas. Su nombre, lactoferrina, se debe a que se une al hierro. Es muy segura, se puede usar en neonatos y en embarazadas. Nos sirve tanto para la salud oral, intestinal y genital, como para tratar anemias. Modula el sistema inmunitario, la motilidad, evita biofilms, es antiprotozoario, antiviral, evita que los *bichos* malos se unan a las células para invadirlas y actúa también en virus intracelulares.

Es una molécula casi «milagrosa», dicen los propios estudios: antioxidante, anticancerígena, antimicrobiana, antiviral, inmunomoduladora, neuroprotectora, protege a la célula y a su ADN, haciendo que sea también *antiaging* o antienvejecimiento.

Muchos casos de SIBO resistente mejoran con lactoferrina. Si puedes usarla, es mi opción favorita para el SIBO y la inmunidad, junto con los probióticos, incluso antes que los herbáceos.

Es muy eficaz y segura. Se pueden usar hasta varios gramos al día, con o sin alimentos. La pega es que no es precisamente de lo más económico y no conviene usarla si existe alergia diagnosticada a los lácteos, por las posibles trazas, pero sí se puede usar en intolerancia a la lactosa.

3.7. Dieta elemental

Llamamos dieta elemental a la nutrición enteral oral. Es un tipo de nutrición médica en forma de licuados para personas que no pueden comer de forma normal, con patologías severas del tracto digestivo, ancianos encamados, pacientes oncológicos, con estados de malabsorción, con enfermedad inflamatoria intestinal o alergias severas.

La dieta elemental es un tratamiento médico, no son esos licuados sustitutivos de comidas para adelgazar (que, dicho sea de paso, cuanto más lejos, mejor). Estas dietas ente-

rales contienen todos los nutrientes esenciales ya predigeridos, para que puedas absorberlos muy rápido en la parte
proximal del intestino sin necesidad de digestión. Así, aparte de usarse en pacientes con malnutrición y malabsorción,
matamos de hambre a las bacterias excesivas mientras nosotros nos estamos alimentando.

Dentro de los tratamientos para SIBO, se ha visto que la
dieta elemental puede ser eficaz y rápida, ya que baja hasta
70 ppm la curva de SIBO en 14 días de dieta exclusiva elemental, con tasas de mejora de entre un 80 y un 84 por ciento. Yo he
podido comprobarlo con alguna valiente guerrera. Una de ellas,
bajó 66 ppm en 15 días a dieta elemental casera. Otra bajó
74 ppm en 17 días con una fórmula comprada. Aunque la dieta
elemental, evidentemente, altera la composición de la microbiota, como cualquier intervención para el SIBO, es muy segura. Repara la mucosa y no afecta negativamente a la microbiota
ni reduce su diversidad, como ocurre con los antibióticos.

Para tratar el SIBO, se usa la dieta elemental sola, sin
antibióticos ni herbáceos, es un tratamiento completo (aunque quizá quieras añadir probióticos). Esta dieta también se
usa para la enfermedad de Crohn y la colitis, adulta e infantil, la celiaquía refractaria, la artritis, autoinmunidad, cáncer, cirugías digestivas, la esofagitis eosinofílica, alergias
graves (aquí usa una fórmula sin lácteos) y para el tratamiento de SIBO si existe alergia a antibióticos.

Aparte de como tratamiento exclusivo para SIBO, puedes usarla combinada como complemento a tu comida habitual si tienes bajo peso, malnutrición o malabsorción. O a
demanda en brotes, por ejemplo, de Crohn o colitis ulcerosa.
No hay demasiados estudios de dieta elemental en SIBO, pero
la experiencia clínica es muy buena. Es una opción segura y
eficaz. Puedes valorar la dieta elemental en casos especialmente resistentes, junto con dosis altas de lactoferrina o
inmunoglobulinas.

¿La mala noticia? Que es dura de llevar a cabo. Yo misma probé a hacerla y duré solo cinco días, aunque fue de las actuaciones con las que mejores resultados obtuve. No es muy sostenible si quieres hacer vida relativamente normal. Por eso, tienen éxito los retiros de ayuno, porque, en un entorno natural, descansando, meditando, haciendo ejercicio suave, en compañía y bajo supervisión, se hace más llevadero que cuando está toda tu familia comiendo y tú tienes que cocinar, llevar a los niños a la escuela, ir al mercado y a trabajar. Esta es la principal desventaja. Tampoco la uses si tienes un trastorno de la conducta alimentaria. Consulta con tu médico si tomas medicación, en especial, para la glucosa.

Otra desventaja es que es muy probable que la dieta elemental te cause diarrea porque solo bebes líquidos, quizá náuseas, cansancio y dolor de cabeza o niebla mental. Esto último puede ser por la adaptación a ayunar si nunca lo has hecho, depende de si la usas con azúcares o sin ellos.

Según lo predigeridos que tengan los nutrientes, tenemos **dos tipos** de dieta elemental:

- Las **dietas elementales** tienen tan cortados los nutrientes que se encuentran en su forma más pequeña, por ejemplo, las proteínas vienen ya cortadas en aminoácidos individuales. Se digiere y se tolera mejor, pero el sabor es bastante malo.
- Las **dietas semielementales** contienen tamaños de nutrientes un poco más grandes y menos cortados. Por ejemplo, las proteínas están en forma de péptidos (varios aminoácidos juntos) o pueden ser aislados o hidrolizados de proteína de suero. Son nutrientes que puede que se digieran peor, pero tienen mejor sabor. Las dietas semielementales no han sido estudiadas para SIBO, pero sí para Crohn.

Puedes encontrar estas dietas **en distintos lugares** o hacer tu propia versión casera:

- Las **dietas de farmacia**, que pueden estar financiadas por la seguridad social bajo prescripción, vienen ya listas para consumir. Suelen tener bastantes azúcares y saborizantes artificiales, omega 6, emulsionantes, maltodextrina y carragenatos. Las dietas semielementales de farmacia tienen mayor variedad de opciones (pediátrica, cetogénica, hiperproteica, hipercalórica...). Consulta con tu médico. Y opta preferentemente por una dieta elemental para no tener que digerir, a ser posible sin azúcares, aditivos ni alérgenos.
- Las **opciones de herbolario** están poco extendidas y son costosas. La ventaja es que las encuentras sin dextrosa (glucosa, azúcar libre). Vienen en polvo y se mezclan con agua.
- Las **opciones caseras** son complicadas de dosificar y tienen mal sabor. La ventaja es que es más económica y puedes hacerla a tu gusto. Si toleras lácteos y no tienes problemas con la proteína láctea o las caseínas, podrías probar con una dieta semielemental, a base de aislado o concentrado de proteína de suero de calidad sin aditivos. El llamado *whey* (suplemento proteico a base de suero de leche) es una proteína de alta calidad biológica y rápida absorción y, aunque no es un chuletón, requiere algo de proceso digestivo. Valora usar la forma en aislado si tienes intolerancia a la lactosa, suelen llevar solamente un 3 por ciento. No uses *whey* si tienes alergia a los lácteos.

No hay una opción ideal: las comerciales llevan azúcares, las de herbolario son caras y la casera sabe fatal. Aun así, sigue siendo buena opción terapéutica.

Receta para dieta elemental casera de la doctora Siebecker

Ingredientes (para 400 kcal aprox.):

- 200 ml de agua.
- 24 gramos de proteína. Corresponden a dos cucharadas de mezcla de aminoácidos en polvo o al contenido de 10 cápsulas de un suplemento que lleve los 20 aminoácidos.
- 4 cucharadas de aceite MCT (también sirve aceite de coco, aceite de oliva virgen extra o ghee en la misma cantidad).
- 2 cápsulas de multivitamínico (solo el contenido).
- 1/2 cucharadita de sal del Himalaya.
- 2 cucharadas de miel clara o dextrosa (opcional).

También puedes añadir extracto de vainilla u otros saborizantes, en muy pequeñas cantidades. Y yo, además, le añadiría una cápsula de magnesio citrato o bisglicinato.

Elaboración y consejos:

Mezcla todo en una licuadora o en un *shaker* con la cantidad de agua que te guste. No uses jugos ni otros líquidos. Bebe a sorbos a tu gusto durante el día, toda la que quieras para que tengas suficientes calorías. Cada licuado con estas cantidades equivalen aproximadamente a 400 kcal, necesitarás al menos 5 licuados al día. Pruébala con hielo. Si no te gusta el sabor, siempre puedes tomar los ingredientes en cápsulas por separado.

Para la dieta semielemental con *whey*, simplemente sustituye en la receta la parte de «proteína» por un dosificador de 25 gramos de *whey* en polvo. No olvides añadir el MCT, multivitamínico, sal y magnesio para complementar mejor las necesidades diarias. Sirve fría o caliente. Podrías añadir canela o algún sabor que te guste.

Y hasta aquí las opciones de tratamiento para limpiar el SIBO. Vamos a ver ahora otras cuestiones que debemos tener en cuenta.

3.8. MOTILIDAD

Como veíamos, la alteración de la motilidad va a ser una de las causas más frecuentes de SIBO y un factor importante que debemos tener en cuenta para prevenir su aparición y prevenir recaídas.

Llamamos motilidad, en general, al conjunto de contracciones para mezclar el alimento y empujarlo hacia abajo. El sistema nervioso manda contracciones al músculo que rodea el tubo, que es un músculo liso de contracción involuntaria. No vas a poder controlar de forma consciente tu motilidad, solamente puedes masticar con esmero, tragar y controlar (por fortuna) el final del ano. Entre medias, adivina quién se encarga de esta motilidad. Acertaste, **el nervio vago**.

Hay muchos tipos de contracciones digestivas, que van a depender del tipo de músculo y del tipo de contracción.

- **Contracciones tónicas**.
  - Las de **alta presión** son las propias de los esfínteres: esófago superior e inferior, píloro, válvula ileocecal y esfínter anal interno. El péptido VIP y gases como el óxido nítrico (NO) van a intervenir en la relajación de los esfínteres.
  - Las contracciones tónicas de **baja presión** van a ser las del *fundus* del estómago o las contracciones del colon.

- **Contracciones fásicas**.
  - **Digestivas**: contracciones para mezclar el alimento y peristaltismo para empujarlo.

○ **Interdigestivas**: aquí interviene el MMC o Complejo Motor Migratorio, nuestro sistema de limpieza intestinal para evitar el desarrollo del SIBO.

La motilidad está controlada por el sistema nervioso y por las hormonas digestivas.

El sistema nervioso **simpático** (el de lucha o huida) inhibe la motilidad intestinal. El **parasimpático** (relajación y digestión) lo moviliza, activando el músculo liso y relajando los esfínteres. Por eso es tan importante comer relajado y activar el nervio vago para que todo fluya. El control neural extrínseco corre a cargo de los plexos intramurales (las células de Cajal, que son las maestras de la motilidad) y todo este complejo sistema forma tu «segundo cerebro», el Sistema Nervioso Entérico. En el control humoral de la motilidad intervienen hormonas y neurotransmisores y se conocen más de cien. La motilina va a ser la neurohormona que active el MMC mediante el estímulo del ayuno.

La llamada motilidad es un mecanismo complejo, y las causas de su mala función pueden ser muchas: daños anatómicos como tumores, divertículos, daños en la mucosa y en el epitelio como consecuencia de una celiaquía o una enfermedad inflamatoria intestinal, fármacos (opioides, anticolinérgicos, antidiabéticos), hipotiroidismo, mala función de la válvula ileocecal, adherencias por cirugías abdominales, cirugía bariátrica, alteraciones del tejido conjuntivo como el síndrome de Ehlers Danlos, fallo en los mecanismos de sostén intestinal, radiaciones, esclerosis sistémica, diabetes y otras neuropatías, gastroparesia, también daño en el Complejo Motor Migratorio por una intoxicación que termina en autoinmunidad y SIBO posinfeccioso y su inhibición por estrés y por picoteos constantes... casi nada.

¿Qué estudios nos pueden hacer para saber si tenemos mal la motilidad? Sufrir estreñimiento ya es un síntoma de poca motilidad intestinal. Aunque siento decirte que la diarrea también lo es. Y, aparte de estudiar las posibilidades anteriores, nuestro médico puede pedirnos estudios radiológicos, endoscópicos, manometría, electromiografía y cápsulas endoscópicas, que son menos invasivas y permiten ver el interior del tubo digestivo. Hay una prueba casera, que puede ser curiosa. El día que comas calamares en su tinta, betabel o algún alimento de color fuerte, fíjate cuántas horas tarda en salir en el baño. Si es entre 12 y 24 horas, vamos bien. Podríamos probar también con dos cucharadas de semillas de lino sin moler bebidas con un poco de agua. Estate atento para ver cuántas horas han pasado hasta que salen, te dará una idea de tu tiempo de tránsito intestinal, aunque no te dará información del estado de las válvulas, de las células de Cajal ni otras causas de mala motilidad.

3.8.1. Complejo Motor Migratorio (MMC)

El Complejo Motor Migratorio (*Migratory Motor Complex*, MMC por sus siglas en inglés) es algo así como el equipo de **barrenderos de tu intestino.** Son las ondas de motilidad interdigestiva, que se activan con el ayuno y que limpian el intestino de restos de comida y de bacterias. **También nos ayuda a evitar el reflujo.** Tan importante es cocinar y comer como limpiar después la cocina y tirar la basura para no terminar viviendo entre restos de comida y bichos. Esto mismo hace tu intestino, pero, además, sin que tengas que coger tú la fregona. Simplemente, déjale tiempo para actuar.

El MMC son unas ondas rítmicas que se activan a las dos o tres horas después de terminar de comer y están controladas por neurohormonas, siendo la más importante la **moti-**

lina. La motilina es la hormona que te da hambre. Si han pasado más de cuatro horas desde que has comido, te «rugen» las tripas y sientes hambre, felicidades, tu MMC está funcionando en fase III. Esta limpieza intestinal actúa en **ciclos de tres fases**:

1. Fase I de inactividad.
2. Fase II de contracciones irregulares que se van incrementando.
3. Fase III de contracciones regulares e intensas, a ritmo de 11 contracciones cada 3 minutos, activadas por la motilina.

Cada ciclo de estas tres fases dura entre 90 y 120 minutos, y vuelve a comenzar de nuevo mientras estemos en ayunas. Como tardan al menos 2 horas en activarse y otras 2 horas en hacer un ciclo, debemos espaciar las comidas al menos 4 horas para que ocurra un ciclo completo. Pero con uno solo, digamos que no queda bien. Son como los ciclos de un lavavajillas, de una lavadora o las pasadas que hacemos con el cepillo al barrer, con una sola no se limpia, hay que hacer varias. Por eso es tan importante hacer ayuno nocturno de al menos 12 horas, mejor si son 14 o 16.

Las recomendaciones de comer cinco veces al día favorecen el SIBO y el reflujo. No picotees, come con hambre, máximo dos o tres veces al día.

Lo primero que **inhibe el MMC** es la presencia de comida, con tan solo 90 kcal, el MMC se para; en especial, si se detecta proteína y glucosa. El tabaco, el alcohol, los refrescos y comer chicles y caramelos, aunque sean sin azúcar, también inhiben el MMC (le estás diciendo a tu cerebro que estás comiendo). Las hormonas como la insulina, la CCK o el GLP1 que se activan cuando comes, inhiben el MMC. También los fármacos antidiabéticos como los agonistas del

GLP-1 (péptido de tipo 1 similar al glucagón), ya que su mecanismo de acción es precisamente inhibir la motilina y retrasar la motilidad. Tras la toma de liraglutida se inhibe el MMC durante 4 horas.

Aunque pueda parecerlo, no es lo mismo el MMC que el **ayuno**. El ayuno activa el MMC, pero este se puede cortar con fármacos o con chicles con edulcorantes, y seguiríamos teóricamente en «ayuno». Digamos que el MMC es más delicado. El ayuno tiene otros beneficios más allá de activar el MMC, como activar la **autofagia** (el reciclaje celular), por eso se recomienda hacer ayunos un poco más prolongados cada cierto tiempo para prevenir el cáncer, la neurodegeneración e incluso las infecciones y la autoinmunidad.

¿Qué podemos hacer para activar el MMC? Ayunar por las noches, cenar pronto y dejar al menos 12 horas desde la cena hasta el desayuno. Si puedes, mejor que sean 14 o 16 horas. No picotear. También activa el MMC todo lo que active el nervio vago, hormonas como la motilina y la serotonina, los procinéticos y los prebióticos y probióticos (por mecanismos como liberación de ácidos grasos de cadena corta, liberación de serotonina, de GABA, regulación de la microglía, mejora del epitelio y del ambiente intestinal, fortaleciendo a su vez el sistema inmunitario y el nervio vago).

Lo que no corta al parecer el MMC es un poco de grasa, mientras sean menos de 90 kcal y sea preferiblemente MCT o grasas de cadena corta. El agua con limón y un poco de sal parece que no lo inhibe (soluciones hipertónicas y sabores ácidos). Tampoco la glutamina, que es neuroprotectora y se ha visto que mejora el sistema nervioso entérico en ratones diabéticos, al igual que el butirato y los prebióticos.

Hay estudios que indican que los sabores amargos y las hierbas amargas que producen la liberación de bilis activan el MMC, pero se sabe que hay más de 25 receptores del sabor amargo en el ser humano y depende del lugar del receptor (boca, estómago o duodeno) y de si se inhibe o libera la motilina que se active el MMC o que se inhiba.

3.8.2. Procinéticos

Puede ser que ya conozcas los procinéticos, esos fármacos que nos recetan para aliviar el **estreñimiento y cuando tenemos digestiones lentas**.

Los procinéticos se usan como **tratamiento del SIBO posinfeccioso**, porque por la autoinmunidad generada, hemos perdido las células de Cajal y nos quedamos sin MMC. También se usan entre fases de tratamiento en el resto de los tipos de SIBO para prevenir las recaídas, pues se ha visto que pueden espaciarlas hasta cuatro o cinco meses más. En un estudio de 2023, se vio que el uso de procinéticos puede ser tan eficaz como usar rifaximina.

Hay muchos tipos de **procinéticos farmacéuticos**. Para el SIBO suele recomendarse la prucaloprida, que es un agonista selectivo del receptor de serotonina (5HT4). Se usa entre 0.5 y 2 mg diarios a la hora de acostarse, 2 horas después de la cena. Con el tiempo, puede perder eficacia porque el cuerpo se acostumbra, por lo que deberemos cambiar o hacer una pausa pasado un tiempo. La prucaloprida puede tener efectos secundarios en el sistema nervioso central, como mareos y dolor de cabeza.

Como **procinéticos naturales** tenemos las hierbas digestivas (hinojo, manzanilla, menta, regaliz, anís verde, cedrón, carraspique blanco o angélica), el 5-hidroxitriptófano (5HTP) que es un precursor de la serotonina, la N-acetil-L-carnitina para energía y daño nervioso, el jengibre que también ayuda con las náuseas, el magnesio, el triphala... Aunque te parezca todo supernatural y en principio no habría problema en usarlo a modo de especias y hierbas en la cocina, ten cuidado si los tomas en forma de suplementos. Como todos los suplementos, tienen interacciones y contraindicaciones. Por ejemplo, el 5HTP puede interferir con los antidepresivos y con la prucaloprida y, por su parte, el regaliz puede favorecer la hipertensión. No los uses ni los mezcles sin consultar con tu profesional.

Puede ser que tengas que probar varios hasta encontrar el procinético que te funciona. Se suelen tomar al acostarse, dejando dos o tres horas desde la cena, para que estimulen el MMC. Si tienes estreñimiento, toma más dosis o tómalos incluso durante el día. Tómalos entre rondas de tratamiento para el SIBO y, si ves que te ayudan, mantenlos unos meses. Reevalúa cómo te encuentras con y sin ellos cada cierto tiempo y, si los dejas, hazlo progresivamente.

3.9. Otros suplementos

¿Recuerdas las 5R de la medicina funcional que mencionábamos antes? *Eliminar* lo que nos daña, *Reemplazar* lo que nos falte, *Reinocular* con probióticos, *Reparar* el intestino dañado y, por último, hacer ajustes y terminar de *Equilibrar*. En español, ERRRE de *guerrreros*. Ojalá hayamos conseguido eliminar aquello que nos daña y nos causa SIBO. Si todo ha ido bien, habremos eliminado no solo la causa, sino el SIBO en sí mismo con los tratamientos de limpieza.

Ahora, vamos a seguir con posibles suplementos para las siguientes fases de *Reemplazar* y *Reparar* el intestino dañado. La fase de *Reinocular* con probióticos, en realidad, cubriría todas las fases y los usaríamos desde el primer momento: eliminan patógenos, reemplazan microbiota buena y metabolitos, reinoculan especies beneficiosas, reparan la mucosa y el intestino. Por último, terminaremos de *Equili-*

brar. Esta fase va a ser totalmente personalizada, con los ajustes que necesitemos en cada caso.

Si queremos, podemos seguir la matriz de la medicina funcional para identificar antecedentes genéticos y familiares, eventos disparadores y perpetuadores, así nos aseguraremos de cubrir los básicos y seguir la estrategia. Vamos a seguir las 5R repasando de arriba hacia abajo, de cerebro a colon, el fallo en los mecanismos protectores del SIBO y qué necesitarías reemplazar o reparar en cada parte.

3.9.1. Reemplazar: ¡pide refuerzos!

Para el mecanismo protector del **sistema nervioso parasimpático**, encargado de digerir y reparar, podríamos pedir ayuda a un psicólogo, al fisio-osteópata, hacer meditación o técnicas de relajación, *mindfulness*, ejercicio... Otras técnicas para activar el nervio vago son las siguientes: respiraciones profundas, cantar, hacer gárgaras, vibrar las cuerdas vocales con el sonido «mmmmm», masajes en el cuello y en la tripa, pasear por el bosque, bañarse en el mar, saunas, baños fríos, reír... y todo aquello que te relaje.

También podemos ayudarnos con suplementos adaptógenos y relajantes, como la ashwagandha o la valeriana, con probióticos y colina, así como con aceite esencial de lavanda. Aseguraremos nutrientes suficientes para el sistema nervioso: omega 3 (en especial el DHA), vitaminas del grupo B metiladas, magnesio bisglicinato y vitamina D. Vigilaremos los posibles déficits de vitaminas y minerales que causa el SIBO, como el de B12 que puede afectar al sistema nervioso.

Para el mecanismo de masticación y salivación, visitaremos a nuestro dentista. No es buena idea usar a diario enjuagues de clorhexidina o antisépticos, ya que causan disbiosis y disminuyen el óxido nítrico; ni pastas de dientes con flúor, ni triclosán, ni otros disruptores endocrinos. Los pasos para cuidar la higiene oral en casa serían éstos:

1. Lávate los dientes con un cepillo muy suave y dentífrico natural.
2. Pásate la lengua con un raspalenguas.
3. Pásate bien el hilo dental o los cepillos interdentales.
4. Haz *oil-pulling*, esto es, enjuagarse durante cinco minutos con una cucharada de aceite de coco. Escupe a la basura, porque las tuberías podrían atascarse al solidificarse el aceite de coco con el agua fría.
5. Por último, aplica el probiótico oral si te lo ha pautado tu profesional.

Practica el mindful eating

El *mindful eating* es la práctica de la alimentación consciente. Para completar esta práctica con los ejercicios de la tabla 3.2, puedes crear un pequeño diario de alimentación consciente en el que identifiques: factores estresantes y desencadenantes, fortalezas que puedas aprovechar, así como tus necesidades y tu disposición para el cambio.

Tabla 3.2. Cómo hacer *mindful eating*

INTERVENCIÓN	BENEFICIOS	EJERCICIOS PRÁCTICOS
Come despacio: Masticar bien los alimentos ayuda a descomponerlos en sus componentes absorbibles mediante acciones mecánicas y enzimáticas. Al mismo tiempo, dedicar más tiempo a masticar fomenta la consciencia de los músculos implicados y promueve la identificación y la respuesta a señales internas de hambre y saciedad.	Descompone mecánicamente los alimentos. La α-amilasa salival inicia la digestión del almidón. La lipasa oral comienza la digestión de las grasas. Ayuda a que el moco de la saliva se una a los componentes de los alimentos, formando un bolo y lubricándolo para el paso esofágico. Promueve las enzimas salivales involucradas en la actividad del parasimpático, provocando procesos digestivos posteriores (por ejemplo, enzimas pancreáticas, peristalsis). Parte de la fase cefálica de la digestión implica la regulación neural de la secreción de ácido gástrico posterior a través de neuronas colinérgicas, distensión gástrica y péptidos intestinales. Da espacio para que llegue la señal de saciedad correctamente.	Mastica 30 veces cada bocado. Deja tu cubierto en la mesa o en el plato entre bocado y bocado. Toma una respiración profunda entre bocados.

INTERVENCIÓN	BENEFICIOS	EJERCICIOS PRÁCTICOS
Date cuenta: La toma de consciencia del ambiente interno y externo y los ejercicios de respiración diafragmática regulan la respuesta al estrés.	Cambia el sistema nervioso hacia el dominio del parasimpático, apoyando el estado de reposo y digestión.	Escucha una meditación guiada y realiza ejercicios de respiración antes de las comidas (hay videos gratuitos online).
Hambre y saciedad: La elección de alimentos y el comer según señales de hambre y saciedad influyen en la digestión y en la cantidad y la calidad de alimento que ingerimos.	Aprecia los factores internos y externos, la elección de alimentos y las calificaciones en la escala del hambre.	Usa una «escala de hambre» antes de comer. Responde tus preguntas en tu diario de *mindful eating* antes de las comidas, para darte cuenta del entorno interno y externo.* Come hasta que sientas que estás lleno al 80 por ciento.
Huele y saborea: Saborear la comida es un factor de la alimentación consciente. Todos los sentidos (por ejemplo, oler la comida, verla, tocarla, saborearla) son igualmente importantes.	Anticipa la fase cefálica de la digestión. Distingue los compuestos alimentarios que estimulan las secreciones digestivas (por ejemplo, saliva, jugos gástricos). Identifica emociones (por ejemplo, miedo a los alimentos vinculados a experiencias previas de una mala digestión).	Agradece tener alimento y todos los factores y personas que lo han hecho posible. Huele tu comida antes de llevarla a la boca. Come con la mano si es posible. Saborea cada bocado.

INTERVENCIÓN	BENEFICIOS	EJERCICIOS PRÁCTICOS
Ambiente externo: El entorno externo influye en las emociones y en el sistema nervioso.	Fomenta un entorno tranquilo de alimentación consciente para ayudar a cambiar el sistema nervioso hacia el dominio del parasimpático.	Usa cubiertos, manteles, platos y vasos que te gusten. Despeja la mesa de objetos no relacionados con la comida. Decora tu mesa. Saca fuera del comedor los dispositivos electrónicos. Enciende una vela.

(*) Las preguntas que podemos hacernos en el diario de *mindful eating* son: ¿cómo me siento antes, durante y después de comer (por ejemplo, estresado, abrumado, aburrido, hambriento, cansado)? ¿Tengo hambre realmente? ¿Tengo antojo solo de dulces? ¿Me apetece lo que voy a comer? ¿Voy a comer en un ambiente tranquilo? ¿Estoy salivando antes de llevarme la comida a la boca? ¿Soy consciente de los músculos implicados en la masticación?

Intervenciones, beneficios y ejemplos de ejercicios prácticos de *mindful eating*, práctica que deriva del *mindfulness* y que implica comer con plena atención a la comida y a las sensaciones del cuerpo y la mente. Con el *mindful eating* se regula el estrés, se mejora la digestión y se recuperan las señales naturales de hambre y saciedad, previniendo el desarrollo de SIBO y disbiosis.

Fuente: Elaboración propia a partir de Cherpak, Christine E., «Mindful eating: a review of how the stress–digestion–mindfulness triad may modulate and improve gastrointestinal and digestive function», *Integrative Medicine (Encinitas, Calif.)*, 18, 4 (2019), pp. 48-53.

Para el mecanismo de protección del ácido del estómago buscaremos la causa de la hipoclorhidria y, mientras tanto, reemplazaremos con betaína HCl, enzimas y hierbas digestivas. Igualmente, podemos tomar enzimas pancreáticas si tenemos la elastasa por debajo de 150 o 200 µm/g, y *oxbile* (bilis de buey) si las heces flotan porque no producimos bilis. Hay suplementos que mezclan varias de ellas. Podríamos reemplazar el déficit de la enzima lactasa con una lactasa oral en suplemento. También hay enzimas que ayudan con la intolerancia a la fructosa, a la histamina... Hay mil enzimas para intolerancias con las que nos podemos ayudar de forma temporal mientras reparamos el intestino.

Para el mecanismo de motilidad, reemplazaremos con procinéticos y estimularemos el MMC con ayuno intermitente. También nos ayudará nuestro fisioterapeuta, el ejercicio, los prebióticos y probióticos, y todo lo que active el nervio vago.

3.9.2. Reparar: batalla ganada, pero ahora hay que limpiar

Para reparar **las mucosas del estómago** podemos usar aloe vera, vitamina A, zinc-carnosina, regaliz, omega 3 y 7. Si tenemos problemas con la inmunidad de mucosas (IgA), podemos usar inmunomoduladores como vitamina D, vitamina C, omega 3, lactoferrina, micoterapia, antiinflamatorios naturales como el aceite de comino negro, la curcumina... Si queremos reparar **la mucosa del intestino**, usaríamos L-glutamina, prebióticos y probióticos, melena de león, butirato, zinc, omega 3, lactoferrina, calostro e inmunoglobulinas... Los alimentos que también reparan el intestino serían el caldo de huesos, la cúrcuma, los fermentados, los prebióticos y los polifenoles.

Hay mil opciones, ¡no hay que tomarlas todas! Nuestro profesional nos ayudará con lo que nos vaya mejor. Ten paciencia con la reparación de mucosas, suele llevar unos cuantos meses.

Ten en cuenta también que los suplementos de esta sección son para terapia de reemplazar y reparar y no sustituyen a los suplementos de limpieza del SIBO, ni sustituyen a los que cubren los déficits básicos diarios en los que más del 80 por ciento de la población es deficitaria. Éstos son el magnesio, la vitamina D y el omega 3, incluso quizá un buen multivitamínico. Tampoco sustituyen los que te hayan pautado tomar si tienes un déficit o problema específico de salud (tiroides, alergias, infecciones...).

Es cierto que, poco a poco, nos juntamos con veinte suplementos, a mí me pasaba. Los cuatro básicos son omega 3, magnesio, vitamina D y el multivitamínico. Alguno más para reponer nutrientes y vitaminas que no estoy absorbiendo bien y que tengo bajas. Los suplementos para limpiar el SIBO: probióticos, orégano, alicina, lactoferrina, el procinético, la goma guar con la rifaximina. Creo que ya sumo once... y solo para un mes. Y no he pasado a la fase de reemplazar ni de reparación. Un lío y un dineral.

De todas formas, recuerda que los suplementos son importantes, pero solo «suplementan». No hay pastilla mágica ni pastilla que sustituya los efectos de una buena alimentación, la práctica de ejercicio y el mantenimiento de un buen estilo de vida. Por eso, al ejercicio lo llaman «la verdadera polipíldora».

Tampoco se trata de hacer que la medicina integrativa gire en torno a las pastillas, dando un suplemento para cada síntoma sin buscar más allá. Conozco algunos casos de verdaderas estafas bajo la etiqueta de «integrativo», donde se les pide a las personas miles de euros al entrar por la puerta. Tras 20 minutos de consulta, se les ordenan todas las pruebas del mundo, pruebas innecesarias, se las obliga a hacer el tratamiento en sus clínicas y se mandan trescientos suplementos, que, casualmente, son de su marca o son los mismos para todos. A veces, también nos sentimos estafados en menor escala.

Y, aunque personalmente me encante la ciencia, hay que decir que no todo siempre es evidencia científica. Por ejemplo, en el SIBO sulfuro casi no hay estudios y se está tratando de forma empírica. En nutrición, normalmente no hay estudios aleatorizados y doble ciego, porque, por un lado, sencillamente una manzana no es patentable y no da dinero, y, por otro, una manzana no se puede reducir a un simple compuesto como es la «fructosa». Además, sabemos que no todo es el alimento en sí, sino lo que nuestra microbiota hace con él y lo que absorbemos al final de todo ello.

Luego está el tipo de medicina que se aplique. En una medicina más tradicional nos dicen: «Tienes esta enfermedad, tómate estas pastillas». Ya está. Vuelva si eso a revisión.

En la medicina integrativa se va a la causa última del problema y se colabora: «Estás expresando esta enfermedad, pero se puede mejorar/silenciar» (por eso existe la epigenética, que son unas marcas en el ADN que hacen que se expresen unos u otros genes). «Tenemos estas opciones disponibles según mi experiencia clínica y los estudios científicos, ¿qué prefieres hacer?, ¿cómo crees que podemos hacerlo mejor?».

En las decisiones finales intervienen factores igual de importantes como la experiencia clínica y las preferencias y circunstancias del paciente. Ortega y Gasset decía: «Yo soy yo y mi circunstancia y, si no la salvo a ella, no me salvo yo». A veces la persona tiene capacidad económica y prefiere hacerse pruebas, otras veces no y se va tratando lo prioritario según los síntomas. Si hay una buena noticia es que las bases, el ejercicio, dormir, el sol y la naturaleza, son siempre gratis. Al igual que un *ikigai* de vida, en el *ikigai* clínico se unen las cuatro partes para que las actuaciones sean exitosas: ciencia, clínica, experiencia y preferencias. Profesional y paciente son un equipo, pero, al final, tú decides. Tu salud es solo tuya.

4

Tengo SIBO, ¿y ahora qué como?

4.1. LA INFLAMACIÓN CRÓNICA

La inflamación crónica está detrás de las **enfermedades crónicas modernas**. No es que la inflamación sea mala *per se*, pues la inflamación aguda nos ayuda a luchar contra infecciones y a curar lesiones. Pero si no se resuelve de forma adecuada y se cronifica en lo que llaman inflamación crónica de bajo grado (*low grade inflammation*) o inflamación crónica sistémica, tenemos como resultado las principales causas de muerte en el mundo occidental: cáncer, enfermedad cardiovascular, diabetes, hígado graso, depresión, ansiedad, neurodegeneración, autoinmunidad, sarcopenia y mal envejecimiento.

¿Es la inflamación causa o consecuencia del SIBO? Ambas, cómo no. Una inflamación sistémica o localizada en el intestino puede favorecer un SIBO; y al revés, cuando tenemos SIBO, estamos inflamados. El sistema inmunitario y la microbiota son los mejores amigos de la escuela intestinal, juegan, luchan, sufren y se alegran juntos.

Por este mecanismo de inflamación crónica sistémica, un SIBO o disbiosis puede ocasionar **ansiedad y depresión**. A su vez, un **estrés crónico** puede favorecer un SIBO a través de la inflamación, la falta de ácido clorhídrico y la bajada de defensas. El famoso eje microbiota-intestino-cerebro es bidireccional. La autopista rápida de doble dirección es el nervio vago, pero también se comunican de mil formas a través de la sangre con las hormonas y con sustancias que fabrica el sistema inmunitario, como las citoquinas. Se ha visto que las personas con daño traumático cerebral acaban teniendo alteraciones en la motilidad, en el sistema inmunitario y desarrollan disbiosis. **Tu cerebro (el sistema nervioso central) habla, y mucho, con tu intestino (el sistema nervioso entérico).** A veces, yo creo que hasta se pegan por ver quién manda más, si el primero o el segundo.

¿Cuáles son las causas de inflamación crónica? La falta de descanso, infecciones crónicas como puede ser la enfermedad de Lyme, la falta de ejercicio, la obesidad, una dieta de cafetería a base de ultraprocesados y la disbiosis como el SIBO. Como resultado de una mala alimentación o un mal estilo de vida solemos tener problemas digestivos, de salud, estrés oxidativo y disfunción mitocondrial, por eso estamos tan cansados, envejecemos mal, se nos eleva la urea, la homocisteína y otros marcadores de enfermedad cardiovascular, aparecen demencia y cáncer.

Una cosa que nos provoca inflamación de bajo grado y en la que no solemos casi ni reparar es en los **xenobióticos**. Xenobiótico viene de *xeno* ('extraño') y *bio* ('vida'), es decir, toda sustancia extraña a la vida, sintetizada por el hombre y que comprende desde fármacos a plásticos. Y no podemos escapar casi de ellos en el mundo moderno. Son los contaminantes del aire de las ciudades, los pesticidas, los herbicidas, los bisfenoles, los ftalatos, las micotoxinas de tus cereales de desayuno... El agua de la llave contiene medicamentos; la de botella, microplásticos. Los químicos del cartón de la caja de pizza se quedan en tu comida, y no al revés. Tu ropa está hecha de botellas de plástico; tus cosméticos, de disruptores endocrinos que dañan tus hormonas. Y vamos a peor. Ya están hasta contaminados los peces y los pingüinos de la Antártida. Me bajo del planeta.

El doctor Nicolás Olea, catedrático de Radiología y Medicina Física de la Universidad de Granada y médico en el Hospital Clínico San Cecilio, en sus conferencias y en su libro *Libérate de tóxicos*, no se cansa de contarnos cómo los niños españoles orinan plástico y las embarazadas no deberían trabajar de cajeras. A lo largo de seis meses, podemos ingerir un bol entero de microplásticos, como si de cereales se tratase. Eso a tu microbiota no le gusta mucho. A tu cerebro tampoco. Y no digamos a tu hígado, que es el que lo tiene que filtrar (si es que no está muy intoxicado).

¿No hemos venido aquí a hablar de alimentación? El caso es que los alimentos que comemos también se riegan con esa agua contaminada, se rocían con esos pesticidas, se envasan en esos plásticos, se cocinan con teflón y más plásticos y, claro, se envasan en plástico, cómo no. Suma y sigue. Tal es ya la evidencia de que los xenobióticos causan disbiosis, pérdida de diversidad, permeabilidad intestinal e inflamación que hay una nueva área de estudio: la toxicomicrobiómica.

No quiero que te agobies, porque no tenemos un planeta B, pero sí que seas consciente y huyas en la medida de tus posibilidades de estos disruptores endocrinos. Por el bien de tu SIBO, sin caer en la locura. Han pasado años y yo sigo cambiando poco a poco el menaje de la cocina, cambiando los cosméticos, la ropa y los productos de limpieza de la casa. Cuando se estropea una sartén, la siguiente la elijo de titanio, ecológica y sin teflón. Los cosméticos, ecológicos certificados, o simplemente, aceite de coco o de almendras. Cada vez hay más opciones en supermercados y herbolarios.

Para el SIBO sulfuro, además es importante huir del glifosato y comprar frutas y verduras ecológicas. No es quimiofobia, pues, al fin y al cabo, todos somos química por dentro. Es ser precavidos, vista la evidencia. Suelen decir que este tipo de «químicos» están permitidos y llevan poca cantidad. En realidad, los estudios se hacen uno a uno y nunca miran las consecuencias en la vida real de acumular miles a la vez, ni tampoco su impacto en la microbiota. Tus hormonas y tu microbiota te agradecerán que te alejes de los xenobióticos. Además, si cuidas tu intestino, tu microbiota y tu hígado, podrás detoxificarlos mejor.

Otros daños que nos pueden sacar del equilibrio pueden ser los siguientes:

- **Químicos**: alcohol, fármacos, drogas, pesticidas, xenobióticos
- **Físicos**: falta de sueño, disrupción circadiana, obesidad, falta de actividad física, entrenamiento excesivo, infecciones
- **Mentales**: ansiedad, mucho trabajo, preocupaciones, traumas
- **Emocionales**: ira, miedo, tristeza...
- **Nutricionales**: disbiosis, alergias, deficiencias...

¿Tienes alguno de estos síntomas?

- Dolor en el cuerpo, en las articulaciones o los músculos
- Fatiga crónica, insomnio, apnea del sueño
- Depresión, ansiedad, cambios de humor
- *Burnout* o estar quemado del trabajo
- Estrés, sentimiento de falta de control
- Problemas gastrointestinales
- Pérdida o ganancia de peso
- Infecciones frecuentes
- Obesidad, sobrepeso, resistencia a la insulina
- Alergias, autoinmunidad
- Mala curación de lesiones

Pues es señal de inflamación crónica.

La buena noticia: el alimento es medicina. Y el ejercicio. Busca ya mismo un entrenador si no lo tienes.

Mientras tanto, vamos a ver qué podemos hacer con la alimentación.

4.1.1. Fuera ultraprocesados

Los **ultraprocesados** (en los estudios los ves como UPF, *Ultra Processed Food*) son productos inventados, **no son alimentos**. Se define como ultraprocesados a productos sometidos a múltiples procesos industriales, hechos con productos a su vez ya procesados previamente, como azúcares y harinas, y que incluyen ingredientes artificiales como colorantes, saborizantes, emulsionantes, estabilizantes y otros aditivos, así como técnicas de procesamiento como la hidrogenación y la extrusión. Estos productos, digamos *comestibles*, pero que no alimentan nada, a menudo contienen cantidades elevadas de azúcares añadidos, grasas trans y sodio, mientras que tienen casi cero nutrientes esenciales como vitaminas, minerales y fibra. Son calorías vacías que te roban la salud. El verdadero détox no son licuados *light* sustitutivos de comidas, es tener un hígado sano que no esté inflamado por tanto tóxico. Así que lo mejor que podemos hacer por nuestra salud, aparte de movernos mucho, es eliminar lo ultraprocesados.

Algunos ejemplos de ultraprocesados que se deben evitar: galletas, pan dulce, churros, dulces envasados, refrescos, *snacks*, frituras, cereales de desayuno azucarados, comidas congeladas listas para calentar, helados, pan y pasta de mala calidad, postres lácteos llenos de azúcar, espesantes y aditivos, embutidos, sopas de sobre, salsas... Sí, la mayoría de los pasillos del supermercado. Si tuvieras que hacer solo una cosa sencilla por tu alimentación, sería esta: compra en el mercado y no en el supermercado. La buena alimentación comienza por una buena compra.

Si son tan malos los ultraprocesados, ¿por qué se permiten? Eso mismo me pregunto yo, supongo que es todo cuestión del poderoso caballero don Dinero. Azúcar y harinas son productos baratos que se usan para elaborar cosas que no puedes parar de comer. Dinero asegurado. Si son tan malos, ¿por qué se consumen? Porque saben ricos, están diseñados para crear adicción, porque no caducan, son baratos y cómodos, abrir y listo. Porque las empresas nos ponen falsos reclamos saludables y los gobiernos lo permiten. Pero, querido lector, no vendas tu salud por tan poco. En tu mano está no comprarlo. Cada vez que compras algo, apoyas ese proyecto con tu dinero.

Como decía un grafiti en la pared, «*emosido engañado*» con la pirámide alimentaria tradicional, los **mitos** de que la **grasa** es mala y que hay que **comer cinco veces al día**, son mitos sacados de confusiones o mala ciencia, ya desmentidos hace décadas, que se perpetúan aún hoy. Yo misma creía hacerlo bien porque desayunaba pan y cereales *fitness*. Me cuesta creer la cruda realidad, les importa más tu dinero que tu salud. Es más, aún peor, hay quien hace dinero de tu enfermedad. No te dejes.

4.1.2. ¿Son tu dieta y tu estilo de vida antiinflamatorios?

Antes de pasar a cualquier dieta restrictiva para SIBO, asegura una buena alimentación y un estilo de vida antiinflamatorio. Vamos a hacer unos test:

Tabla 4.1. ¿Es tu dieta antiinflamatoria?

¿ES TU DIETA ANTIINFLAMATORIA?	0. NUNCA/ 1. A VECES/ 2. A MENUDO/ 3. SIEMPRE			
1 ¿Comes verduras todos los días?	0	1	2	3
2 ¿Comes verduras en cada comida?	0	1	2	3
3 ¿Comes proteína animal con densidad nutricional (pescado, mariscos, huevos, aves, carne, vísceras) todos los días?	0	1	2	3
4 ¿Consumes proteína también en el desayuno?	0	1	2	3
5 ¿Desayunas algo salado? Huevos, atún, salmón, jamón...	0	1	2	3
6 ¿Consumes polifenoles y variedad en tu dieta? Como frutos rojos, cacao, infusiones, hierbas, especias, verduras y frutas de colores.	0	1	2	3
7 ¿Añades a cada plato al menos cuatro colores diferentes? Por ejemplo, blanco de la cebolla, rojo del jitomate, naranja de zanahoria, morado de la col morada.	0	1	2	3
8 ¿Comes pescado y mariscos a diario?	0	1	2	3
9 ¿Consumes especias y hierbas variadas?	0	1	2	3
10 ¿Cocinas en casa?	0	1	2	3
11 ¿Evitas salir de vinos, tacos, tequila, cervezas y botanas, salvo ocasiones especiales?	0	1	2	3
12 ¿Evitas picotear entre horas?	0	1	2	3
13 ¿Haces ayuno nocturno, de al menos entre 12 y 14 horas?	0	1	2	3
14 ¿Intentas cenar pronto, dejando al menos 2 o 3 horas antes de irte a acostar?	0	1	2	3
15 ¿Practicas *mindful eating* o, al menos, comes relajado?	0	1	2	3
16 ¿Dedicas tiempo a la cocina y a la hora de la comida y la cena?	0	1	2	3
17 Cuando sales a comer, ¿intentas hacer elecciones saludables, por ejemplo, el pescado del día con verduras?	0	1	2	3
18 Cuando vas a comprar, ¿lo haces sin hambre y con una lista de alimentos saludables, evitando los ultraprocesados?	0	1	2	3
19 ¿Tienes niveles adecuados y suficientes de vitaminas y minerales?	0	1	2	3
20 ¿Tienes bien cuidada tu salud oral, sin sangrados de encías, caries, problemas ni periodontitis?	0	1	2	3

21 ¿Tomas los suplementos básicos diarios como son el magnesio, la vitamina D3 y el omega 3 (omega 3 al menos los días que no tomas pescado)?	0	1	2	3
22 ¿Intentas incluir alimentos fermentados en tu dieta?	0	1	2	3
SUMA TUS PUNTOS	**TOTAL:**			

Resultado del test:

0-22: Hay mucho que mejorar para que tu alimentación sea saludable. Trabaja en ello antes de hacer ninguna dieta restrictiva. Espero que este libro te ayude, pero, si no sabes por dónde comenzar, pide consejo profesional.

23-49: Trabaja sobre aquellos puntos de menor puntuación para que tu dieta sea antiinflamatoria y obtengas todos los beneficios de la buena alimentación.

50-66: ¡Enhorabuena! No dejes de hacerlo tan bien, la buena alimentación antiinflamatoria es la base para la salud. Si te encuentras mal, podrías valorar una inmunonutrición, dieta prebiótica, paleo o evolutiva antes de una dieta restrictiva.

Fuente: Elaboración propia.

Tabla 4.2. ¿Es tu estilo de vida antiinflamatorio?

¿ES TU ESTILO DE VIDA ANTIINFLAMATORIO	0. NUNCA/ 1. A VECES/ 2. A MENUDO/ 3. SIEMPRE			
1 ¿Haces ejercicio todos los días?	0	1	2	3
2 ¿Caminas diez mil pasos o más a diario?	0	1	2	3
3 ¿Haces entrenamientos de fuerza programados, como mínimo dos veces a la semana?	0	1	2	3
4 ¿Haces descansos de estar sentado en la silla del trabajo (levantarse cada hora y caminar, moverse, hacer algún ejercicio o trabajar de pie)?	0	1	2	3
5 ¿Practicas algún deporte, solo o en equipo?	0	1	2	3
6 ¿Entrenas movilidad? ¿Te sientes ágil?	0	1	2	3
7 ¿Sales a la naturaleza a diario a entrenar o pasear?	0	1	2	3
8 ¿Tomas el sol casi a diario de forma adecuada?	0	1	2	3
9 ¿Tienes buenos niveles de vitamina D, entre 50 y 100 ng/ml?	0	1	2	3

10 ¿Te expones al sol por las mañanas y por las noches duermes en completa oscuridad?	0	1	2	3
11 ¿Te expones al frío, al calor y a otros estímulos horméticos como la sauna, duchas frías o entrenamiento en altura?	0	1	2	3
12 ¿Evitas usar pantallas dos horas antes de dormir y, además, tienes un filtro de luz azul para cuando anochece?	0	1	2	3
13 ¿Te sientes descansado cuando te levantas?	0	1	2	3
14 ¿Sientes que llegas a abarcar todo tu trabajo?	0	1	2	3
15 ¿Tienes tiempo para dedicarte a ti y a las cosas que te gusta hacer?	0	1	2	3
16 ¿Dedicas tiempo a quedar con amigos, familia o a estar con las personas que quieres?	0	1	2	3
17 ¿Practicas *mindfulness* o alguna técnica para gestionar el estrés y las emociones?	0	1	2	3
18 ¿Sientes que tienes una «tribu» o gente con la que compartes las cosas que te gustan?	0	1	2	3
19 ¿Si tuviste algún trauma o evento estresante en el pasado, trabajaste en él con ayuda psicológica?	0	1	2	3
20 ¿Podrías decir que tu vida es más o menos evolutiva, acorde a la naturaleza del ser humano?	0	1	2	3
21 ¿Haces détox digital (descansar de pantallas y dispositivos electrónicos durante unas horas a diario y unos días completos al mes)?	0	1	2	3
SUMA TUS PUNTOS	**TOTAL:**			

Resultado del test:

0-20: Hay mucho que mejorar para que tu estilo de vida sea saludable. Trabaja en ello antes de hacer ninguna dieta restrictiva o tratamientos agresivos. Espero que este libro te ayude, pero, si no sabes por dónde comenzar, pide consejo profesional. Recuerda que hay mucha evidencia científica de que las enfermedades comienzan con un mal estilo de vida.

21-45: Trabaja sobre aquellos puntos de menor puntuación para que tu estilo de vida sea más saludable. Es muy frecuente no mejorar del SIBO hasta que se hace ejercicio diario o se gestiona el estrés crónico.

46-60: ¡Enhorabuena! No dejes de hacerlo tan bien, el buen estilo de vida es la base para la salud. ¡Sigue con tu vida evolutiva!

Fuente: Elaboración propia.

4.2. Alimentación antiinflamatoria

4.2.1. Cocina como lo haría tu abuela

No hace falta irse muy lejos. Ni a la otra punta del mundo, ni siquiera a hace miles de años. Está todo en la vida social de nuestras abuelas. Ir al mercado, cocinar, juntarse en la plaza... Cultivar un huerto, tener gallinas y ganado. Era un trabajo duro con una ventaja, no había ultraprocesados y, por tanto, todo era sano. Hacían guisos en la lumbre, conservas para aprovechar mejor la cosecha de temporada, hacían pan de masa madre bien fermentado y cocido en el horno de leña. Tiene otro sabor, ¿verdad? Si tu madre o tu abuela cocinaban guisados o si tuviste antepasados con huerto, fueron granjeros, pescadores o ganaderos..., ¡qué suerte proceder de una cultura tradicional! Sea mediterránea con su aceite de oliva, atlántica con sus mariscos, báltica con su pescado o japonesa, china, india, mexicana, árabe... Todas tienen su encanto y sus platos tradicionales deliciosos con ingredientes frescos, locales y de temporada. Y pensar que nos quieren quitar las tradiciones haciendo que la comida basura parezca más *cool*...

Hoy, un día cualquiera en una oficina suena así:

—¿Ya comiste?

—Sí, un chocolate y un refresco en frente de la computadora.

¿De verdad queremos eso? ¿Queremos convertir la hora de la comida en un mero trámite? ¿Pensamos que nuestro cuerpo está hecho de otro material diferente a lo que nos llevamos a la boca? ¿Que da igual de lo que te alimentes? ¿Que estaremos sanos a base de agua con azúcar?

A veces ni siquiera relacionamos la comida con salud. No relacionamos lo que comemos con estar cansado o con tener depresión. No relacionamos lo que comimos con ese sopor que nos ataca después de comer. No relacionamos el estado de nuestra piel o de nuestro pelo con los nutrientes que necesita para estar fuerte y brillante. Es habitual. En realidad, no recibimos una buena educación nutricional, salvo en el hogar, y nadie en tus consultas te ha preguntado ni siquiera lo que comes. Es más, te dicen que no importa.

La realidad es que lo que pones en tu plato te dará salud o te hará enfermar. A ti y a tu microbiota. Y, sin salud, el resto de las cosas no pueden hacerse. No nos servirá de nada el tratamiento más puntero si comemos a base de ultraprocesados, por mucho «*sin sin sin*» que sean. Cuida el momento de la comida. Cocina y come como lo haría tu abuela. Bueno, a lo mejor sin las tres tazas extra porque te ve muy delgado.

Las **dietas tradicionales**, ancestrales o evolutivas son las que nuestra genética, y miles de años de exitosa evolución, esperan. Nuestros antepasados, las sociedades cazadoras recolectoras, y nuestros abuelos, no tenían supermercados llenos de pasillos con envoltorios de colores, menos mal. Así que, ante la duda, come aquello que tus antepasados hubieran reconocido como comida.

Tu alimentación antiinflamatoria debe basarse en alimentos enteros, frescos, sin refinar y lo menos procesados posible. **Cocina en casa**, aunque sean cosas sencillas. Se tarda menos en hacer una ensalada o mezclar un guisado con un huevo que en pedir una pizza.

Dicho esto, sé flexible. Tampoco te obsesiones al máximo con hacerlo todo perfecto con la comida, hasta el punto de desarrollar un trastorno de alimentación. Hay más cosas en la vida. Conozco casos de personas demasiado perfeccionistas que empeoran con las dietas restrictivas, les generan mucho estrés y una excesiva obsesión por el control.

4.2.2. Comer bien no tiene por qué ser complicado

La buena alimentación es medicina: equilibra tu microbiota, cura tu intestino, detoxifica tu organismo y baja la inflamación. El alimento no son solo calorías, es información que habla con tus bacterias, con tu sistema inmunitario, con tus hormonas y con tus genes. Los buenos alimentos te nutren a ti y a tus microorganismos amigos, regulan tu energía, tu peso, tu humor y dan buenas digestiones. La buena alimentación es antioxidante y antiaging. La buena alimentación es regenerativa, ecológica y respetuosa también con el medio ambiente, que, al final, es tu hogar.

Una buena alimentación antiinflamatoria es así:

- A base de alimentos reales y frescos de la huerta y del mercado
- Sin ultraprocesados ni aditivos
- Con densidad nutricional
- Pescomediterránea o tradicional de tu zona
- Prebiótica: rica en MAC y polifenoles para cuidar tu microbiota
- Rica en omega 3, y micronutrientes como vitaminas y minerales
- Con ayuno nocturno de más de 12 horas
- Baja en índice glucémico

Vamos a hacerlo sencillo:

- **¿Qué comer?** Huevos, pescado, mariscos, carne, verduras, setas, frutos secos, fruta. Cocinado con aceite de oliva virgen extra y especias. Así de fácil.
- **¿En qué proporción?** Si te ayuda con las proporciones, puedes orientarte por el plato de Harvard. De forma visual, el 75 por ciento del plato serán verduras variadas y

de colores, y el 25 por ciento proteína, preferiblemente pescado, una ración del tamaño de tu mano, de forma aproximada.

- **¿Cuánto comer?** Hasta que te sientas saciado, sin hambre, pero sin estar a punto de explotar. Los japoneses lo llaman *Hara Hachi Bu* y significa comer hasta el 80 por ciento de tu capacidad. Cada persona necesitará unas calorías, pero salvo situaciones especiales, no es necesario contarlas.
- **¿Cómo comer?** Tranquilo, relajado, dedicándote tiempo, masticando, saboreando, compartiendo si quieres ese momento. Sin comer de forma automática delante de una pantalla.
- **¿Cuándo comer?** Cuando sea de día. Dos o tres veces, de forma contundente, sin picoteos.
- **¿Por qué comer?** Una pregunta un poco más reflexiva, pero siempre importante. ¿Comes para nutrirte? ¿Para tener salud? ¿Para cuidar tu microbiota? ¿O comes por obligación? ¿Por ansiedad? ¿Qué objetivo tienes en mente cuando preparas tu comida?

Con las preguntas anteriores, tendríamos todo cubierto, de forma sencilla, pero, como sé que si estás aquí es porque quieres aprender a cuidarte y librarte de tu SIBO, vamos a verlo más detalladamente. La recomendación general para una alimentación antiinflamatoria es la dieta pescomediterránea, es decir, una alimentación basada en pescado y verdura. Acierto seguro. Tendrás tu dosis diaria de proteína y de omega 3 esencial, fibra y polifenoles.

¿Sabías que hay aminoácidos esenciales y grasa omega 3 esencial (que nuestro cuerpo necesita para vivir), pero no existe ningún carbohidrato «esencial»? Asegúrate de tomar proteína y grasa buena en cada comida, desayuno incluido.

Ampliemos un poco más por grupos de alimentos.

- Los **vegetales verdes** que deben formar parte de la base de tu alimentación son los siguientes: acelgas, endivias, arúgula, verdolagas, germen, brócoli, coles, ajo, cebolla, puerro, calabacita, espinacas... Añade también variedad de **vegetales de colores**, cada color representa un polifenol bueno para ti y para tu microbiota: zanahoria, calabaza, col morada, rábano, betabel, pimiento, jitomate, berenjena... Haz las verduras en cremas, sopas, al vapor, al horno... Elige cocciones suaves, no hagas fritos ni rebozados.
- Los **pescados, los moluscos o los mariscos** deben formar parte de tu dieta diaria. En especial, prioriza el pescado azul pequeño (no de piscifactoría), para asegurar el omega 3 y minimizar el mercurio: sardinas, bocartes, anchoa, jurel o chicharro, caballa, salmonetes... También los bivalvos son ricos en omega 3, bajos en mercurio y de producción sostenible. Para obtener la ración mínima diaria de unos 2 gramos de omega 3, la ración de pescado podría ser 80 gramos de salmón salvaje cocinado (1,8 gramos de EPA y DHA) o, por ejemplo, 80 gramos de sardinas en conserva (1,2 gramos EPA y DHA). Más adelante, profundizaremos en los beneficios de las grasas omega 3.

Gráfico 4.1. Alimentación antiinflamatoria pescomediterránea con ayuno nocturno

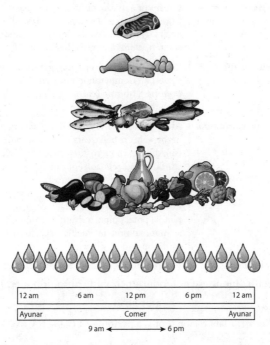

Esta sí es la pirámide alimentaria que deberíamos seguir, basada en pescado y variedad de verduras. Multitud de estudios avalan los beneficios de la dieta mediterránea; no dejaremos que nos quiten la cocina tradicional y nos la cambien por basura envasada. Compra si puedes en el mercado de abastos de tu ciudad. Además, así apoyas a los productores tradicionales de tu zona.

Fuente: © Salomart.

Tabla 4.3. Especies de pescado según su contenido
de mercurio

Especies de pescado ricos en omega 3, con bajo contenido en mercurio y de pesca sostenible.	Consumir a diario, mínimo cinco días a la semana. Prioriza el pescado azul pequeño (sardinas, bocartes, anchoa, jurel o chicharro, caballa, salmonetes...), salmón, mejillones y bivalvos.
Especies con alto contenido en mercurio.	Consumo esporádico, evitar en niños y embarazadas. Pez espada/emperador, atún rojo (*Thunnus thynnus*), tiburón (cazón, marrajo, mielgas, pintarroja y tintorera) y lucio.
Especies con bajo contenido en mercurio.	Abadejo, anchoa, arenque, bacalao, bacaladilla, berberecho, caballa, calamar, camarón, cangrejo, cañadilla, carbonero/fogonero, carpa, chipirón, chirla/almeja, choco/sepia/jibia, cigala, coquina, dorada, espadín, jurel, langosta, langostino, lenguado europeo, limanda/lenguadina, lubina, mejillón, merlán, merluza/pescadilla, navaja, ostión, palometa, platija, pota, pulpo, quisquilla, salmón atlántico/salmón, salmón del Pacífico, sardina, sardinela, sardinopa, solla, y trucha.

(*) Las demás especies de productos de la pesca no mencionadas específicamente se entenderán con un contenido medio en mercurio.

Fuente: Elaboración propia a partir de AECOSAN y EWG.

- **Los huevos** de gallinas de campo (los que su código numérico comienza por un cero) son un alimento excelente. Eso de no comer huevos porque es malo para el colesterol es un mito. Se ha visto que son muy nutritivos y, de hecho, disminuyen el riesgo de enfermedades cardiovasculares. Además, **el colesterol no es el malo de la película,** sino la inflamación crónica de nuestros vasos sanguíneos. Y si hay que señalar a un *culpable*, no es la grasa, sino el **azúcar.**
- **Las aves y la carne** ecológicas de pasto de animales felices son un alimento de lo más nutritivo. Este tipo de carne, además de ser de ganadería regenerativa, sostenible con el medio ambiente, tiene más polifeno-

les y omega 3 que la carne de ganadería intensiva. En la carne y en las vísceras es donde encontrarás la mayor densidad nutricional. Para prevenir la tan frecuente **osteopenia** (pérdida de masa muscular) y la **osteoporosis** (pérdida de hueso), que nos convertirá en ancianos débiles y frágiles, es importante asegurar cada día entre 1.2 y 1.5 gramos de proteína por kilo de peso corporal, tomar el sol y entrenar la fuerza. **Recuerda añadir proteína también en el desayuno: huevos revueltos, pan tostado de salmón y aguacate, atún con huevo cocido, pavo con queso y arúgula... ¡Desayuna salado! Mejorará tus mañanas.**

- **Las grasas de calidad** también deben estar presentes en la dieta. Una dieta baja en grasas es más peligrosa que una con grasas de calidad. La grasa no es nuestra enemiga. Aunque no toda la grasa es igual. En realidad, lo perjudicial son las grasas trans e hidrogenadas de los ultraprocesados y el abuso de azúcar. La relación entre tomar grasa y el riesgo de infarto es un mito ya muy desmentido, aunque sigue muy presente en la creencia popular. **Las grasas buenas, como el aguacate, el aceite de coco, el ghee o el aceite de oliva, son muy antiinflamatorias y están llenas de polifenoles buenos para tu microbiota.**

  Aliña tu comida con aceite de oliva virgen extra, el oro mediterráneo. Añade aguacate, aceite de coco, mantequilla de vacas de pasto, ghee (mantequilla cocida o clarificada), frutos secos y semillas. No elijas aceites de girasol, soya, maíz, margarinas ni aceites hidrogenados, trans o refinados. **La grasa, como todo, cuanto menos procesada, mejor.** Elige las conservas en botes con aceite de oliva y evita las latas de fondo blanco (llevan bisfenol A, un disruptor endocrino recientemente prohibido). Para darte un capricho, puedes tomar tahini, que contiene mucho calcio, o una crema de almendras cien por cien (o tritúralas en casa con una licuadora potente). Estas cremas son muy calóricas, no te excedas si tienes sobrepeso, pero, si tienes bajo peso o entrenas mucho, podrías complementar así calorías.

Dentro de las grasas saludables, tenemos unas que son esenciales en la dieta: los omega 3 del tipo EPA (ácido eicosapentaenoico), DHA (ácido docosahexaenoico) y ALA (ácido alfa-linolénico). Las encuentras en pescados azules (EPA y DHA) y en nueces y semillas (ALA). Se llaman esenciales porque nuestro cuerpo no puede fabricarlos y **necesitamos tomarlos en la dieta para mantener la salud**. Estos ácidos grasos esenciales, así como los ácidos grasos en general, forman parte de las membranas de la célula y, por tanto, se necesitan para la estabilidad celular, la señalización y la función inmunológica. Los omega 3 ayudan al correcto funcionamiento y la fluidez de todas las membranas celulares (cerebro, ojos, corazón...). Reducen la inflamación y el dolor y adquieren aún más importancia durante el embarazo y la infancia. La importancia de estos omega 3 esenciales se conoce desde hace casi cien años, pero ¿sabías que existe un nuevo ácido graso que quizá llegue a considerarse esencial? Es el ácido pentadecanoico (C15:0), un ácido graso saturado esencial «raro» de cadena impar con actividad relevante para la salud cardiometabólica, inmunológica y hepática. También implicado en el envejecimiento (activa AMPk e inhibe mTOR), con propiedades antimicrobianas y antibiofilm. Lo encuentras en la grasa de lácteos (en la mantequilla, por ejemplo), en la carne de rumiantes y en algunos pescados. Se necesitan entre 100 y 300 mg de C15:0 diarios para mantener una buena salud.

Conviene asegurar al menos 2 gramos diarios de omega 3 EPA y DHA que, como ya se ha mencionado, encontraremos en una ración de pescados y mariscos.

¿Por qué se recomienda solo el consumo de EPA y DHA si el ALA también es esencial?

Porque tus membranas celulares contienen mayor cantidad de EPA y DHA que de ALA y, en especial, las del cerebro y las de la retina, que contienen incluso más proporción de DHA. Los intervalos de referencia son de alrededor de un 6 por ciento para el DHA, otro 6 por ciento para el EPA, pero solo de un 1.51 por ciento para el ALA.

La cantidad diaria recomendada de ALA, 1 gramo, se obtiene fácilmente con cinco nueces, una cucharada de semillas de chía o de linaza (25 gramos). Estos granos y semillas están muy presentes en la sociedad actual, sin embargo, no vas a encontrar los 2 gramos diarios necesarios de EPA y DHA en otra fuente que no sea el pescado y otros productos del mar. Además, cereales y semillas contienen también más cantidad de omega 6, del que no conviene abusar. Las nueces y semillas son buenas por muchas razones, pero en términos de omega 3 esencial, no son suficientes

¿Podría tomar solo uno de los tipos de omega 3 esencial? No, porque el cuerpo no puede hacer bien la conversión de uno a otro. Solo alrededor de entre el 5 y el 10 por ciento del ALA se convierte en EPA y de un 0.4 a un 5 por ciento se convierte en DHA, tras un proceso de más de seis reacciones enzimáticas. No todo el mundo lo convierte bien y, si tomas mucho omega 6, este proceso se inhibe. Hay incluso algunos estudios en ratones que indican que quizá el ALA podría obtenerse de otros ácidos grasos de estas reacciones enzimáticas, por lo tanto, el ALA quizá podría resultar no ser tan esencial al fin y al cabo.

184 · ¿Tú también tienes SIBO?

¿Por qué hay que tener en cuenta el omega 6? La relación entre omega 3 y omega 6 debería ser de 1:1 a 1:4. Los aceites vegetales tipo girasol, grasas trans y el excesivo consumo de granos y cereales desequilibran esta ratio, favoreciendo la inflamación. No es solo que haya que tomar más omega 3, sino también **disminuir el omega 6**. Aparte del pescado y los mariscos, encuentras omega 3 en la carne de pasto y su leche y en huevos de gallinas camperas que hayan comido del campo. **Si no tomas pescado o mariscos al menos cinco días a la semana, considera suplementar con triglicéridos de omega 3 EPA y DHA de anchoas y sardinas. Si eres vegano, suplementa con omega 3 de algas.**

- **Fruta**. Toma una o dos piezas al día de fruta entera, fresca y de temporada (no en jugos exprimidos, sí si es en *smoothies* con verduras verdes y en poca cantidad). Prioriza los frutos rojos por sus polifenoles: granada, arándanos, frambuesas, moras, fresas, bayas, grosellas...

- **Prebióticos**. Toma psyllium si lo toleras, semillas de chía remojadas y de lino molidas, que contienen mucílagos y son muy buenas para el SIBO sulfuro. Otra opción son los betaglucanos de las setas, algas y avena o la pectina de compotas de manzana o durazno con ghee, que resulta muy digestiva y reconfortante si la especiamos con jengibre, canela, una pizca de cúrcuma y pimienta, avena y nueces como *topping*. Si comes almidones (calabaza, camote, papa, arroz, quinoa, avena, yuca, plátano macho...), mejor que sean cocinados y enfriados del día anterior, así se forma almidón resistente, que es fibra prebiótica y ayuda a bajar la inflamación y el índice glucémico. Elige frutos secos y pseudocereales como quinoa o trigo sarraceno antes que cereales como trigo, cebada o maíz.

- **Hierbas y especias**. Son auténticas medicinas. Mientras que su uso en extractos en forma de cápsula puede tener contraindicaciones, su uso como especias y hierbas en la cocina es muy seguro ¡y delicioso! Se ha demostrado que **la cúrcuma es un potente antiinflamatorio natural**, mejor que los antiinflamatorios de farmacia para estos problemas digestivos, eficaz incluso para el reflujo gastroesofágico. Puedes hacerte leche dorada y condimentar con curri tus platos.
- **Hidratación**. No olvides beber agua mineral suficiente, infusiones, té, café natural y fermentados sin pasteurizar y sin azúcares ni edulcorantes añadidos, como kombucha o kéfir.

Receta de leche dorada

Ingredientes:

- 1 taza de leche o bebida de coco sin azúcar añadido, sin conservantes ni espesantes.
- 1 cucharadita pequeña de cúrcuma bio en polvo.
- ¼ de cucharadita de jengibre bio en polvo.
- 1 pizca de pimienta blanca bio (o negra).
- 1 cucharadita de ghee o de aceite de coco.
- 1 cucharadita de canela molida de Ceilán.
- Opcional y al gusto: ½ cucharadita de estevia natural en hoja o miel cruda de calidad.

Elaboración:

1. Pon en un cazo a fuego medio la taza de leche o bebida de coco, la cúrcuma, el jengibre, la canela y la pimienta.

2. Hierve un minuto mezclando bien.
3. Retira del fuego.
4. Añade el ghee. Añade la miel o la estevia si quieres endulzar cuando vayas a tomarla. Prueba y ajusta cantidades a tu gusto ¡Y listo!

Elaboración de la pasta tradicional:

La receta tradicional para preparar «pasta» de leche dorada (*golden milk*, en inglés) y dejarla en el refrigerador para usarla en otro momento, es la siguiente:

1. Pon 1 taza de agua mineral a hervir, añade ¼ de taza de cúrcuma bio en polvo, una cucharada de jengibre en polvo, una cucharada de canela de Ceilán y ½ cucharadita de pimienta al gusto. Si usas raíz de cúrcuma y jengibre en lugar de polvo, utiliza un corte de 1 centímetro de ancho aproximadamente.
2. Cuece a fuego medio unos 15 minutos hasta que se forme una pasta.
3. Retira, enfría y guarda en un bote de cristal en el refrigerador. Consúmelo antes de una semana.
4 Cuando quieras usarla, disuelve una cucharadita de la pasta en tu leche de coco calientita. Añade ghee, endulza y disfruta.

Receta exprés:

¿No tienes tiempo? ¡Cero agobios! Puedes disfrutar de sus propiedades en un minuto con una mezcla de especias de leche dorada que encuentras en el herbolario. Para hacerla exprés, calienta un vaso de leche o bebida de coco y añade tu grasa saludable la mezcla de especias en polvo al momento. ¡Listo!

Prueba tus propias mezclas con otras leches vegetales, añade más especias a tu gusto (vainilla, cardamomo, clavo, cacao...). Si no usas coco, no olvides añadir una grasa saludable para que la cúrcuma se absorba mejor. Puedes añadir una cucharada de colágeno en polvo sin sabor para un extra de proteína y reparación.

4.2.3. Claves para una buena alimentación antiinflamatoria

Una buena alimentación antiinflamatoria es así:

Densa nutricionalmente

Que una dieta tenga densidad nutricional significa que aporta la cantidad para obtener los micronutrientes imprescindibles para la vida, como son vitamina A, B12, B9, calcio, hierro, zinc... Se ha visto que priorizando la densidad nutricional en la alimentación se consigue disminuir la malnutrición e incluso la obesidad. Los alimentos son nutrición, no solo calorías.

Los alimentos más altos en densidad nutricional son, por este orden, los siguientes: hígado y vísceras, pescado azul, pescado blanco, bivalvos, crustáceos, huevos, aves, carne, leche, queso, setas, verduras de hoja verde y polifenoles (hierbas, especias, frutos rojos, café cien por cien arábica, té, cacao puro). **Una receta muy nutritiva es el caldo de huesos con verduras que, además, repara el intestino.** El caldo de huesos es rico en colágeno, minerales y aminoácidos como la glutamina, la glicina y la prolina.

Los alimentos más bajos en densidad nutricional son cereales, tubérculos y semillas. Dejamos fuera de estos listados de densidad nutricional los ultraprocesados, el azúcar y las harinas refinadas, que no son alimentos sino productos de nutrición cero y calorías vacías. Aunque cereales, tubérculos y semillas, que sí son alimentos, son un buen complemento prebiótico a la dieta, no puedes basar tu alimentación solamente en ellos, pues así no tendrás suficiente proteína, omega 3, ni vitaminas.

Hay veces que la industria de los cereales nos confunde y nos ofrece avena para desayunar, arroz para comer y pasta para cenar. Sin añadir proteína ni grasa esencial, no obtenemos los nutrientes que necesitamos y nuestro cuerpo se resiente, prescindiendo, en primer lugar, de funciones no imprescindibles para la subsistencia como la menstruación, la fertilidad, la hidratación de la piel, el pelo y las uñas... Estamos cansados, apagados y, encima, con hambre.

Si te gustan el hígado, los callos y la casquería, enhorabuena. Si no, puedes optar por micuit, foie y paté, en este orden, o añadir un trocito de hígado a un guiso de carne. Estaría bien tomarlos una vez a la semana. Para el resto de los días, asegura la ración de pescado con huevos y verduras.

Prebiótica

Como hemos visto, hay muchos tipos de prebióticos, comida esencial para nuestros amigos microscópicos. No puedes tener a tu ejército amigo muerto del hambre, hay que cuidarlos y enviarles buenos víveres. Desde polifenoles a betaglucanos, desde GOS y FOS a inulina... Estos MAC (Carbohidratos Accesibles a la Microbiota) los encontramos en los colores de las verduras, frutas, setas, algas, frutos secos, semillas, legumbres, granos integrales, hierbas... En la variedad está el gusto.

Baja en índice glucémico

En general, en nuestra sociedad occidental, nos movemos muy poco y no nos «ganamos» el exceso de carbohidratos que solemos tomar. Salvo excepciones, no debemos abusar de una dieta alta en carbohidratos, porque, si no los gastamos, podemos desarrollar una **resistencia a la insulina**, que se presenta como obesidad, diabetes, hígado graso, ovario poliquístico, Alzheimer o algún problema metabólico. En estos casos, valora una dieta *low carb* o *keto*, que ayuda con la insulina, baja la inflamación, ayuda con la epilepsia y los problemas neurológicos y disminuye el riesgo de cáncer.

No todos los carbohidratos son iguales. **Azúcar, refrescos y refinados quedan fuera de toda alimentación saludable.** Si hacemos mucho deporte o tenemos un trabajo muy físico, podremos tomar tubérculos como la papa y cereales como el arroz. Para el resto de los mortales con trabajos más bien sedentarios y con tendencia a engordar, podríamos elegir la fruta un poco más verde; combinar el arroz, la papa o el camote (cocidos y enfriados 24 horas para que se forme la fibra prebiótica del almidón resistente) con proteína y verduras; comerlos al final de comida, tomar un poco de vinagre de sidra de manzana o hacer ejercicio físico antes o después.

Con ayuno nocturno

Ahora que ya llevamos una buena alimentación antiinflamatoria, podemos hablar del llamado «ayuno intermitente». Si comes a base de harinas y azúcar, seguramente tendrás hambre y picos de bajada de energía y se te hará muy difícil ayunar. Cuando yo desayunaba pan y cereales *fitness*, al cabo de una hora, ya tenía hambre de nuevo, me rugían las tripas y estaba de mal humor, así que tenía que ir corriendo por un pincho de tortilla, que, ahora sí, me saciaba hasta la hora de comer. Si te ocurre esto, sospecha y prueba a desayunar huevos u otra proteína o algo salado. No te dará bajón ni hambre y los nutrientes serán mejores. Además, te será más fácil practicar el ayuno intermitente.

El **ayuno intermitente no es ninguna moda actual**, está comprobado por la cronobiología, la crononutrición y la ciencia de los ritmos circadianos. El descubrimiento de los relojes internos mereció el Premio Nobel de Medicina en 2017, otorgado a Jeffrey C. Hall, Michael Rosbash y Michael W. Young por descubrir los mecanismos moleculares que demuestran que nuestros relojes biológicos internos se sincronizan con la Tierra, con el día y la noche, con la comida y con las estaciones del año. Es biología pura. ¿Acaso no lo hacen todos los seres vivos del planeta?

Por esta razón, en realidad, el término «ayuno intermitente» no me agrada en exceso, porque un ayuno nocturno de doce horas es algo muy natural y fisiológico. El ayuno intermitente es un concepto que nos hemos visto obligados a rescatar para evitar el mal hábito occidental de comer continuamente, incluso de madrugada.

Si nos vemos preparados, lo ideal para el Complejo Motor Migratorio (los barrenderos del intestino que previenen el SIBO) y para la autofagia (el reciclaje celular) sería hacer un ayuno nocturno diario de entre 14 y 16 horas. **Yo ahora hago dos comidas con horario europeo, un almuerzo-comida al mediodía, sobre las doce y media o la una, y una cena a las siete u ocho de la noche,** con flexibilidad para un tercer consumo según el día. Si quieres intentar integrarlo en tu dieta, ve progresivamente cenando pronto y/o desayunando un poco más tarde, a tu ritmo y según tus circunstancias. Mejorará tu SIBO, tu salud metabólica y dormirás mejor.

La mejor intervención de horario de comidas para la salud, ampliamente demostrada por la ciencia, se llama *Early*

Time Restricted Eating (TRE, por sus siglas en inglés) y propone desayunar como un rey, a eso de las ocho o nueve de la mañana, y comer-cenar a las cuatro de la tarde, es decir, «come con el sol», come cuando sea de día. Tu estómago, tu motilidad, tus hormonas y tu microbiota son diurnas. El ser humano es un animal diurno.

Evita, si puedes, desayunar nada más despertarte. Es mejor dejar al menos una hora, para que «despierten también las hormonas digestivas implicadas. El movimiento intestinal

Gráfico 4.2. ¿Cuándo comer?

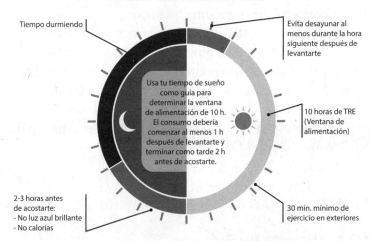

Un ejemplo esquemático de cómo podríamos hacer un ayuno intermitente con ventana de alimentación (TRE).
Usa como orientación el horario de sueño. Comienza tu ventana de consumo al menos dejando una hora desde que te levantas, y termínala al menos 2 o 3 horas antes de acostarte. Come las menos veces posibles en el día, sin pasar hambre.

Fuente: © Salomart a partir de Manoogian, Emily N. C. *et al.*, «Time-restricted eating for the prevention and management of metabolic diseases», *Endocrine reviews*, 43, 2 (2022), pp. 405-436, <doi:10.1210/ endrev/bnab027>.

se despierta a eso de las ocho y media de la mañana y termina a las diez y media de la noche. **Evita cenar tarde o justo antes de dormir, deja al menos 3 horas hasta acostarte. Antes de dormir, haz ayuno de comida y evita las pantallas y la luz blanca brillante.** Hay luces led que se regulan en intensidad y en color para que le des un tono anaranjado muy cálido a la luz de tu hogar una vez llegada la noche. Antes de dormir, lee un libro en papel. Duerme en completa oscuridad y silencio. Evita ir a la cama de mal humor o con tareas pendientes en la cabeza. Mantén horarios regulares, incluido el fin de semana. Con estos consejos, tu reloj interno «se pondrá en hora» y funcionará mucho mejor.

¿Qué no rompe el ayuno? Gran pregunta. Pues bien, la respuesta es todo aquello que no tenga calorías: agua, infusiones, café solo (incluso podrías añadir una pizca de ghee o de MCT), caldos colados y suplementos como los prebióticos y probióticos. Ten en cuenta que los edulcorantes, chicles, caramelos y ciertos fármacos no rompen el ayuno, pero pueden afectar a tu MMC.

4.3. UN PASO MÁS: LA INMUNONUTRICIÓN

4.3.1. Alimenta tus defensas

Un paso más en la dieta antiinflamatoria es la *inmunonutrición*. Consiste en aportar a tu sistema inmunitario todos los nutrientes necesarios para que funcione correctamente. Si tu microbiota tiene sus polifenoles, pero tu sistema inmunitario no tiene su vitamina D, la vitamina de la felicidad, y se pone triste, los mejores amigos de la escuela intestinal estarán tristes juntos.

Sabemos que el sistema inmunitario necesita ciertos micronutrientes para su buen funcionamiento, como vitaminas

A, D, C, E, B6 y B12, así como folato, zinc, hierro, cobre, selenio... Estos micronutrientes son necesarios por varios mecanismos: ayudan al mantenimiento de la integridad de las mucosas, a la adecuada respuesta celular y humoral, oxidativa y bioquímica, a la diferenciación y la proliferación de linfocitos, a la producción de anticuerpos y sustancias antimicrobianas (como la ferritina o lactoferrina) y, por lo tanto, a la regulación de la inflamación.

Veamos algunos ejemplos más concretos:

- Para **parar un posible patógeno** que entra a través de la piel, del tracto respiratorio o del intestino, el sistema inmunitario necesita vitaminas A, D, C, E, B6, B12, folato, hierro y zinc.
- Para la **regulación de la inflamación**, necesita vitaminas A, C, E, B6, zinc, hierro, cobre, selenio y magnesio.
- Para la **actividad bioquímica antimicrobiana**, necesita vitaminas A, D, C, zinc, hierro, cobre y selenio.

Podríamos seguir, pero te haces una idea. Tus policías necesitan vitaminas y minerales. Pero ¿es que acaso no tenemos ya esas vitaminas en la dieta?

Resulta que las cantidades diarias recomendadas oficiales de micronutrientes son el límite de la enfermedad y quedan lejos de ser cantidades óptimas. Además, en infecciones, problemas de salud o en ciertas situaciones fisiológicas como en el embarazo, se aumentan los requerimientos. Se ha visto que gran parte de la población del «primer mundo», donde no falta precisamente la comida, es **deficitaria en magnesio, zinc y vitamina D**, haciendo que el sistema inmunitario funcione de una forma subóptima, con el consiguiente riesgo de enfermedad aguda y crónica, cáncer, inflamación de bajo grado, SIBO y disbiosis.

En España, en un estudio de 2017, se ha visto que la población ni siquiera ingiere la cantidad diaria recomendada de vitaminas y minerales, siendo deficitarios en zinc el 83 por ciento, vitamina A el 60 por ciento, vitamina E el 80 por ciento, magnesio el 80 por ciento, vitamina D el 80 por ciento, vitamina C el 36 por ciento y selenio el 25 por ciento. En un estudio a nivel mundial en 2022 en *The Lancet*, se vio que el 56 por ciento de los niños en edad preescolar era deficiente en hierro, zinc y vitamina A, y hasta el 69 por ciento de las mujeres no embarazadas en edad fértil, era deficiente en hierro, zinc y folato. En Estados Unidos, según las estadísticas del Instituto Linus Pauling, el cien por cien de la población no toma suficiente potasio, un 95 por ciento no toma suficiente magnesio, un 94 por ciento es deficitaria en vitamina D, un 92 por ciento en colina, un 89 por ciento en vitamina E, un 67 por ciento en vitamina K...

El 80 por ciento de la población mundial es deficitaria en vitamina D. Incluso en España, el país del sol, en 2022 se vio que niños y adultos son deficitarios en un 80 por ciento. Las personas con obesidad tienen un riesgo de déficit añadido de un 35 por ciento a mayores. Y eso que el corte para estas estadísticas está bajo, en solamente 30 ng/ml, que lo mínimo es tener 50 o, lo ideal, entre 80 y 100.

Se ha demostrado ampliamente que el déficit de vitamina D predispone a alteraciones en el sistema inmunitario: alergias, enfermedades autoinmunes como artritis, lupus o esclerosis sistémica. La vitamina D interviene en el metabolismo del calcio, regula la transcripción genética, inhibe la respuesta proinflamatoria de linfocitos tipo Th17 y Th1, aumenta los linfocitos T reguladores (que son antiinflamatorios) y estimula la producción de péptidos antimicrobianos. El déficit de vitamina D altera la salud ósea, la salud cerebral, la cutánea, la oral... También interviene en la función barrera intestinal y en la microbiota. **A la vitamina D**

la llaman la vitamina de la felicidad porque su déficit ocasiona depresión. Esto lo saben bien en países con poco sol, donde la suplementan. En países con sol, pues ya podemos tener sol que, si no salimos a tomarlo, la vitamina D no va a venir sola ni por mensajero a casa. En un mundo ideal no necesitaríamos suplementar, pero actualmente necesitamos alguna ayuda para la optimización nutricional. Yo tomo a diario magnesio, vitamina D y omega 3. Si no encuentras la medición de vitamina D en tu analítica, puedes pedirla en cualquier laboratorio privado para calcular tu dosis diaria.

Una de las principales causas de este déficit generalizado, ya no solo de sol sino de micronutrientes en general, es la dieta occidental. La «dieta de cafetería», basada en azúcares, refinados y ultraprocesados carentes de fibra y micronutrientes. También los suelos de cultivo intensivo, que están agotados, comer siempre lo mismo, el estrés, los xenobióticos, los fármacos, el veganismo o mayores requerimientos por malabsorción y problemas de salud, como la celiaquía o el SIBO.

En la población occidental estamos obesos y a la vez desnutridos, polimedicados, pero seguimos enfermos.

Algunos ejemplos de fármacos habituales que nos roban vitaminas:

- Los IBP (inhibidores de la bomba de protones como el **omeprazol**) disminuyen el betacaroteno, la vitamina B12, la vitamina C, el calcio, el magnesio y el hierro.
- Los AINE (antiinflamatorios no esteroideos, como el **ibuprofeno**) disminuyen la vitamina C y el hierro.
- Los **antihipertensivos** disminuyen la vitamina B1, el calcio, el magnesio, el potasio y el zinc.
- Los **corticoides** y los **antidepresivos** disminuyen la vitamina D y el calcio.

196 · ¿Tú también tienes SIBO?

- Los **anticonceptivos** disminuyen la vitamina B6, B12, el folato y el magnesio.

La inmunonutrición, alimentación saludable cuidando el contenido de micronutrientes, aporta al sistema inmunitario lo que necesita para funcionar bien de forma natural y sostenible a largo plazo, sin riesgo de sobredosis y con una matriz completa de nutrientes y fibra. La inmunonutrición es efectiva y segura, tanto en prevención como en tratamiento de personas con enfermedades inflamatorias como la enfermedad de Crohn, colitis, cáncer, obesidad, infecciones virales, alergias, autoinmunidad y cualquier patología donde el sistema inmunitario esté alterado. Y no solo ayuda a modular el sistema inmunitario, la microbiota también.

4.3.2. Alimentos funcionales

Algunos ejemplos de alimentos funcionales que se han estudiado en relación con la inmunonutrición son los siguientes:

- **Prebióticos**: muy inmunomoduladores.
- **Antioxidantes y polifenoles**: ayudan a proteger las células del daño oxidativo, son antiinflamatorios y también son alimento de la microbiota buena.
- **Ácidos grasos omega 3**: como comentábamos, el EPA y DHA son básicos. Si no tomas pescado casi a diario, conviene suplementarlos.
- **Hongos y setas**: ricos en proteínas y en MAC, contienen betaglucanos y sustancias inmunomoduladoras. Se ha demostrado que algunos hongos son realmente medicinales y tienen propiedades inmunomoduladoras, como el reishi, el shiitake, el maitake, el champi-

ñón del sol... Se usan con éxito para infecciones y cáncer. Para el intestino, me gusta especialmente la melena de león.

- **Proteína de calidad**: pescados, mariscos, huevos, aves, vísceras, carne roja... La proteína animal es la única que contiene vitamina B12 y hierro biodisponible, y los pescados EPA y DHA.
- **Fermentados**: chucrut, kimchi, kéfir, miso, tempeh, natto, yogur..., todos ellos sin pasteurizar, contienen probióticos y sustancias para modular la microbiota. Si quieres saber más sobre este tema, te recomiendo el libro de Javi Maeztu, *Entre fermentos*.
- **Inmunobióticos**: desde 2003, también conocemos los probióticos específicos para el sistema inmunitario a los que llamamos «inmunobiótico». No solamente son antibacterianos, antivirales y antiinflamatorios, sino también inmunomoduladores, como pueden ser los *Lacticaseibacillus casei*, *L. paracasei* y *L. rhamnosus*.

4.3.3. Protocolo Autoinmune Paleo (AIP): la dieta de los cavernícolas

Un tipo de alimentación que ha demostrado tener eficacia en problemas de autoinmunidad es la llamada dieta «paleo autoinmune». Aunque suene a cavernícola, ha demostrado ser efectiva en tiroiditis, esclerosis múltiple y otras enfermedades metabólicas y autoinmunes. Si la dieta moderna nos enferma, ¿por qué no dar un paso atrás? O dos. No hace falta irse a vivir a una cueva, sino comer lo que ellos hubieran reconocido como comida.

El tipo de alimentación llamado *paleo* o alimentación evolutiva se basa en comer lo que se pueda cazar o recolectar. **Tus antepasados cavernícolas no encontraban re-**

frescos ni azúcar blanco detrás de un árbol, como mucho, algo de miel y bayas del bosque, después de buscar mucho. Este tipo de dieta elimina por supuesto ultraprocesados, harinas, azúcares y refinados (inventos modernos), pero también alimentos que suelen causar problemas digestivos o con el sistema inmunitario, como el gluten, los lácteos (excepto ghee), los cereales, los granos y las legumbres.

La dieta llamada *paleo autoinmune* (AIP) elimina además alimentos perfectamente saludables, pero que pueden causar reacciones al sistema inmunitario, como son frutos secos, huevos, café, chocolate y solanáceas (jitomate, pimiento, chile en polvo, berenjena y papa).

Muchos investigadores han demostrado que las enfermedades crónicas modernas son algo así como un «déficit de vida evolutiva». Producto del *mismatch* o la disonancia entre lo que esperan nuestros genes tras miles de años de evolución en la naturaleza y la vida moderna que realmente les damos. ¿O no es un poco contraintuitivo que, cuanto más tenemos, más enfermemos y menos felices seamos?

4.4. Tipos de dietas específicas para el SIBO

Si ya has probado todo lo anterior y no te ha servido, o solo en parte, podemos usar de forma temporal una dieta específica para el SIBO.

Estas dietas específicas van enfocadas a restringir el alimento de las bacterias, que utilizan, sobre todo, los carbohidratos. Las dietas restrictivas calman los síntomas, pero no curan el SIBO, y no hay evidencia de que exista aún una dieta específica para ello, salvo la dieta antiinflamatoria general.

Dentro de estas dietas, la baja en FODMAP es la más extendida y estudiada y, con el paso del tiempo, se ha visto que esta restricción de fibra puede llegar a reducir la diversidad de la microbiota intestinal, un signo de buena salud. Cuanto más se sabe con las nuevas técnicas de estudio de la microbiota, más se recomienda llevar la dieta más diversa que te permita tu situación.

Si haces una dieta restrictiva, hazla siempre con un profesional como guía para mitigar sus efectos negativos, como son la pérdida de diversidad y el posible déficit de micronutrientes. Para mitigar este impacto, se recomienda tomar prebióticos y probióticos mientras se hace, priorizar la densidad nutricional, la variedad en la dieta, valorar suplementación individualizada y hacerla el menor tiempo posible, siempre que nos funcione. Aun haciendo todo bien, se ha visto que esta dieta baja en FODMAP solo funciona en la mitad de los casos.

Revisiones científicas de 2022 dejan claro que **no sirve de nada una dieta baja en FODMAP si no se hacen cambios saludables en la alimentación y el estilo de vida.** Según Wielgosz-Grochowska y colaboradores, «enfocarnos solo en los tratamientos antimicrobianos sin tener en cuenta los factores de estilo de vida, en especial, los patrones dietéticos, puede predisponer a los pacientes a una disfunción en la microbiota intestinal». También proponen el uso de monoprobióticos, practicar *mindful eating* y ayunar para activar el MMC.

Llegado el caso, puedes usar alguna de estas dietas restrictivas como una herramienta temporal para bajar un poco los gases a la vez que hacemos nuestro tratamiento para limpiar el SIBO. Las haremos como máximo unas cuatro o seis semanas, valorando si nos funciona pasados los primeros siete o diez días y los reintroduciremos siempre después. El objetivo a largo plazo es llevar una dieta antiinflamatoria muy variada.

Comienza eliminando el azúcar de mesa, la lactosa y la fructosa (mono y disacáridos) antes de pasar a una dieta más restrictiva.

Estas dietas para SIBO e «intestino irritable» suelen eliminar los carbohidratos fermentables:

- **Fibra** de vegetales, frutas, frutos secos, semillas y legumbres, que contienen inulina, FOS, GOS, arabinogalactanos...
- **Almidones** como papa, arroz y otros granos.
- **Azúcares** de frutas, lactosa de lácteos y polioles de edulcorantes, que nuestra microbiota fermenta.

Las dietas restrictivas que han sido más estudiadas para el SIBO e «intestino irritable», e incluso para la enfermedad inflamatoria intestinal, son las siguientes:

- **Dieta específica para SIBO** (*Sibo Specific Diet* o SSD) de la doctora Siebecker. Es una mezcla entre la baja en FODMAP y la SCD (Dieta de Carbohidratos Específicos). Aunque es más estricta que una dieta baja en FODMAP tradicional, tiene mejores resultados, porque elimina alimentos poco sanos que se permiten en una dieta baja en FODMAP, como son los ultraprocesados, los azúcares y las mermeladas. Una variación de esta dieta SSD sería la dieta Bifásica de la doctora Nirala Jacobi, que se hace en dos fases. Veremos esta dieta específica para SIBO en el siguiente apartado. Puedes encontrar ambas dietas en las webs de las doctoras: <siboinfo.com> y <thesibodoctor.com>.
- **Dieta baja en FODMAP** desarrollada por la Universidad de Monash, en Australia. Las siglas FODMAP se corresponden a *Fermentable Oligosaccharides, Disaccharides, Monosaccharides And Polyols*, en español, monosacáridos, disacáridos, oligosacáridos y polioles fermentables o, es decir, tipos de azúcares de diferente

longitud que fermentan las bacterias. Es una dieta baja en carbohidratos fermentables de diferentes longitudes y osmóticamente activos si no se absorben por completo (como ocurre en la intolerancia a la lactosa). No todos los azúcares se engloban aquí, pues el azúcar de mesa o la glucosa no se incluyen como FODMAP, ya que son rápidamente absorbidos en el primer tramo del intestino. Algunos ejemplos de FODMAP serían éstos: fructanos y GOS como oligosacáridos, lactosa como disacárido, fructosa como monosacárido y sorbitol como ejemplo del grupo de polioles. FODMAP no es *FOODMAP* ni *FUDMAP*, que vendría a ser como «mapa de comidas». Aunque, mira, lo mismo un mapa mental de comidas no es tan mala idea... La dieta FODMAP es la dieta que más estudios tiene, razón por la que es la que más se recomienda en todo tipo de problemas digestivos. La encuentras en <monashfodmap. com>, y cuenta también con una aplicación móvil y un libro de cocina, aunque este último solo está en inglés.

- **Dieta de los carbohidratos específicos** (**SCD** o *Specific Carbohydrate Diet*) desarrollada por el doctor Sidney, un pediatra de los años veinte, para la celiaquía, y desarrollada posteriormente por Elaine Gottschall para la colitis ulcerosa. Tiene estudios actuales en colitis ulcerosa y Crohn pediátrico. Es una dieta parecida a la paleo, sin cereales ni granos, baja en azúcar y lactosa. La encuentras en el libro *Romper el círculo vicioso* de Gottschall. La mezcla de esta dieta con la baja en FODMAP forma la SSD o dieta específica para SIBO.
- **GAPS** (*Gut And Psychology Syndrome*) o dieta del «síndrome psico-intestinal». Fue diseñada por la doctora Natasha Campbell para el autismo y se usa cuando hay algún problema neurológico. Se parece también a una dieta tipo paleo o evolutiva, ya que elimina cerea-

les, lácteos y azúcares simples y aconseja caldo de huesos en cada comida. La encuentras en el libro *GASP, el síndrome psico-intestinal* de la doctora Campbell.

* **Dieta de baja fermentación** del doctor Mark Pimentel. Esta dieta elimina carbohidratos fermentables como en una dieta baja en FODMAP, y espacia comidas para estimular el MMC. Si eliges hacer esta dieta, al igual que ocurre con la baja en FODMAP, mi consejo es que no tomes aspartamo (que se ha visto que puede ser carcinogénico), ni productos poco recomendables como son cereales, pan, *muffins*, maíz, vino, jugos y gluten. La encuentras en el libro *The Microbiome Connection* del doctor Pimentel.

* **Fast Tract Diet** o dieta «digestiva» prioriza alimentos de fácil digestión mediante puntos de *probabilidad digestiva*. La encuentras en el libro *Fast Tract Digestion* de Norman Robillard y en su aplicación móvil.

* **Dieta carnívora**, como su propio nombre indica, solo permite huevos, carne y pescado. No deja de ser como la dieta preparatoria antes del test de SIBO, cero fibra. Si eliges la dieta carnívora para el SIBO, que sea siempre de forma temporal, aunque es cierto que hay personas con autoinmunidades y extremada sensibilidad que se benefician de este tipo de dieta. No olvides comer mucho pescado y todas las partes del animal, casquería incluida. Las dietas carnívoras de las poblaciones ancestrales, como son los masái, se basan en sangre, vísceras y leche, y no solo en cortes magros. Esta dieta no es apta para SIBO sulfuro, y su máximo exponente, Paul Saladino, ya comenta que quizá podríamos ir incluyendo la fruta... La encuentras en muchos libros, el de Saladino se titula *The Carnivore Code*.

* **Dieta baja en sulfuro**, para SIBO tipo sulfuro. La encuentras en el libro de Greg Nigh *The devil in the gar-*

lic, título un poco sensacionalista, no hay que demonizar al pobre ajo. También puedes encontrar algún libro de cocina al respecto, pero, seguramente, en inglés.

¿Y si te hiciera una proposición un poco «loca»? ¿Una dieta que fuera todo lo contrario a estas dietas restrictivas? ¿Y si, en lugar de restringir, añadimos cosas? ¿Y si una dieta alta en prebióticos equilibrara mejor la microbiota? Vistas las propiedades de los prebióticos y los estudios de cómo al eliminarlos se pierde la diversidad de la microbiota buena, quizá tenga más sentido a largo plazo. No te asustes, sabes que no me refiero a comer cereales indigestos de cartón con celulosa. Tampoco a una dieta *solo* prebiótica donde solamente comeríamos almidones, cereales y granos y nos olvidaríamos de la densidad nutricional. Me refiero a una dieta completa, saludable, equilibrada, nutritiva para ti y para tu microbiota. Una dieta antiinflamatoria, con densidad nutricional, con proteína y omega 3 de calidad, inmunobiótica y, a la vez, rica en MAC, en polifenoles, en almidón resistente y en betaglucanos. Una dieta variada, alegre, deliciosa, llena de sabores y colores. Una dieta que reconforta y que nutre cuerpo y alma. Una dieta para disfrutar y compartir con los tuyos, apta para toda la familia. **Esta es mi dieta preferida para curar el SIBO**. Si echas un vistazo al libro *En la cocina con la doctora Arponen,* verás lo delicioso y nutritivo que puede resultar. Yo ya no pauto dietas bajas en FODMAP: recomiendo este libro y todos estamos mucho más contentos.

Pero no solo una dieta prebiótica aumenta la diversidad de la microbiota y de nuestra necesitada *Akkermansia*, hay también otras actuaciones que aumentan su diversidad y riqueza, como la restricción calórica temporal (en especial, si hay sobrepeso), el ayuno intermitente, la dieta *keto* y los fermentados. Una dieta prebiótica con fermentados, la nueva dieta *psicobiótica* propuesta por los padres de los *psicobióticos* (probióticos que ayudan a tu cerebro), también ayuda a manejar el estrés a través del eje microbiota-intestino-cerebro. Te invito a hacer la próxima lista de la compra apuntando toda la variedad de colores, fibra y fermentados que se te ocurra. Si lo compras y lo tienes en el refrigerador, lo usarás. El primer paso para comer mejor es comprar mejor. A veces, no hace falta receta, solo impro*guisar* con lo que ves en el refrigerador.

4.5. SSD: LA DIETA PARA NO TERMINAR COMIENDO ARROZ Y POLLO

Como decíamos, la dieta específica para el SIBO (SSD) de la doctora Siebecker es una mezcla entre la baja en FODMAP y la SCD (dieta de carbohidratos específicos).

Aparte de los problemas de pérdida de diversidad, de micronutrientes y difícil adherencia, otro problema que presenta la dieta baja en FODMAP es que permite alimentos poco fermentables, pero insanos, como el azúcar de mesa, las mermeladas, los ultraprocesados (aunque sean sin gluten ni lactosa), los aditivos, los edulcorantes y los espesantes. Hay otros también permitidos que suelen dar reacciones alérgicas, como el maíz y la soya. Otro problema es que en las dietas bajas en FODMAP se abusa a veces de las papas y el arroz y no tienen en cuenta la densidad nutricional. Como ejemplo, podrías hacer una comida a base de arroz blanco y pollo, pan ultraprocesado lleno de aditivos y un postre lácteo con azúcares y espesantes, eso sí, sin lactosa ni gluten... En un estudio de 2019 se vio que las personas que comían más cereales, pollo, azúcares y queso fueron más resistentes al tratamiento de SIBO, diferencia que no se observó con frutas y verduras.

Como no vamos a hacer la dieta restrictiva mucho tiempo, prefiero la dieta específica para SIBO, ya que al unirla con la SCD, se eliminan los alimentos del párrafo anterior que no son muy sanos y que permite la FODMAP. Con los básicos frescos de la cesta del mercado es suficiente y al menos tendremos una dieta antiinflamatoria y limpia. Un ejemplo de un plato SSD podría ser el mismo pollo que en el ejemplo anterior (aunque yo preferiría un pescadito), con finas hierbas, aliñado con aceite de oliva virgen extra infusionado en ajo, con una ensalada de acompañamiento de arúgula y germen de varios colores, zanahoria rallada, jitomate, pimiento rojo, aguacate, nueces y germinados. Puede parecer lo mismo que lo anterior, pero es más delicioso y nutritivo para ti y para tu microbiota. **No olvides colorear tus platos**.

A la hora de hacer esta dieta, debes saber que los FODMAP son solubles en agua. Si añades ajo a un guiso o caldo, aunque luego retires el ajo, ese guiso ya será alto en FODMAP. Sin embargo, puedes retirar la cebolla o el ajo de una ensalada y comerte el resto. Esto no es aplicable a una dieta baja en sulfuro, donde los compuestos azufrados sí son solubles en aceite. Las conservas en tarro, como las lentejas y los champiñones de bote, son más bajos en FODMAP por el proceso de envasado. Puedes añadir media taza como acompañamiento para aumentar la variedad a tu plato principal.

Quizá, antes de embarcarte en esta dieta, quieras probar la **FODMAP *lite*,** donde solo se restringe la cebolla, el ajo, el puerro y los espárragos, que son altos en fructanos, largas cadenas de fructosa que se digieren peor. Puedes usar en su lugar cebollín, ajos tiernos, germinados, asafétida y aceite infusionado en ajo. Los aceites infusionados en hierbas, especias, cayena o trufa son un gusto para terminar los platos.

En una FODMAP *lite* también se suelen eliminar la leche, las coles y las legumbres, el trigo por su alto contenido no solo en gluten, sino en fructanos y otras enzimas, como los inhibidores de la amilasa tripsina.

Si vas a seguir la dieta FODMAP, te interesa tener la aplicación de Monash Uni Low FODMAP, donde verás con cantidades y semáforos de colores los alimentos aptos y no aptos para cada tipo de FODMAP. En la aplicación verás también ultraprocesados y azúcares que nosotros sabemos que no son buena idea. Encontrarás un diario útil para la reintroducción de alimentos.

Mi propuesta va a ser un plan simplificado para esta dieta SSD. Para cubrir lo básico y hacerlo bien, sin volvernos locos. Porque verás que hay mil listados contradictorios, unos recomiendan esto, otros aquello, cada uno hace su propia lista, incluso los mismos investigadores de Monash van cambiando los alimentos. **Mi propuesta es también que no elimines alimentos que sabes que a ti te sientan bien, aunque los veas en los listados como no aptos.**

Prueba esta dieta unos diez días. Si no te funciona, abandona. Si te funciona, puedes seguir otras dos semanas más y, después, puedes pasar siempre a reintroducir alimentos. Cuando hablamos de reintroducir, hablamos siempre de alimentos saludables, como el ajo y el puerro, no de ultraprocesados que deberían estar siempre lo más lejos posible de nosotros. No cometas el error de no reintroducir o te puede pasar factura como a muchas personas, que terminan comiendo arroz y pollo, pierden diversidad microbiana, sus síntomas vuelven o empeoran y, encima, ya no pueden volver a comer tan variado como antes.

Recuerda que las dietas no curan el SIBO y, a veces, hasta lo empeoran. El SIBO va de equilibrar, no de matar de hambre a nuestras amigas.

Tabla 4.4. Dieta específica para SIBO o SSD

	APTO	PRECAUCIÓN	NO
Verduras	Zanahorias, endivias, lechuga,* acelgas, espinacas, jitomate, calabacita (75 g), pimiento rojo, arúgula, berenjena (100 g), col,* champiñón en conserva,* algas, germen, bambú, ejotes (75 g). Cebollín, encurtidos.	Brócoli y col (máx. 50 g), aguacate (30 g), setas en conserva (10 g), camote (75 g), calabaza (50 g), ajo tierno o germinado de ajo (30 g). Alcachofa en conserva* (75 g).	Coliflor, ajo, espárragos, cebolla, pimiento verde, puerro, maíz. Papa, arroz y otros almidones (no aptos SCD).
Frutas	Piña, papaya, plátano,* frutos rojos, fresas, limón, naranja, mandarina, kiwi y pitahaya.	Melón (máx. 100 g). Coco, mango y granada (máx. 50). Aguacate (30 g).	Manzana, pera, durazno, chabacano, cerezas, fruta seca o enlatada, persimón, ciruelas, sandía y mermeladas.
Proteína	Huevos, carnes, pescados, mariscos, pulpo/sepia/calamar, hígado/vísceras. Tempeh. (Todas las grasas son aptas: aceite de oliva virgen extra, ghee, MCT y aceite de coco. Aceitunas y chocolate > 90%).	El caldo de huesos es alto en FODMAP, puede que te hinche por la gelatina, pero es muy curativo. Hazlo con verduras aptas y carne.	Carne en guisados, salsas y marinados con ingredientes no aptos como cebolla y ajo. (Infusiona cebolla y ajo en aceite para guisar. Usa cebollín o ajo tierno).
Legumbres y granos	Legumbres:* solo lentejas cocidas en conserva (máx. 50 g). Nueces de California,* Brasil y macadamias (máx. 40 g).	Almendras (20 g). Avellanas (30 g). Avena sin gluten,* quinoa* (50 g).	Evita toda legumbre. Pistaches y nuez de la India. Soya y derivados (salvo tempeh). Arroz y harinas (pan, pasta y galletas). Cerveza y similares.

	APTO	PRECAUCIÓN	NO
Lácteos	Ghee, mantequilla, queso muy curado, yogur casero de 24h de fermentación,* leches y yogures vegetales* (mejor de coco o almendra).	Lácteos en general, incluidos sin lactosa. Crema de coco sin espesantes (máx. 60 g).	Todo lácteo con lactosa, en especial, la leche de vaca y los quesos frescos.

(*): Cuidado, son aptos en FODMAP, pero no suelen sentar demasiado bien.

Evita el alcohol, refrescos, jugos (también naturales), azúcar, conservantes y edulcorantes (solo es apta la estevia natural).

Fuente: Elaboración propia a partir de The Monash University Low FODMAP y de la dieta SSD de la doctora Siebecker.

Tabla 4.5. Ejemplo de menú semanal para SIBO y SCD

	DESAYUNO	COMIDA	CENA
Lunes	*Smoothie* de zanahoria, calabacita, piña, naranja, colágeno, cúrcuma y jengibre.	Salmón salvaje con zanahoria y calabacita salteada. Miniensalada de germen y granada. Papaya.	Caldo de huesos bajo en FODMAP. Acelgas salteadas con jamón y huevo. Bol de fresas, arándanos, frutos rojos y granada con yogur de coco o almendras y *topping* al gusto.
Martes	Huevos pochados con jamón serrano y jitomate. Yogur de coco con mango (40 g).	Berenjena rellena de carne, pimiento rojo y jitomate. Piña.	Consomé de pescado con zanahoria, acelgas y otras verduras. Yogur 24 h de cabra u oveja con frutos rojos.

	DESAYUNO	COMIDA	CENA
Miércoles	Huevos revueltos con champiñones en conserva. Naranja, café.	Crema de zanahoria y coco con cúrcuma y jengibre. Sardinas, ensalada de arúgula y granada. Mandarina.	Pescado al horno con camote y verduras, ensalada de escarola, ensalada y granada. Fresas o fruta de temporada.
Jueves	Panqué de plátano en el microondas (1 plátano verde, 1 huevo, 2 nueces, un puñito de colágeno neutro en polvo, canela, opcional añadir chocolate si quieres).	Crema de espinacas. Bonito a la plancha y jitomate con cebollín. Fresas o kiwi.	Ensalada de endivias con anchoas, 2 nueces, mango (30 g), ralladura de manzana y de queso azul. Mejillones al vapor. Trufas de coco.
Viernes	Salmón, aguacate, queso de cabra y arúgula, en pan tostado o miniensalada. Yogur casero 24 h de cabra u oveja con frutos rojos.	Asado de carne con col y camote. Brownie al micro o pan casero con harina de almendras y huevo.	Salteado de verduras aptas con huevos pochados, jamón serrano, setas en conserva y aceite de trufa. Lenguado. Yogur de coco con fruta.
Sábado	Ayuno intermitente (infusión o café). Paseo o ruta por la naturaleza.	Sopa de salmón, pescado y mariscos. Sardinas con ensalada variada de verdolagas y germen, aguacate (30 g), queso, granada, nueces, cebollín y germinados. Coco (50 g).	Crema de calabacita o calabaza. Merluza a la plancha con verduras o en salsa de mariscos. Onza de chocolate > 85%.
Domingo	Crepas proteicas de plátano, colágeno y salsa de frutos rojos. Café o té.	Pollo asado con pimientos rojos. Pastel de calabacita.	Rodaballo u otro pescado al horno con verduras. Gelatina casera de fresa y frutos rojos.

Fuente: Elaboración propia a partir de The Monash University Low FODMAP y de la dieta SSD de la doctora Siebecker.

4.6. Dieta sin gluten

4.6.1. SIBO, una disbiosis con un gran trasfondo

¿Por qué a veces nos mandan dieta sin gluten para el SIBO? ¿Por qué la dieta FODMAP evita el gluten? Normalmente es porque los cereales como el trigo contienen un tipo de FODMAP, los fructanos, que son largas cadenas de fructosa que no se digieren del todo bien si tenemos SIBO. Además, el gluten por sí mismo no es una proteína muy digestiva, ya que no tenemos las enzimas para digerirlo; más aún si el pan no ha sido fermentado toda la noche con la masa madre, ya que la fermentación predigiere un poco esas largas cadenas de gluten formadas por gliadinas y gluteninas. El grano, que no quiere que te lo comas, además contiene inhibidores de la amilasa tripsina (inhibidores de las enzimas de digestión), contiene lectinas (un antinutriente) y contiene exorfinas (sustancia similar a la morfina que hace que te relajes y camufla los síntomas digestivos, por eso el pan es tan adictivo).

Como actualmente se abusa tanto del gluten, cuando dejamos de tomarlo a diario, solemos mejorar. Ya no solo por el gluten y los antinutrientes, es que los productos que más los contienen, panes, pastas y pan dulce, son los peores nutricionalmente hablando. Si los quitamos, tenemos más sitio para otros alimentos mejores.

Los cereales que contienen gluten son el trigo, el centeno, la cebada y la avena. La avena contiene gluten por contaminación cruzada en las fábricas. También contienen gluten los trigos ancestrales, como la espelta, el kamut, la escanda o el triticale. Y también todos sus derivados, como el seitán, el cuscús o la cerveza. No se libran los panes y el pan dulce proteico, de masa madre, de maíz o panes especiales (salvo certificados sin gluten), ya que en su composición siguen llevando harina de trigo. El gluten da una esponjosidad sin igual y, por sus características ventajosas para la industria alimentaria, lo encuentras en casi cualquier producto, no solo panadería, sino que se usa como espesante en cualquier salsa y como aditivo en cualquier envasado. Lo encuentras desde yogures a embutidos, porque lo añaden o porque se fabrica en las mismas instalaciones con otros productos con gluten.

Si eres celiaco o sensible al gluten no celiaco, debes evitar de forma estricta tanto el gluten como la contaminación cruzada. Esto último significa que lo que comes no debe haber tocado nada con gluten, que tu comida se ha de manipular con las manos, la cocina y los utensilios limpios de gluten, que no se ha usado el mismo tostador o la misma sartén que se ha usado previamente para hacer algo con gluten y que los ingredientes no se han manipulado en fábricas que contienen gluten. Vaya, una odisea.

Como la harina es omnipresente y tan volátil, es como estar esquivando obstáculos todo el tiempo. Comer fuera es como saltar los troncos giratorios de una gincana. Tú no lo ves a simple vista, pero tu sistema inmunitario detecta al vuelo si hay gluten en los alimentos y eso lo daña. Aprender a hacer la dieta sin gluten lleva tiempo y esfuerzo, pero es tu cura. Ojalá otras enfermedades supieran con certeza qué deben evitar para mejorar sus síntomas. Tener un diagnóstico es una buena noticia: a partir de ahora, ya sabes qué hacer para mejorar.

4.6.2. Pasos para descartar una celiaquía

Si tienes SIBO, piensa en descartar celiaquía antes de retirar el gluten por completo. La celiaquía está muy infradiagnosticada, hasta un 85 por ciento de los celiacos están sin diagnosticar. ¡Esto son casi todos! La celiaquía no es una

212 · ¿Tú también tienes SIBO?

intolerancia, es una enfermedad sistémica autoinmune que ataca en especial a las vellosidades del intestino delgado. Esto sí que es echar más leña al fuego, porque se suman los daños y las malabsorciones.

La celiaquía es una de las causas más importantes de SIBO. Hasta un 66 por ciento de los celiacos tiene SIBO, siendo este a su vez la causa de que un celiaco siga teniendo molestias, a pesar de hacer bien la dieta sin gluten. Si un celiaco no responde a la dieta sin gluten, aparte de asegurarnos de las contaminaciones en la dieta, habría que descartar colitis y SIBO, entre otras causas de atrofia de las vellosidades del intestino.

Según el Protocolo de Diagnóstico Precoz de la Enfermedad Celiaca de 2018 del Ministerio de Sanidad, **para descartar celiaquía** hay que hacer estas cinco pruebas:

1. **Sospecha clínica por síntomas.** Éstos pueden ser casi cualquiera, desde SIBO y problemas digestivos, hasta anemias, migrañas, dermatitis, Hashimoto, aftas, problemas en el esmalte, otras autoinmunidades... Ya son más frecuentes los problemas extradigestivos que los propios síntomas digestivos y algunos autores lo llaman *neurogluten* por los problemas neurológicos que ocasiona.

2. **Anticuerpos en sangre.** Un primer paso para detectarla es mirar los anticuerpos antitransglutaminasa, antiendomisio y antigliadina, aunque, solamente con esta prueba, en adultos no se puede descartar la celiaquía, así que, si sale negativa, hay que seguir el estudio. En niños sí podría ser una prueba diagnóstica, preferiblemente acompañada de la prueba genética. Para los anticuerpos en sangre, hay que comer gluten, porque, si ya se ha retirado de la dieta, la prueba será negativa.

3. **Genética completa**. Lo verás en las analíticas como HLA-DQ: HLA1. DQA1/DQB1 y debe incluir también el «medio» DQ2 (o «*half*» DQ2 en inglés). Pregunta a tus médicos o en tu laboratorio si miran «la genética completa con el medio DQ2». No hay necesidad de estar comiendo gluten para mirar la genética y es una prueba sencilla que te sirve para toda la vida. Esta prueba te va a dar una probabilidad, nula, baja, media, alta o muy alta y, si no es nula, se debería seguir el estudio con la gastroscopia.

4. **Gastroscopia con biopsia y recuento de linfocitos**. Hay que comer gluten para esta prueba, porque lo que queremos ver es si hay daño intestinal. Suelen recomendar comer unos 10 gramos de gluten diarios durante el mes previo a la gastroscopia, salvo si la prueba es con «citometría de flujo» cuya reintroducción es mucho más corta. Nos tienen que coger varias muestras, alrededor de cinco, de diferentes partes del estómago e intestino, y contarnos los linfocitos intraepiteliales, esto es, el grado de inflamación que presentan las células del intestino. Es importante tener el número exacto de linfocitos porque el límite para el diagnóstico está en 25 por ciento y no es igual tener 2 que tener 20, aunque esa prueba se informe como «negativa». Si tenemos lesiones en las vellosidades del intestino, nos lo informarán con la escala llamada *Marsh*, del 0 al 3, siendo 0 negativa y 3 la más grave.

5. **Respuesta a la dieta sin gluten estricta**, sin trazas ni contaminación cruzada. Haz esta prueba durante seis meses aproximadamente, pero después de haber hecho las pruebas anteriores donde tienes que comer gluten, que son todas salvo la genética. Si todas las pruebas anteriores son negativas, pero esta prueba a dieta sin gluten te ayuda a mejorar los síntomas, pue-

de que seas sensible al gluten no celiaco, y el tratamiento sería igualmente una dieta sin gluten estricta,
aunque en inicio no tengas la autoinmunidad que
corresponde a la celiaquía. Sospecha también de celiaquía si alguna vez probaste a quitar el gluten, por
dieta FODMAP u otra razón, y te encontraste mejor.

Con solo una prueba de estas cinco no es suficiente para
un diagnóstico correcto, hay que hacer prácticamente todas
y tener al menos tres positivas, siendo la gastroscopia la
considerada más importante. No es nada sencillo, tiene su
chiste. Como siempre, la orientación de un profesional especializado en enfermedad celíaca va a ser clave.

4.6.3. ¿Por qué es tan importante descartar una celiaquía?

Porque es una **enfermedad sistémica y autoinmune** que
puede manifestarse en todo el cuerpo, desde el intestino al
cerebro. Porque, sin el diagnóstico, no harás bien su única
cura, la dieta sin gluten, con lo cual nunca mejorarás, si con
suerte no empeoras. Los problemas con el gluten son alergias o autoinmunidades, no son intolerancias, y aquí no hay
margen de cantidad permitida; y luego la SGNC pueden ser
muchas cosas. También porque es importante para tu familia, porque se hereda, y pueden tenerlo tus hijos o tus padres
(y a lo mejor esas migrañas o ese cáncer de colon familiar
viene de una celiaquía sin diagnosticar).
    El desarrollo de la celiaquía es multifactorial, se puede
desarrollar en cualquier momento de la vida y puede estar
desencadenado por un excesivo consumo de gluten, por una
infección, por inflamación crónica, por la toma de antibióticos, IBP u otros fármacos, por una disbiosis como el SIBO, in-

cluso por el excesivo nitrógeno en las tierras que aumenta las gliadinas o por el uso de glifosato. Favorecido todo por la existencia de otras enfermedades y autoinmunidades, por anemia o déficit de vitaminas, como la vitamina D. Y, con todo este cóctel, ya con el sistema inmunitario, la microbiota y el intestino dañado, se nos agravan a su vez los déficits de vitaminas, las disbiosis y el SIBO. Un círculo vicioso que hay que romper.

¿Recuerdas al digestivo pediátrico, el doctor Alessio Fasano, que comentaba que todas las enfermedades comienzan en el intestino permeable? El doctor Fasano es un investigador pionero en la enfermedad celíaca. Comenta que la genética y el ambiente ya no son suficientes por sí mismos para desarrollar una celiaquía, como se pensaba antes. La microbiota, la permeabilidad intestinal y la respuesta inmune también influyen, hablan con nuestros genes (epigenética) resultando en el desarrollo de la enfermedad o no. Por eso, no todo el mundo desarrolla celiaquía, solo alrededor de entre el 2 y el 5 por ciento de la población, porque es un cúmulo de factores. Aun así, la mayoría siguen sin diagnóstico. El doctor Fasano y su equipo del CD-GEMM (*Celiac Disease Genomic Environmental Microbiome and Metabolomic Study*) de Massachusetts estudian las especies de la microbiota que contribuyen al desarrollo de la celiaquía en niños predispuestos, con una asombrosa predicción de la edad de desarrollo de la enfermedad según el patrón de microorganismos. La idea es prevenir su aparición con la integración de las ciencias ómicas.

La celiaquía fue una de las causas de mi SIBO y he de decir que, si no me hubiera saltado la alarma del SIBO, a lo mejor no lo hubiera descubierto nunca. Ya había normalizado no tener buenas digestiones, los problemas de hormonas y los problemas de piel. Como, total, me ocurrían desde pequeña... Y hasta que no estás bien, no eres consciente de cómo es sentirse realmente bien. Merece la pena. Sin salud, la vida resulta más cansada.

4.7. Dieta baja en sulfuro

Para el SIBO de tipo sulfuro se recomienda hacer una dieta baja en azufre, de forma temporal y junto con el tratamiento. Recuerda que las dietas restrictivas no curan por sí mismas. La dieta baja en sulfuro suele notarse más rápido que la dieta baja en FODMAP y en siete días ya notarás si te funciona. No la extiendas más de lo necesario, necesitamos el azufre como gasotransmisor, para producir colágeno para la piel y las articulaciones, para el détox hepático y como antioxidante *antiaging* y anticancerígeno.

Los **alimentos más altos en azufre** que se suelen eliminar en esta dieta son las proteínas animales (huevos, lácteos y carnes rojas), las crucíferas y las aliáceas. Elimina o reduce (cada uno tiene una tolerancia):

- **Proteína animal**: huevos, lácteos y carne roja de mamífero. También proteínas animales en polvo como gelatinas, colágeno o proteína de suero (*whey*). Puedes tomar·pescado y aves como pollo y pavo.
- **Crucíferas**: col, coliflor, brócoli, coles, chucrut, rábano, col morada, nabo o mostaza.
- **Aliáceas**: ajo, cebolla, puerro, espárragos y cebollín. En la dieta baja en sulfuro, a diferencia de una baja en FODMAP, los compuestos azufrados van a ser solubles en aceite, por lo que se evitaría el uso de aceite infusionado en ajo. Tampoco son aptos el cebollín, los germinados, ni la especia asafétida, que sí son aptos en una dieta baja en FODMAP.
- **Sulfitos** presentes en el vino, los vinagres, la cerveza, el champán, las frutas secas (pasas, dátiles...) y los congelados. También hay sulfitos en comida preparada, salsas y purés de bolsa. Los sulfitos aparecen como conservantes E221-E228.

- **Legumbres**: soya, cacahuates, garbanzos, lentejas, frijoles...
- **Gluten**: trigo, cebada, centeno, espelta, kamut, cuscús, cerveza...

Si quieres ir un paso más allá en la dieta baja en sulfuro, podrías reducir:

- Café, chocolate, alcohol, té y agua de la llave.
- Quinoa y trigo sarraceno; en este caso, opta mejor por arroz.
- Suplementos como NAC (N-acetil-cisteína), taurina, L-cisteína, L-metionina y los suplementos llamados de «détox hepáticos» que suelen contener estos compuestos. También condroitina, condroitín sulfato y MSM (metilsulfonilmetano), que encuentras en suplementos para el colágeno, el pelo y las articulaciones. No abuses en este caso de hierbas amargas, de ox bile y ni de estimuladores de la bilis. Quizá tu profesional considere que hay mayor beneficio que riesgo con estos suplementos y prefiera que los tomes, por ejemplo, si tienes floja la depuración hepática. Consulta siempre tu caso particular.

Como veíamos, **se plantea el pesticida glifosato como un causante del SIBO sulfuro**, por eso, compra frutas, verduras, hierbas y especias ecológicas. Evita el maíz, la soya, el trigo, la avena, y los cereales que suelen contener mayores niveles, en especial, si no son ecológicos. Vigila que el pescado y los mariscos congelados no lleven sulfitos como conservantes, cómpralos mejor frescos y congela en tu casa. No consumas vino, puré de papa ni carne procesada envasada, que son los productos que más sulfitos contienen.

Ten muy presente tomar pescado fresco en la dieta baja en sulfuro, porque, al eliminar huevos y carne roja, corremos el riesgo de estar en déficit con los requerimientos proteicos diarios. Podemos tomar aves como pavo y pollo e incluso se permite un par de huevos a la semana por ser muy nutritivos. Si crees que no tomas suficiente proteína, valora añadir a esta dieta baja en sulfuro una proteína vegetal en polvo como complemento (mejor de cáñamo o de semilla de calabaza, evita las de chícharo y de soya porque son menos digestivas). El lino molido podría ayudar a reducir el sulfuro por la enzima CBS y, además, la linaza nos sirve de sustituto del huevo. No olvides tomar muchos polifenoles presentes en los colores de las verduras, frutos rojos, hierbas y especias, para dar alegría a tu microbiota buena.

Y si tenemos SIBO sulfuro y SIBO metano, ¿podríamos combinar varias dietas? **Normalmente no se recomienda juntar muchas dietas específicas.** Primero, porque no curan. Segundo, porque es un lío, nos volvemos locos y no comeríamos nada. Tercero, porque las restricciones dejan de capa caída la diversidad de la microbiota. Bajo supervisión nutricional, quizá durante una semana solamente, podríamos hacer una dieta específica para el SIBO y una dieta baja en sulfuro a la vez. En este caso, podemos tomar verduras bajas en FODMAP y bajas en sulfuro, como son el calabacita, la zanahoria, la calabaza, los germinados, las endivias, la arúgula o el jitomate. Como fuente de proteína, mucho pescado fresco y productos del mar. De postre, frutos rojos, fruta apta que toleres, yogur vegetal de coco...

Tanto si haces esta combinación, como si haces solo la dieta baja en sulfuro, tras una semana, empieza a **reintroducir** alimentos, por ejemplo, la yema de huevo, no la clara.

Tabla 4.6. Listado de alimentos para hacer una dieta baja
en sulfuro

Verduras	Evita las **aliáceas**: ajo, cebolla, puerro, espárragos, cebolla cambray, cebollín y asafétida. Evita las **crucíferas**: col, coliflor, brócoli, coles, rábano, mostaza.
Frutas	Evita la fruta seca, la papaya, la piña y la naranja.
Proteína	Evita los **huevos** (solo 2 a la semana), los mariscos, el atún, el bacalao, el lenguado, la ternera, el cerdo, el cordero, los embutidos y otras **carnes rojas** de mamífero. Tampoco tomes gelatina, colágeno ni caldo de huesos de ternera. Cuidado con el pescado y los mariscos congelados, puede llevar sulfitos (el fresco es apto). Complementa con proteína en polvo vegetal (cáñamo 70% o semilla de calabaza).
Grasas	Todas las grasas son aptas, pero con moderación. Prioriza el aceite de oliva virgen extra ecológico, el aguacate y el ghee. Opta por el pescado azul y blanco antes que por grasas de mamífero.
Granos	Evita todas las **legumbres** (soya, lentejas, garbanzos, alubias, cacahuates...), quinoa, trigo sarraceno y gluten (trigo, cebada, centeno, avena sin sello «sin gluten») porque, además, llevan **glifosato** si no son ecológicos. El arroz ecológico es apto (½ taza).
Lácteos	Evita todo **lácteo**, excepto el ghee, los yogures o las leches vegetales. Evita el *whey*.
Otros	Evita los **sulfitos**, en especial, los encuentras en el **vino**, vinagre, cerveza y champán, en la comida preparada, salsas, purés, conservantes E221-E228 (sulfitos) y carragenatos. Evita el café, el chocolate, el alcohol, el té, el agua de la llave y suplementos como NAC, MSN, alicina, taurina, L-cisteína, L-glicina, L-metionina, glutatión, SAMe, metil-folato, metilcobalamina, colina, clorella, condroitinsulfato o ácido alfa lipoico. Evita las hierbas amargas. Consulta este apartado con tu profesional.

En negrita, los alimentos más altos en sulfuro que se deben evitar
de forma prioritaria en una dieta baja en sulfuro.

Fuente: Elaboración propia.

4.8. Reintroducción de fibras

Elijas la dieta que elijas, pasa cuanto antes a introducir alimentos. El objetivo es llevar una **dieta antiinflamatoria lo más variada posible**, que es la que equilibra de verdad. No sientas la tentación de no reintroducir, ya que si no le das fibra a tus bacterias buenas, las matas de hambre, se pierde diversidad, la capa de moco intestinal se degrada y te deja con un intestino permeable, con más síntomas y más susceptible a la invasión por patógenos. Muchas personas terminan comiendo arroz y pollo y terminan encontrándose peor que al inicio. No quiero que esto te pase.

Para reintroducir, puedes seguir varias **estrategias**:

1. Introducir fibra que probablemente **sea más digestiva y se tolere mejor**, comenzando, por ejemplo, por una compota de manzana, lino molido, psyllium, chía remojada, setas, avena, almidón resistente y polifenoles. La fibra que peor se suele tolerar son los fructanos, FOS y GOS, que encontramos en legumbres y cereales, quizá quieras dejarlos para el final.
2. Introducir por **tipos de FODMAP** si has hecho esta dieta o la SSD.
3. Introducir por **alimentos más densos nutricionalmente**, como el hígado o la yema de huevo.
4. Introducir por **alimentos que más eches de menos**.

Si has seguido la dieta baja en FODMAP o la dieta específica para SIBO (SSD), a las cuatro semanas como tarde, empieza a reintroducir alimentos por tipos de FODMAP. De esta manera, podemos comprobar la tolerancia a grupos completos, aunque los alimentos suelen tener combinación de varios. El esquema de reintroducción es 1-1-3:

- Introducir un alimento,
- con un tipo de FODMAP,
- cada tres días.

También puedes agrupar los alimentos e introducir varios con un mismo tipo de FODMAP para que la reintroducción no se alargue en exceso. Ten en cuenta que las cantidades en una dieta FODMAP importan, por lo que, a la hora de reintroducir, tendremos que pesarlos. Elige un alimento y toma más cantidad de la indicada en la tabla 4.8., por ejemplo, más de 45 gramos de mango o más de 75 gramos de pimiento verde. En el caso del ajo y de la cebolla, con unos pocos gramos sería suficiente. Recuerda que los FODMAP se diluyen en agua y no en aceite. Reintroduce uno nuevo cada tres días y vigila tus síntomas. Apúntalo todo en tu libreta o diario.

En este punto **se aconseja llevar un diario de alimentos y síntomas**, si hasta ahora no lo tenías, porque la reintroducción es un proceso lento y un poco lioso. Puedes usar un diario en papel, una simple libreta, una app de notas o la aplicación de Monash Uni (siguiendo su esquema de colores, puedes empezar con los verdes, seguir por los amarillos y dejar los rojos para el final).

Si un alimento te da una reacción clara (malestar digestivo, gases, diarrea, estreñimiento, dolor de cabeza, niebla mental, fatiga...), descártalo por el momento para probarlo más adelante. Espera a que se aclaren los síntomas e inténtalo con otro. Si la reacción no es muy evidente y no estás seguro, sigue con la reintroducción igualmente y termina de comprobarlo en una segunda ronda. Con suerte, a medida que vas avanzando en el tratamiento de SIBO, irás tolerando más alimentos.

Tabla 4.7. Tabla de reintroducción de FODMAP

TIPO DE FODMAP	ALIMENTOS
Fructosa	Jitomates secos (> 10 g), mango (> 45 g), corazones de alcachofas (160 g).
Sorbitol	Aguacate (> 45 g), durazno (> 45 g), pimiento verde (> 75 g).
Fructanos (FOS)	Puerro (> 50 g), calabacita (> 70 g), ajo (3 g).
Manitol (Poliol)	Apio (> 15 g), coliflor (> 75 g), camote (> 100 g), apio nabo (> 350 g).
Lactosa	Yogur comercial (> 50 g), leche (> 50 g), crema (> 50 g).
Galacto-oligosacáridos (GOS)	Frijoles negros (> 52 g), chícharos (> 55 g), almendras (> 25 g).

Tipos de FODMAP y alimentos que los contienen con sus
cantidades, para que sirva de guía a la hora de reintroducir
alimentos en una dieta baja en FODMAP. Elige un alimento con un
tipo de FODMAP, toma más cantidad de la indicada y espera tres
días para ver si te sienta bien o mal. Anota todo en tu diario.

Fuente: Elaboración propia.

La única dieta que no admite reintroducción, por sus
implicaciones en el sistema inmunitario, es la dieta sin gluten. Para el resto, como la dieta baja en sulfuro, baja en histamina o la paleo autoinmune, el esquema de reintroducción sería el mismo: un alimento cada tres días. Comienza
por los más altos en densidad nutricional, como la yema de
huevo. Ve añadiendo y anotando síntomas en tu diario.

El alimento es medicina. Que no nos digan lo contrario. El
tipo de alimentación que llevemos es esencial para la salud,
más aún si sufrimos de alguna patología digestiva como SIBO,
«intestino irritable» o alguna enfermedad inflamatoria.

El alimento no son solo calorías: el alimento es información que habla con los genes y que nutre la microbiota. No es lo mismo 100 kcal de salmón que 100 de azúcar blanco. Pero no hace falta saber nada de bioquímica ni de genética para elegir alimentos que de forma intuitiva sabemos que son buenos.

La buena alimentación y el estilo de vida sí equilibran la microbiota de verdad y nos libran del SIBO para siempre. **No hagamos dietas, convirtámonos en personas saludables.** Eliminemos la comida basura que nos enferma, descansemos, hagamos ejercicio a diario. Luego, cada persona puede elegir una variación según su alimentación local tradicional, podríamos llevar una dieta pescomediterránea, una inmunonutrición, una dieta evolutiva o una dieta prebiótica, todas ellas son similares en el sentido de que son tipos de alimentación con patrones saludables, con densidad nutricional y sostenibles en el tiempo.

Bajo consejo profesional, puedes probar dietas específicas para algún problema de salud, como la paleo autoinmune, si hay algún problema de autoinmunidad, o una low carb o keto, si tienes problemas metabólicos o neurológicos. De forma temporal, puedes valorar una dieta restrictiva para el SIBO, como una dieta SSD, una baja en FODMAP u otra específica. Prueba siete días, un mes como máximo y reintroduce siempre. Usa prebióticos y probióticos y toda la variedad que puedas para mitigar la pérdida de diversidad de las dietas restrictivas. Aun siguiendo estas dietas, añade variedad y alegría, **disfruta** de la cocina y del momento de tu comida.

5

Más allá del SIBO

5.1. Qué hacer si no mejoras o recaes:
mi SIBO me hace *GHOSTING*

¿Has probado de todo y el SIBO no se va? ¿Te encuentras mejor con el tratamiento, pero al cabo del tiempo la hinchazón vuelve de nuevo? No estás solo, es muy habitual. **La mitad de las personas con SIBO recae**. Sí, desafortunadamente entre un 40 y un 50 por ciento, según las estadísticas. Por eso, a veces, lo llaman «SIBO crónico». Pero salvo casos irreversibles como cirugías digestivas, si se busca la causa y se trata el SIBO correctamente, el SIBO se va.

¿Fácil? Para nada. Como hemos visto, **los antibióticos y la dieta FODMAP empeoran la situación**. Tratar el SIBO es tratar a la persona entera. Y no todos los tipos de medicina buscan la causa, ni del SIBO ni de otras enfermedades. Trabajar con un profesional que te ayude de forma integrativa va a ser siempre un acierto que merece la inversión que supone.

Repasando los **pasos que se deben seguir**, serían los siguientes:

1. Sigue una **alimentación y un estilo de vida antiinflamatorios**, básicos para la buena salud y el equili-

brio de la microbiota a largo plazo. Ten en cuenta la naturaleza, los ritmos circadianos, el ejercicio, la gestión del estrés...

2. Acompáñate de un buen **profesional actualizado**, o de varios, en las diferentes áreas en las que necesites ayuda.

3. Comprueba la parte más técnica de la **prueba de SIBO**, que la metodología y la lectura de los resultados ha sido la correcta.

4. Busca y trata la **causa** si puedes.

5. Sigue una **estrategia para el tratamiento**. Elimina lo que te daña y trata el SIBO de forma global, siguiendo, por ejemplo, las 5R. Comienza a tratar cerebro, boca y estómago antes (o a la vez) que el intestino. Intenta hacer un tratamiento correcto en estrategia, calidad, tiempos y dosis. Haz el tratamiento continuado durante varios meses, no lo dejes a medias o lo hagas de forma errática, con cambios prematuros, o idas y venidas.

Lo sé, no es sencillo. Por eso vamos a ver algunas de las causas «resistentes» y más habituales por las que el SIBO no se acaba de ir.

5.1.1. Estilo de vida

Tú eres tú y tu microbiota, y todo lo que te haces a ti, se lo haces también a ella. Hay un estudio de 2020 que se titula literalmente «Tienes la microbiota que mereces». Suena un poco duro, al fin y al cabo, no elegimos de pequeños la microbiota que queremos tener, ¡ya quisiéramos! Acercarnos al tendero y decirle: «Póngame cuarto y mitad de *Akkermansia*, que se me va terminando por aquí». Nacemos y la heredamos. La infancia no la elegimos tampoco. Luego hay dramas que nos ocurren, como el antibiótico que necesitaste de bebé cuando la microbiota se estaba desarrollando, el intento de invasión alimentaria que te dejó las tropas diezmadas, tentativas de la panadería industrial de envenenar a tu pobre microbiota... Si la microbiota hablara..., escribiría una novela medieval ¡muy épica!

¿Por qué dicen eso en este estudio? Porque «todo lo que te haces a ti, se lo haces a tu microbiota»: la alimentación, el ejercicio, el descanso, los ritmos circadianos, la naturaleza... La gran noticia es que tenemos margen de acción y, además, todo ello es gratis. Podemos hacer más cosas para ayudarla, enviándole tropas amigas, comida que le gusta, ladrillos para reparar la muralla, educación en la escuela intestinal, un ambiente seguro... Si no te cuidas «por ti», cuídate «por ella», por esos millones de bichitos que te acompañan y te protegen. No te sientas solo, ellos te adoran, eres su familia y su hogar.

5.1.2. Ejercicio

> La vida es como montar en bicicleta, para mantener el equilibrio, debes seguir moviéndote.
>
> ALBERT EINSTEIN

Si no te mueves, no estás sano. Punto. Lo siento, pero moverse es inherente a vivir. La vida es movimiento. Sin movimiento, el agua se estanca y... ya sabemos lo que pasa. Nuestro mundo moderno lleno de comodidades no nos lo pone nada sencillo, la verdad. Ya no tenemos que vivir en medio del bosque, construirnos la cabaña, salir a cazar e ir a buscar agua a kilómetros de distancia para poder sobrevivir.

Nuestros antepasados se movían mucho y comían más bien lo justo. El sedentarismo actual es mortal. Entonces, para tener salud, el peaje de la comodidad moderna es la incomodidad voluntaria. Seguro que prefieres salir a caminar por gusto que tener que salir obligado y sediento a buscar agua.

Sabemos que el ejercicio nos mantiene ágiles y activos para poder envejecer con salud. El ejercicio previene la diabetes, la obesidad, el cáncer, el Alzheimer y mil enfermedades más, por eso es la mejor polipíldora. No hay ninguna pastilla que le llegue ni a la suela del zapato. En el tema digestivo que nos ocupa, se ha visto que el ejercicio mejora la motilidad, reduce la hinchazón y el dolor abdominal, mejora la permeabilidad intestinal, incrementa la diversidad, aumenta los Firmicutes y la *Akkermansia* y eleva los ácidos grasos de cadena corta. Hasta que no encuentren la manera de meter todo eso en una pastilla mágica, no nos queda otra que movernos.

¿Cuánto ejercicio deberíamos hacer? Básicamente, todo el que puedas, adaptado siempre a tu condición física y a tus capacidades. Caminar veinte mil pasos es mejor que diez mil y esto a su vez mejor que cinco mil y, aunque sean dos mil, siempre es mejor que cero. Si tienes un trabajo sedentario, haz lo que llaman *sitting breaks*, que son descansos de estar sentado para hacer algún movimiento como sentadillas o subir escaleras o pon una caja debajo de la computadora y trabaja un rato de pie. Si podemos, añadiremos dos sesiones a la semana de **ejercicios de fuerza**, para mantener el músculo joven, que es también un órgano endocrino, y prevenir ser un anciano incapacitado con osteoporosis y osteopenia. Añadiremos **alguna sesión de movilidad**, para ser ágiles y no estar tiesos como cruasanes de hormigón. Añade lo que llamamos *cardio* un par de veces a la semana, algún intervalo de alta intensidad como *sprints* (**HIIT**), saltos, ejercicios de potencia... Si te suena complicado, busca un buen entrenador, en realidad, es sencillo combinarlo todo. Haz el deporte o el entrenamiento que te guste, para unos será hacer yoga, para otros pesas, para otros calistenia, surf, lucha, triatlón o escalada. Aquí todo vale. **Sal a la naturaleza y disfruta**.

Sé que cuando nos encontramos mal, no tenemos la energía para entrenar. Intenta hacer lo que puedas, aunque sea poquito. Mejor cinco minutos que cero. Ese poco te dará energía para encontrarte mejor y hacer mañana un poco más e ir progresando. El ejercicio crea energía. Verás que pasados los primeros días de «arranque», luego te encuentras mucho mejor. Hay quien hasta que no se toma en serio lo de hacer ejercicio de verdad no mejora. Si crees que te va a costar o no sabes por dónde comenzar, busca ayuda profesional. Al principio, se sufre mucho, pero persiste. Muévete mucho, por tu salud y por la de tus bacterias.

5.1.3. Estrés crónico

> Sé tú mismo. El resto de papeles ya están tomados.
>
> Oscar Wilde

Si existe inseguridad ciudadana, la gente del pueblo no va a confiar los unos en los otros ni va a vivir tranquilo. Cuando tenemos estrés crónico, los ciudadanos de la ciudad microbiótica lo saben, escuchan, respiran el peligro, viven con miedo, están angustiados, no duermen bien.

Hay diferentes **mecanismos** por los que un estrés crónico afecta directamente a la digestión:

- La **motilidad** se para. Si corre peligro tu vida, no es momento de ir al baño.
- El **flujo de sangre** y la inervación al tubo digestivo disminuyen, tus piernas necesitan la sangre para salir corriendo.
- La **absorción de nutrientes** baja. Ahora no es el momento de digerir.
- El **sistema nervioso entérico** y la producción de serotonina se alteran. Ahora necesitamos cortisol y adrenalina para luchar o huir.
- La **hiperpermeabilidad intestinal** aumenta. Que pase lo que haya sin filtro, que necesitamos toda la ayuda y no podemos pararnos a filtrar.
- El **tono del sistema nervioso simpático** aumenta, que es el de lucha o huida. Hay que estar alerta.
- El **ácido estomacal** disminuye. Si corres por tu vida, tampoco es momento de comer.
- El **nervio vago** se inhibe, que es el de la digestión y la reparación. No estamos para digerir ni para reparar las mucosas.
- El **sistema inmunitario** se altera, los mastocitos y la inflamación suben. Así nos defendemos si nos cortamos en la lucha.
- La **disbiosis** se dispara. El eje microbiota-intestino-cerebro sufre.

El estrés inflama, causa disbiosis y permeabilidad intestinal, con todas sus consecuencias. En la vida salvaje, los momentos estresantes duran poco, mientras te persigue el león y corres al árbol. En la vida moderna, duran años. La hipoteca, los problemas económicos, familiares, laborales, de pareja... Ojalá pudiéramos actuar y solucionar todos los problemas que detectamos, pero a veces no nos queda más remedio que aprender a sobrellevarlos de la mejor forma posible. A lo mejor no puedes evitar comer con tu jefe, pero puedes practicar *mindful eating* (y llevarte un extra de enzimas digestivas, psicobióticos y un buen suplemento antiestrés). ¿Tienes un trabajo que no te gusta? ¿Estás quemado? Tu cansancio, tu mal humor y tus problemas de salud pueden originarse por un *burnout*. Las herramientas y la ayuda de un buen psicólogo, el *mindfulness*, el ejercicio, los baños de agua fría, la sauna y otras técnicas de liberación del estrés nos van a ayudar mucho a lidiar con los problemas de la

Gráfico 5.1. ¿Cómo afecta el estrés a la digestión?

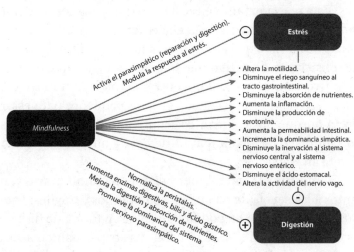

Si estamos estresados, el cuerpo no puede digerir bien. Necesitamos activar el sistema nervioso parasimpático (nervio vago) encargado de la digestión y de la reparación. Unas técnicas que nos ayudan a reducir el estrés y tener mejores digestiones son el *mindfulness* y el *mindful eating*.

Fuente: © Salomart a partir de Cherpak, Christine E., «Mindful eating: a review of how the stress-digestion-mindfulness triad may modulate and improve gastrointestinal and digestive function», *Integrative Medicine (Encinitas, Calif.)*, 18, 4 (2019), pp. 48-53.

vida. La vida siempre tiene desafíos. Siempre. La diferencia es cómo afrontamos los que nos toca vivir. Filosofías antiguas como el estoicismo pueden ayudarte a tener herramientas.

Los eventos en la infancia, incluso en el útero materno, nos han moldeado a través de la epigenética para estar más alerta en un mundo supuestamente hostil. Hechos como la toma de antibióticos o la separación de la madre hacen que a los animales de laboratorio (pez cebra, ratones, cerdos y primates) les duela la tripa de mayores, porque lo pasaron mal y los pobres quedan con tripas reactivas e hipersensibles. Esta reacción también se ha visto en humanos. El dolor abdominal puede venir de la glía entérica sensibilizada por estrés. Se ha visto que ante situaciones de estrés en la infancia, el sistema digestivo queda resentido, aunque a nivel cognitivo-conductual nos encontremos bien. Si nuestro cerebro ha sido *cableado* cuando éramos pequeños para estar alerta porque no se encontró seguro entonces, tendremos una sobreactivación simpática de base y nuestra digestión se verá afectada.

El intestino, la microbiota y el sistema inmunitario van juntos a la escuela de pequeños y son tiernos y frágiles. Este daño en la infancia ha podido quedarse en forma de disbiosis o de hipersensibilidad visceral. Las tripas hablan antes que la mente. Diferentes factores como la susceptibilidad genética, estos episodios en edad temprana, los primeros mil días de vida, los factores socioculturales y los mecanismos de adaptación al dolor afectan a los niños en diferentes estadios de sus vidas y pueden resultar en el desarrollo de síndromes de inflamación de bajo grado, obesidad, permeabilidad intestinal, neurodegeneración, dolor crónico y disfunciones digestivas en personas adultas. **El estrés dispara las autoinmunidades como el lupus, la diabetes tipo 1 y la esclerosis múltiple. El estrés es un factor más**

para el desarrollo de enfermedades, como son las infecciones, las disbiosis, fumar o la obesidad.

Los padres de los **psicobióticos** (probióticos que ayudan a tu cerebro) y recientemente de la *dieta psicobiótica*, Ted Dinan y John F. Cryan, han estudiado el **eje microbiota-intestino-cerebro** con unos resultados sorprendentes. Desde transferir la depresión de humanos a ratones través de un trasplante de microbiota fecal, hasta saber cómo tu microbiota te *hackea* el apetito o te hace engordar.

El estrés se mete hasta las tripas. La sabiduría popular ya reflejaba lo del eje intestino-cerebro con dichos como «me revuelve el estómago», «tengo el estómago en un puño» o «tener mariposas en el estómago». En inglés, *gut feelings* ('intuición'), *gutted* ('decepcionado', 'hecho pedazos'), *gutsy* ('que tiene agallas'), *it takes guts* ('requiere valentía') o *butterflies in one's tummy* ('parece que las mariposas en el estómago son internacionales'). Se conoce la existencia de este eje microbiota-intestino-cerebro desde hace más de dos siglos, pero es ahora, con el desarrollo de los estudios neurocientíficos y del conocimiento de la microbiota, cuando se confirma su existencia y su papel esencial en el desarrollo. Los presentimientos vienen del corazón o de las tripas, no de la mente. Gracias a los consejos de personas sabias, yo cada vez tomo más decisiones escuchando a mis tripas y menos a mi cerebro. Nadie asegura el éxito, pero disfruto más el camino. Quizá sea la microbiota con su altavoz la que nos intenta ayudar a ser coherentes con nuestra vida, a hacer aquello que sentimos, la que nos grita cuando nos ve *atrapados* en vidas que no queremos. Escúchala.

¿No estás seguro de si tienes estrés? Pide consulta psicológica. Tu profesional también podría medirte el cortisol en saliva o el cortisol en sangre junto con la DHEA y otras hormonas del eje HPA. Podrías también medir la flexibilidad de adaptación de tu sistema nervioso de forma indirecta a través de tu corazón con el HRV (*Heart Rate Variability*). Puedes hacer esto en casa con una banda de frecuencia cardíaca. Puedes también hacer un cuestionario de estrés percibido. Sospecha si se te eleva la tensión, el azúcar o la inflamación. No es ninguna tontería, el estrés, además de disbiosis, predispone a infartos.

Tabla 5.1. Estrategias naturales para mejorar el funcionamiento del eje hipotálamo-pituitaria-adrenal (HPA)[6]

APOYO AL SISTEMA NERVIOSO CENTRAL	APOYO ADRENAL	MODULACIÓN TEJIDO-CORTISOL
Mantener una respuesta apropiada del hipotálamo a los estresores conlleva: Regulación glucémica. Disminuir los estresores percibidos. Disminuir las señales inflamatorias. Aumentar las señales circadianas: • Terapia del sueño. • Sincronización luz/oscuridad. • Horario de comidas.	Proteger la zona reticularis: • Antioxidantes. • Adaptógenos.	Disminuir la actividad de 11β-HSD1:* • Reducir la inflamación. • Reducir la resistencia a la insulina. • Reducir la adiposidad central. • Considerar actividad física (no muy intensa).
Equilibrar neurotransmisores/neuroesteroides: • Considerar la suplementación de precursores y cofactores para la síntesis de neurotransmisores. • Considerar la suplementación de DHEA y pregnenolona.	Apoyo nutricional para la esteroidogénesis adrenal: • Vitamina C. • Complejo de vitaminas B metiladas. • Ácido pantoténico (B5). • Niacina (B3). • Minerales (en general). • Magnesio/zinc. • Suplementos de glándulas adrenales.	Aumentar las proteínas de choque térmico en los receptores glucocorticoides: • Considerar adaptógenos. • Considerar actividad física (no muy intensa).

6. Siempre con ayuda de un profesional.

APOYO AL SISTEMA NERVIOSO CENTRAL	APOYO ADRENAL	MODULACIÓN TEJIDO-CORTISOL
Equilibrar los mecanismos de retroalimentación del cortisol: • Considerar la fosfatidilserina. • Considerar adaptógenos.		Aumentar la actividad antiglucocorticoide de la DHEA. Considerar suplemento de DHEA.

(*) Las enzimas 11-beta hidroxiesteroide deshidrogenasa 1 y 2 facilitan la interconversión de cortisol (activo) y cortisona (inactivo). Los polimorfismos, la expresión, la activación y la inhibición de estas dos enzimas pueden afectar en gran medida la concentración intracelular de cortisol activo disponible para la señalización dentro de la célula.

Apoyar el eje HPA es importante en la gestión del estrés y de las enfermedades crónicas que impliquen organizar terapias en torno al cerebro, la glándula suprarrenal y la señalización del cortisol en los tejidos diana.

Esta tabla resume algunos protocolos básicos que se pueden utilizar en la mayoría de los pacientes con disfunciones del eje HPA.

Nos aseguraremos siempre de llevar una buena dieta y un buen estilo de vida e intentaremos eliminar estresores conocidos.

Fuente: Elaboración propia a partir de Guilliams, Thomas G., *The role of stress and the HPA axis in chronic disease management*, Stevens Point: Point Institute, 2015.

5.2. OTRAS CAUSAS: ¿QUÉ NO ES SIBO PERO DA SÍNTOMAS DE SIBO?

> El éxito es la suma de pequeños esfuerzos repetidos un día tras otro.
>
> ROBERT COLLIER

¿Qué más podemos hacer? ¿Qué no es SIBO, pero da síntomas de SIBO? Otro tipo de disbiosis. Si tu SIBO no se va, o ya da negativo, pero te sigues sintiendo mal y tienes ya trabajado todo lo que hemos visto, piensa en otro tipo de disbiosis, como puede ser SIFO, parásitos, patobiontes oportunistas, pérdida de diversidad o pérdida de especies clave. Esto podríamos verlo con un test de microbiota, junto con marcadores interesantes como zonulina o elastasa.

Comprueba también si después del tratamiento quedó un intestino permeable o un déficit de vitaminas que debas reponer. Es muy frecuente. Una opción segura y efectiva es usar dosis altas de lactoferrina junto con prebióticos y probióticos durante dos o tres meses.

También puede ser que las bacterias hayan desarrollado un biofilm y el tratamiento *les resbale*, literalmente. Un biofilm o biopelícula es un conglomerado de una o varias especies que se unen para adherirse a una superficie y protegerse. Los ves en la placa dental y están muy descritos en catéteres y dispositivos médicos. También ocurren en el pulmón y en el intestino, lo utiliza, por ejemplo, la *C. difficile* como mecanismo de defensa. Los bichillos se unen, se agarran fuerte y se protegen con una capa. A cubierto. Los biofilms no siempre son malos, las especies buenas también se unen en comunidad y se protegen de los xenobióticos.

Si sospechas de un biofilm puedes usar suplementos llamados «antibiofilm» como el NAC, la lactoferrina, la gayuba, la serrapeptasa y otros.

Pero pongamos **que no ha funcionado nada de lo anterior**, o solo en parte. Valora entonces:

- Infecciones crónicas como la enfermedad de Lyme, el virus del Epstein-Barr o un síndrome posinfeccioso viral como puede ser el «*long* COVID».
- Problemas con el diafragma, hiperlaxitud o problemas de suelo pélvico.
- Endometriosis.
- Metales pesados, xenobióticos como pesticidas, productos agresivos de limpieza o hidrocarburos si trabajas con petroquímicos.
- Moho, alergias, histamina, mastocitosis o síndrome de activación mastocitaria (MCAS).
- Mal funcionamiento hepático.
- Hipersensibilidad visceral por sensibilización de los nervios.

Hay muchas enfermedades y situaciones que pueden ocasionarte problemas digestivos. Además de contar con la ayuda de un buen profesional médico integrativo, se suele decir que nadie nos conoce mejor que nosotros mismos. Siéntate a tomar un café contigo mismo y reflexiona sobre lo que crees que causa tu problema de salud. Te puede dar muchas pistas sobre el camino que debes tomar. No descartes otros **tratamientos digamos más «alternativos»**. Si te llama la atención, podrías plantearte la hipnosis (hay estudios donde se ve que mejora los síntomas digestivos), la acupuntura, la medicina tradicional china o la ayurvédica y cualquier tipo de terapia que creas que te ayudará. Conozco a gente que ha dejado de fumar con acupuntura, otras personas han mejorado su vida a raíz de consultas astrales o familiares. También llamaban pseudociencia a la meditación y ya están muy comprobados sus beneficios por la neurociencia. No caigamos en el *cientificismo*, postura reduccionista que confía solamente en el método científico y en sus estudios. Si solo existiera el método científico, nuestros antepasados no hubieran sobrevivido. Los pobrecitos no sé cómo lo hicieron sin ultraprocesados ni laboratorios bioquímicos con estudios aleatorizados, doble ciego. La vida es mucho más. Dicho esto, la ciencia es un campo de estudio serio donde mentes fuera de serie hacen experimentos con mucho criterio y revisiones. La ciencia nunca te venderá milagros quemagrasa. Ten cuidado con los vendehumos en todas las áreas.

Si has hecho ya todo lo que está en tu mano y estás en el camino, tiempo al tiempo. **No te obsesiones, no puedes controlar la microbiota**, solo puedes cuidarla, darle cariño y buenos alimentos. Al igual que con tus seres queridos, no quieras tenerlos en un puño cerrado, sostenlos con cariño y libertad en la palma de la mano abierta. Al igual que un jardín o tu huerto, planta semillas, riega y cuida, los frutos saldrán cuando llegue su momento.

No existe aún una pastilla mágica, no hay milagros. Incluso con el tratamiento adecuado puede que haya recaídas, la vida diaria se interpone y tendremos altibajos. No pasa nada, reponte y sigue. Cada microbiota es tan única como la persona en la que habita, tiene sus días y sus ritmos. **Lo importante es avanzar para mantener el equilibrio**.

Yo misma tuve SIBO y tardé unos tres años en terminar de mejorar. Una intoxicación alimentaria me trajo de regalo un SIBO, y por el camino, apareció candidiasis, *Giardia*, intolerancias, celiaquía, permeabilidad intestinal, mi *Akkermansia* se fue de vacaciones junto con mi vitamina D y otras tantas batallitas internas. Me costó terminar de encontrar el equilibrio y la paz interior después de todo el desastre de la guerra intestinal.

El camino de la salud es largo, básicamente dura toda la vida. Hazlo sostenible, adaptado a ti y a tus circunstancias. Es un camino de superación personal, tuya y de tu microbiota. Mucho ánimo.

5.3. ¿EL FUTURO DEL SIBO?

> Lo esencial es invisible a los ojos.
>
> ANTOINE DE SAINT-EXUPÉRY,
> *El principito*

¿Y si te dijera después de todo que aún no sabemos nada sobre la microbiota?

Cuanto más sabemos, menos sabemos. Solo sabemos que no sabemos nada. Ni siquiera podemos definir aún cómo es una microbiota tipo saludable. De los trillones de especies microbianas en la Tierra, solo diez mil han sido cultivadas. La mitad de la microbiota humana ni siquiera se conoce. Se descubren especies nuevas cada día.

Pero la ciencia avanza a hombros de gigantes, que dijo el teólogo y filósofo Juan de Salisbury en el año 1159. La ciencia progresa y se construye sobre el conocimiento acumulado por generaciones anteriores. Gracias a las nuevas tecnologías cada día se sabe más del micromundo que llevamos dentro. Se publican a diario nuevos descubrimientos y el poder de la microbiota nos sorprende cada vez más.

¿Qué nos deparará el futuro del SIBO?

- Quizá el diagnóstico de SIBO se vuelva más **sencillo** y con más información. Quizá se simplifique con una sola toma en ayunas, con un simple test de orina o con muestras del intestino con una cápsula teledirigida y luego secuencien la muestra con ciencias ómicas para decirnos no solo cantidad, sino diversidad, especies, metabolitos y función.

- Quizá el SIBO **desaparezca** como tal o pase a denominarse de otra manera. Ya ha cambiado la taxonomía de la microbiota recientemente y los términos SIBO, LIBO, SIFO o IMO resultan un poco confusos.
- Avanzarán las **ciencias ómicas**: gracias a la genómica, la transcriptómica, la proteómica, la metabolómica, junto con el desarrollo de la inteligencia artificial, tendremos más a mano el manejo de millones de datos para una medicina personalizada.
- Se avanzará en el manejo de la **microbiota** con el uso de prebióticos y probióticos, terapia de fagos, anticuerpos monoclonales y trasplantes de microbiota fecal.
- A nivel de **probióticos**, se establecerán consorcios que funcionen bien para cada tipo de patología, o de persona, con lo que cada una necesite. Se añadirán posbióticos y paraprobióticos.
- Habrá **terapias** de ozono, de luz y terapias dirigidas con péptidos antimicrobianos en cápsulas.
- Se modulará la microbiota con **edición genética CRISPR-Cas9** y otras técnicas prometedoras. (Curiosidad: ¿sabías que, aunque el Premio Nobel de Química de 2020 recayó en las doctoras Emmanuelle Charpentier y Jennifer Doudna por su uso médico de la tijera molecular CRISPR-Cas9, su descubridor es el español Francis Mojica, microbiólogo de la Universidad de Alicante? La investigación en biología básica, aunque a veces infravalorada, es esencial para el uso médico posterior).
- Habrá cápsulas de nanotubos o **nanopartículas de bacteriocinas** dirigidas.

- Está en desarrollo actual una **vacuna** para prevenir el desarrollo de anticuerpos antivinculina del SIBO posinfeccioso.
- El tratamiento con **helmintos** intestinales está demostrando eficacia para disminuir la respuesta inflamatoria en casos de alergias, celiaquía, diabetes y esclerosis múltiple. Quizá sea este uno de los viejos amigos que nuestra microbiota y nuestro sistema inmunitario echan de menos en la escuela infantil del intestino. Ya me decían en la carrera que **comer tierra inmuniza** (vitamina M).
- Se desarrollarán más los **chips de células madre** intestinales llamados STAMP.
- ¿Y si la ciencia del **rejuvenecimiento** avanza? Tendremos cápsulas con mezcla de factores de Yamanaka (y helmintos antienvejecimiento), seremos Brad Pitt en Benjamin Button o en Wimbledon y se nos quitarán todos los achaques y arrugas de un plumazo. ¿Viviremos para verlo?

En un futuro cercano, se pondrán a punto los **trasplantes de microbiota fecal** (FMT), que son muy prometedores, pero no son nuevos en realidad. Se trata de una de esas cosas de «regreso al pasado». Ya en el siglo IV, un chino taoísta llamado Ge Hong y Li Shizhen, padre de la medicina tradicional china, daba suspensión de heces a pacientes con diarrea. Los beduinos comían heces de camello para la disentería, esto lo retomaron los soldados alemanes durante la Segunda Guerra Mundial. En 1958, un cirujano llamado Eiseman trató con heces la colitis pseudomembranosa, logrando la curación de cuatro pacientes críticos a las pocas horas del trasplante. La serie de casos más numerosa (trece pacientes) muestra una eficacia del 84 por ciento del trasplante de microbiota fecal como tratamiento de primera línea y un 92 por ciento como tratamiento de segunda línea.

En la actualidad, se está usando con éxito en todo el mundo. El trasplante de microbiota fecal, o *Fecal Microbiome Transplant* (FMT, por sus siglas en inglés), es efectivo casi en el 90 por ciento de los casos, siendo el tratamiento más eficaz en la historia de la medicina. Se ha visto que el FMT restaura la microbiota, mejora el SIBO y sus síntomas, aumenta la diversidad y todo sin prácticamente efectos secundarios. No vayas corriendo a pedirle cosas raras a tu vecino, porque con lo bueno también puede trasplantarse lo malo. Se han visto casos de infección por bacterias multirresistentes, obesidad y hasta casos de SIBO con el trasplante. Hay que comprobar que el donante esté sano, filtrar las heces y prepararlas, como si de una transfusión de sangre se tratara. No aceptaríamos sangre de «cualquiera»: es buena idea mirar que el donante no tenga VIH ni hepatitis, mirar el grupo sanguíneo y tener las precauciones y protocolos adecuados.

Ya existe un tratamiento de FMT en pastillas orales aprobado en Estados Unidos para prevenir la recurrencia de *C. difficile* (no para tratarla), en el que se toman cuatro cápsulas al día en tres días consecutivos. Quizá en el futuro podamos guardar una muestra propia de heces cuando somos jóvenes y sanos para hacer autotrasplantes en caso necesario. O nos traerán muestras de sociedades cazadoras recolectoras y recuperaremos diversidad y viejos amigos evolutivos.

Con las ciencias ómicas o, mejor dicho, metaómicas, porque se incluye el metagenoma (los genes humanos y microbianos), está en maduración el Proyecto Microbioma Humano Integrativo, que pretende establecer las relaciones entre la microbiota y la salud humana para prevenir enfermedades como la diabetes o la enfermedad inflamatoria intestinal.

Igual el futuro es un regreso al pasado. Muchas enfermedades modernas vienen de un déficit de vida evolutiva. En el campo de la microbiota intestinal, regresar al pasado es recuperar diversidad y esos «viejos amigos» que echamos de menos. «Nada tiene sentido si no es a la luz de la evolución», dijo el biólogo evolucionista Theodosius Dobzhansky.

De tanta modernidad nos hemos pasado de frenada. Pero podemos hacer mucho. ¿Y si plantamos un huerto orgánico en casa y vivimos un poco más rurales? ¿Y si encontramos una «tribu» con la que entrenar a diario? ¿Y si elegimos la incomodidad voluntaria para volvernos más fuertes? Puedes aprender un poco más sobre este tema con libro de Marcos Vázquez *Fitness revolucionario: lecciones ancestrales para una salud salvaje* y el libro de Antonio Valenzuela, *Hijos de la adversidad.*

Recuerda: tú eres un ser único. Tu combinación única de genética, epigenética, exposoma, familia, ambiente, infancia, dieta y estilo de vida moldean tu microbiota en composición, cantidad, diversidad y equilibrio. Luego, se relacionan entre ellas y se intercambian cosas. La medicina del futuro será personalizada, tanto en genética como en microbiota, pues ambas son huellas dactilares únicas en cada persona. El tratamiento del humano como un holobionte y de la microbiota como un órgano más del cuerpo nos traerá muchos tratamientos novedosos que seguro aún no podemos ni imaginar.

Nos encontramos en los inicios de la *era microbiótica.*

Agradecimientos

Gracias a ti, lector, por llegar hasta aquí, dedicar tu tiempo y compartir este viaje microscópico. Espero que este libro haya sido de ayuda. Sin ti, no sería posible. Gracias.

Gracias a todos los clínicos e investigadores que dedican su tiempo y sabiduría a mejorar la salud y el conocimiento científico, habitualmente en inmerecidas condiciones laborales. Gracias a su vocación, ahora cabalgamos a hombros de gigantes.

Gracias a todo el equipo de Alienta por darle voz al incomprendido SIBO. Gracias a Carola por confiar en mí para compartirlo contigo y a Héctor y María por sus correcciones. Ellos hacen posible que estas palabras lleguen a ti. Gracias al equipo editorial, a las librerías y a todos aquéllos que trabajan para que podamos leer los libros que tanto nos ayudan.

Gracias a mis pacientes y alumnos por su confianza, esfuerzo e implicación, de los que aprendo tanto cada día.

Gracias a la doctora Arponen, buena y sabia donde las haya, que nos ilumina en el camino microscópico con sus libros y trabajo divulgativo. Una eminencia que tengo la suerte de tener como doctora y apreciada compañera. Gracias por sus palabras en este prólogo y por la lectura de este libro.

246 · ¿Tú también tienes SIBO?

Gracias a ella y a la doctora Villarroel por compartir su sabiduría médica en Slow Medicine Institute, con su pódcast y su membresía.

Gracias a Antonio Valenzuela por su sabiduría hormética, todo amor en formato familiar. Gracias por la lectura de este libro, por tu cariño y por tus palabras.

Gracias a Marcos Vázquez y a Eli Ochoa por su apoyo, a sus libros y a su blog y pódcast Fitness Revolucionario, que me hizo descubrir la verdadera salud en todos los sentidos. Gracias por su trabajo, dedicación e inspiración hacia todos nosotros.

Gracias a Mago More y Carmen Santamaría por hacernos reír y enseñarnos cosas de *cracks*, tanto en salud como en productividad y en altas capacidades.

Gracias a Pablo Jiménez, de Sapiens Revolution, por ser el mejor *compi* clínico online. Gracias por la ayuda con este libro y por tu sabiduría evolutiva.

Gracias a la doctora Victoria Martínez Díaz, de Madrid, por atendernos en su consulta de forma tan integrativa.

Gracias a Raquel, a Vito y a todo el equipo de Nutribiótica por traernos los mejores probióticos para salvarnos del SIBO. Gracias a Lid y a Yeray por sus ideas geniales.

Gracias a Eli, de Elivital, por cuidar de mi piel sin xenobióticos.

Gracias a Alfonso, Mireia y a todos los profesores de ICNS por ser el mejor instituto de ciencias de la salud actualizado.

Gracias a Lore, de *Celicidad*, por su periodismo riguroso y divulgación en salud y celiaquía.

Gracias a Elena Cruces, de Movimiento Funcional, por ser la mejor entrenadora y compañera de aventuras y viajes. ¡Por las diez dominadas!

Gracias a mi querida Victoria, sabia mujer del renacimiento que me hizo descubrir la medicina funcional. Gracias a ella y a Helios por toda la ayuda.

Gracias a Carlos López Otín por sus investigaciones y por ser un gran biólogo, un gran humanista y una gran persona.

Gracias a los médicos funcionales de IFM por sus enseñanzas para tratar la salud de forma integral. Gracias a todos los investigadores y clínicos que se dedican al estudio del SIBO y de la microbiota.

Gracias a Cocina Microbiótica por los ratos de cocina para la microbiota.

Gracias a Ester y a Nacho por ser los mejores jinetes pucelanos. A Luis por los pinchos de tortilla, a Yolan por los *cofis plis*, a Patri por estar siempre, a Alicia por compartir rutas. A Gus por ser el mejor profesor de inglés. A mis amigos frikis por los viajes rurales, a Natalia, Pablo, al Salamanca Dream Team. Gracias a mi familia y amigos por su apoyo incondicional.

Gracias a mis doctores y a todos los profesionales que se preocupan por mí y que me ayudaron a librarme del SIBO.

Gracias a todos los investigadores, clínicos, estudiosos, profesores, divulgadores, compañeros, profesionales y pacientes que han tomado las riendas de su salud y a todas las personas de las que aprendo tanto a diario. Formamos una gran tribu microbiótica.

Gracias a ti por formar parte de la salud y de esta revolución de la microbiota. Que la eubiosis y la paz interior nos acompañen.

Glosario

A

Ácido biliar: moléculas que componen la bilis, producidas por el hígado para absorber las grasas y vitaminas liposolubles (A, D, E) del alimento.

Ácido graso de cadena corta (SCFA, por sus siglas en inglés): ácidos beneficiosos producidos por la microbiota. Son el propionato, el acetato y el butirato. Puedes encontrar butirato como suplemento beneficioso.

ADN (DNA, en inglés): significa ácido desoxirribonucleico y es el material genético, las «instrucciones» de las células de los seres vivos. Salvo enfermedades puramente genéticas, el ADN predispone en un 10 por ciento, pero es la alimentación y el estilo de vida los que marcan la diferencia.

AINE: antiinflamatorio no esteroideo. Medicamentos antiinflamatorios como el ibuprofeno. Causan mucha disbiosis y daño a la mucosa y no dejan que la inflamación se resuelva naturalmente.

Akkermansia muciniphila: bacteria amiga perteneciente a la familia *Verrucomicrobia* que vive en nuestro mucus y nos ayuda a producir más. Adora los polifenoles como el té verde, la granada y los frutos rojos.

Alergia IgE: reacción de hipersensibilidad mediada por inmunoglobulinas tipo E. Son verdaderas alergias, donde el alergólogo es el médico responsable de su evaluación. No confundir con los test de «sensibilidad alimentaria tipo IgG» de venta libre sin criterio médico.

Anticuerpo: molécula creada por nuestro sistema inmunitario que se une a los antígenos o sustancias extrañas para su eliminación. En las enfermedades autoinmunes, estos anticuerpos no son bien filtrados y atacan células propias.

Apoptosis: muerte celular programada, crucial para el desarrollo y el mantenimiento normal de tejidos y órganos, para la respuesta inmunitaria y para la eliminación de células dañadas.

Autofagia: mecanismo de reciclaje celular necesario para eliminar estructuras dañadas dentro de la célula. Si la autofagia falla, se producen «células zombis», cáncer y neurodegeneración. Ayunar y hacer ejercicio activan la autofagia.

Ayuno intermitente: período donde se alternan horas de ayuno con horas de alimentación. Lo hacemos cada noche al dormir. El ayuno puede incluir o no restricción calórica. Aun comiendo las mismas calorías, el ayuno intermitente activa la autofagia y mejora el metabolismo.

B

Bacteria: organismo unicelular procariota (sin núcleo) que predomina en el planeta.

Bacteriocina: sustancia producida por las bacterias para matar competidores. Es un mecanismo de acción de los probióticos, más útil y específico que los antibióticos en el caso del SIBO.

Biofilm: comunidad de microbios que se unen y forman una capa viscosa que les une y les protege. Así pueden funcionar como una comunidad «multicelular».

C

Cándida: tipo de hongo que forma parte de la microbiota normal, pero que puede sobrecrecer y volverse patógeno (en situaciones como un sistema inmunitario comprometido, diabetes o uso de antibióticos), ocasionando un desequilibrio, disbiosis o candidiasis en el intestino o en las mucosas.

Carga glucémica (de un alimento): indicador que mide la rapidez de elevación de la glucosa en sangre tras el consumo de una porción típica del alimento en cuestión. Lo diferenciamos del índice glucémico, que lo mide por cada 100 gramos de alimento.

Celiaquía: enfermedad sistémica autoinmune que es causa de SIBO y de muchos problemas digestivos y extradigestivos.

Cepa: variante particular de una misma especie de microorganismo que comparte características genéticas y de fenotipo. En las cepas bacterianas usadas en medicina, investigación y otros campos, se identifican con números o códigos alfanuméricos detrás del nombre de la bacteria.

Citoquina: sustancia química producida por las células inmunes para comunicarse entre sí.

Cronobiología: estudio de los ritmos circadianos en las variables biológicas.

Crononutrición: estudio de cómo los horarios del consumo de comidas afectan a los relojes circadianos y éstos, a su vez, a la salud metabólica.

D

DAO: diamino oxidasa, enzima que degrada la histamina en el intestino. Su déficit causa problemas digestivos, síntomas alérgicos y dolores de cabeza.

Densidad nutricional: cantidad de nutrientes por caloría de alimento. En especial aminoácidos esenciales, grasas omega 3 esenciales, vitaminas, minerales y polifenoles.

Depresión: síndrome caracterizado por una tristeza profunda y por la inhibición de las funciones psíquicas, a veces con trastornos neurovegetativos. En conceptos «evolutivos», es un comportamiento crónico «de enfermedad», de «quédate en la cueva». Puede ser un síntoma de inflamación en el cerebro, en el sistema digestivo y también de disbiosis.

Dieta cetogénica: dieta donde se restringen al máximo los carbohidratos para que el cuerpo queme grasa. Como resultado, se elevan los cuerpos cetónicos o cetonas, de donde se obtiene la energía. Bien pautada, es una dieta muy útil para conseguir flexibilidad metabólica, elevar la autofagia, mejorar síntomas mentales, mejorar el síndrome metabólico y la diabetes y conseguir bajar calorías sin pasar hambre (es muy saciante).

Dieta elemental o nutrición enteral: es un tipo de dieta médica donde solo se consumen unos licuados predigeridos que se absorben muy rápido en el intestino. Permiten reparar el sistema digestivo y la microbiota y aportar calorías y nutrientes en estados de malabsorción

Disbiosis: desequilibrio en la microbiota que afecta a la salud. Puede ocasionarse por infección, por toma de antibióticos, presencia de tóxicos... La disbiosis se relaciona con todo tipo de enfermedades, desde el «intestino irritable», hasta alergias, obesidad, depresión, ansiedad...

Disruptor endocrino: sustancia química externa que causa disbiosis y una desregulación de las hormonas con efectos perjudiciales en la salud como infertilidad y cáncer.

E

Eje intestino-cerebro: comunicación bidireccional entre el intestino y la microbiota con el cerebro a través del sistema nervioso (neurotransmisores a través del nervio vago), sistema endocrino (hormonas) y sistema inmunitario (anticuerpos y moléculas como citoquinas). Hay otros ejes, como el eje intestino-piel, intestino-pulmón, intestino-hígado, etcétera. Una muestra de que absolutamente todo está conectado en tu cuerpo.

Enterocito: célula del intestino. Revisten el intestino, segregan enzimas y absorben los nutrientes. Se renuevan cada cinco días y les encanta el butirato.

Epigenética: significa «encima del genoma» y son mecanismos que hacen unas marcas que activan o desactivan los genes para que se expresen o no, sin alterarlos. La metilación y la modificación de histonas son dos mecanismos epigenéticos. Todas las células del cuerpo tienen los mismos genes, pero es la epigenética la que hace que se activen solo los que las hacen ser una célula u otra. Factores como la comida, la autofagia, los ritmos circadianos, el estrés y los xenobióticos afectan a la epigenética y, por tanto, a la expresión de unos u otros genes.

Eubiosis: equilibrio en la microbiota, imprescindible para una salud plena y paz en el interior.

Exposoma: conjunto de sustancias a las que estamos expuestos desde que nacemos. El exposoma es todo el ambiente que afecta a la salud a lo largo de la vida de la persona (tabaco, productos químicos, productos biológicos, dieta, agua, estrés, factores psicosociales, fármacos, contaminación...). El exposoma reconoce que la salud y las enfermedades no son solamente el resultado de factores genéticos, sino también de la interacción compleja entre el genoma de un individuo y su entorno.

F

Fagos: nombre corto para bacteriófagos, nombre que reciben los virus que infectan a las bacterias. La terapia de fagos es un tratamiento prometedor para la resistencia de las bacterias a los antibióticos.

Fermentación: proceso por el cual bacterias y levaduras convierten azúcares en alcohol, gas y ácidos grasos. Es el mecanismo por el cual se hace el pan y el vino y los alimentos probióticos como el chucrut, el kéfir y el yogur.

FODMAP: siglas en inglés para carbohidratos fermentables de distintas longitudes. La dieta baja en estos compuestos fermentables ayuda a aliviar síntomas del SIBO y el «intestino irritable». Desarrollada por la Universidad de Monash.

Fructano: cadena formada por varias fructosas (10 o 20). Es un tipo de FODMAP que suele ocasionar síntomas. Lo encuentras en el ajo, la cebolla, el puerro y los espárragos.

G

Gen: unidad de información genética del ADN que codifica una proteína o ARN funcional.

Ghee: mantequilla clarificada. Una grasa saludable que se obtiene de cocer la mantequilla y retirarle la proteína, por lo que el ghee solo contiene grasa. Tampoco contiene lactosa y es una buena fuente de butirato.

Giardia: parásito protozoo, causa frecuente de problemas digestivos. Parasita el intestino delgado y puede causar diarrea, gases, dolor y malabsorción por atrofia de las vellosidades.

H

HIIT: entrenamiento de intervalos de alta intensidad, por ejemplo, los tabata o los esprint. Es importante que te esfuerces como si te persiguiera un león. Máximo beneficio en menor tiempo.

Hipócrates: el padre de la medicina moderna. Un médico de la antigua Grecia (400 a. C.) adelantado a su época, cada frase suya es oro.

Histamina: molécula que produce el sistema inmunitario cuando hay inflamación o alergias (por eso se toman «antihistamínicos»), pero también interviene en otros procesos como la producción de ácido estomacal, es un neurotransmisor, un vasodilatador... Una intolerancia a la histamina por déficit de DAO puede ser causa de problemas digestivos y síntomas de alergia.

Holobionte: ecosistema diverso formado por la asociación de diferentes especies. Enfatiza la idea de que un organismo y sus microorganismos asociados forman una unidad funcional y evolutiva, y la salud del organismo hospedador depende en gran medida de la composición y la dinámica de su microbiota. Término introducido por Lynn Margulis, así como la teoría endosimbiótica para la formación de las mitocondrias.

Homeostasis: autorregulación de los procesos del organismo para mantener un equilibrio óptimo, por ejemplo, el mantenimiento de la temperatura corporal independientemente de la temperatura externa. La microbiota también tiene su propia homeostasis o autorregulación.

Hongo: reino aparte (*Fungi*) que no es animal ni vegetal, y que contiene mohos, setas y levaduras.

Hormesis: respuesta adaptativa que depende de la dosis. En pequeñas dosis, es estimulante, pero en grandes, es perjudicial. Por ejemplo, ayuno y ejercicio en pequeñas dosis nos hacen más fuertes, pero si ayunáramos en exceso sería perjudicial. Dichos como «el veneno está en la dosis» o «lo que no te mata te hace más fuerte» expresan este concepto de hormesis.

HPA (o HHS): eje hipotálamo-hipofisario-suprarrenal. Controla la homeostasis del cuerpo. Responde a situaciones estresantes y también regula varios procesos del organismo como la digestión, el sistema inmunitario, las emociones, la conducta sexual y el metabolismo energético.

HRV (Heart Rate Variability): variabilidad de la frecuencia cardíaca, se refiere a las variaciones en los intervalos entre los latidos cardiacos. Se usa como una herramienta para evaluar el equilibrio y la adaptabilidad del sistema nervioso autónomo, como medición para estrés y ansiedad, condición física y recuperación y salud cardíaca. Cuanto mayor es el HRV, muestra una mayor relajación y adaptabilidad.

I

IBP: inhibidores de la bomba de protones, familia a la que pertenece el omeprazol, pantoprazol, lansoprazol, etcétera. Mal llamados «protectores de estómago», son causa de SIBO y de muchos problemas de salud.

IMO: también llamado SIBO metano, es un sobrecrecimiento de arqueas metanogénicas.

Intestino irritable: diagnóstico de exclusión con criterios Roma IV donde aparece dolor, estreñimiento/diarrea, hinchazón y otros problemas digestivos.

Intestino permeable: síndrome de hiperpermeabilidad intestinal (*leaky gut* en inglés), donde la barrera intestinal se rompe y permite el paso de sustancias no deseadas a la sangre. Es consecuencia de un daño al intestino y puede ser causa a su vez de reacciones, alergias, problemas de piel, dolores en cualquier parte del cuerpo e incluso autoinmunidad.

J

Jarabe de maíz de alta fructosa: es un endulzante usado en productos ultraprocesados que ocasiona obesidad, diabetes, hígado graso, problemas cardiovasculares e intolerancia a la fructosa. Lo encuentras también como jarabe de glucosa-fructosa, JMAF o HFCS.

M

MAC: Carbohidratos Accesibles a la Microbiota, es un tipo de prebiótico, fibra de la buena que alimenta a nuestras bacterias amigas y que se encuentra en muchos alimentos como setas, frutas, verduras, tubérculos, algunos cereales y pseudocereales integrales...

MCT: triglicéridos de cadena media, es un tipo de aceite incoloro e insípido que se extrae del coco. Se absorbe muy rápido, dando energía y no corta el ayuno. Puedes encontrarlo líquido y echar a tu café o infusiones, o en forma de polvo para hacer un café espumoso apto para el ayuno y dietas cetogénicas. Busca que lleven más C8 (caprílico) que C10 (caproico).

Metabolito: sustancia producida por las células o por la microbiota por descomposición de nutrientes que interviene en procesos metabólicos.

Metagenoma: conjunto de todo el material genético de un ecosistema. En nuestro caso, humano y microbiano.

Micobiota: conjunto de hongos que forman parte de la microbiota.

Microbioma: conjunto de genes de la microbiota. En inglés encontrarás este término, *microbiome*, para referirse a la microbiota.

Microbiota: conjunto de microorganismos que viven en un sitio determinado. En el caso de la microbiota intestinal, es lo que antes se llamaba «flora». Está formada por virus, bacterias, arqueas, hongos, protozoos y bacterias ultrapequeñas (CPR).

Mindful eating: técnica derivada del *mindfulness* que consiste en comer con atención plena a nuestra comida, masticando bien y sin distracciones.

MMC: Complejo Motor Migratorio, un tipo de motilidad intestinal, que resulta en movimientos de limpieza del intestino que aparecen a las 3 horas después de comer y que se encargan de limpiarlo de restos de comida y de bacterias.

Mucus: capa de moco que recubre el tracto digestivo. Es la primera defensa física y la casa de muchos microorganismos. Hay varias capas en el intestino, y aunque todas se renuevan, la más externa se renueva continuamente a lo largo de las horas, y la capa interna, que es más densa y adherente, se renueva a lo largo de los días. Si se pierden ambas, las células quedan expuestas y se dañan.

N

Nervio vago: nervio más largo y extenso del cuerpo, importantísimo en la digestión y en el eje intestino-cerebro. Es el décimo de los doce pares craneales, tiene dos ramas, la izquierda y la derecha. Nace del bulbo raquídeo e inerva órganos torácicos y abdominales, regulando funciones como el ritmo cardiaco y la actividad gastrointestinal. Por ejemplo, inerva la laringe, el esófago, la tráquea, los bronquios, el corazón, los pulmones, el estómago, el páncreas, el hígado y el intestino. Forma parte del sistema nervioso parasimpático, encargado de las funciones de descansar y digerir.

Neurotransmisor: sustancia química endógena que usan las neuronas para comunicarse.

P

Peristalsis: movimientos del tubo digestivo para que baje el alimento durante la digestión.

Polifenoles: fitoquímicos antioxidantes que se encuentran en las plantas, son el alimento favorito de nuestra microbiota buena y fortalecen nuestro sistema inmunitario. Podemos guiarnos a grandes rasgos por los colores de los vegetales: antocianinas en morado, licopeno en rojo, alicina y quercetina en blanco, carotenos en naranja, catequinas y resveratrol en marrón. Come el arcoíris en tu plato.

Posbiótico: microorganismo probiótico inactivado que beneficia la salud, con o sin las sustancias que producen (metabolitos como el butirato), según el nuevo consenso de la ISAPP de mayo de 2021.

Prebiótico: sustrato no digerible que es usado por la microbiota y aporta un beneficio en la salud del huésped. Son carbohidratos complejos que nosotros no podemos digerir y que sirve de alimento a la microbiota, generando un beneficio en la salud. Incluye la «fibra» soluble de toda la vida y otros compuestos interesantes como los MAC.

Probiótico: microorganismo vivo que, en cantidad adecuada, confiere beneficios para la salud del huésped.

Procinético: fármaco o compuesto natural que estimula el peristaltismo y la motilidad. Favorecen el vaciamiento gástrico, disminuyen las náuseas, agilizan la digestión y favorecen los MMC. No confundir con laxantes.

Psicobiótico: probiótico de cepas específicas capaz de mejorar nuestra salud mental. Término introducido por Dinan y Cryan.

R

Reloj biológico: sistema interno que regula cíclicamente varios procesos fisiológicos, es un «dispositivo de tiempo natural» que tienen todas las células, tejidos y órganos en el cuerpo para seguir los ritmos circadianos.

Resoleómica: proceso de resolución correcta de la inflamación, en el que intervienen moléculas como resolvinas, protectinas, maresinas y lipoxinas. La resolución de la inflamación no es un proceso pasivo, sino activo. Estas moléculas derivan de los omega 3 EPA y DHA, por eso bajan la inflamación.

Ritmo circadiano: el latín *circa*, que significa 'alrededor de' y *dies*, que significa 'día', son oscilaciones de las variables fisiológicas con ciclos de 24 horas.

S

Saccharomyces boulardii: levadura (hongo) amiga que suele usarse como probiótico. No le afecta el antibiótico, pero sí los herbáceos. Muy estudiada para prevenir las diarreas del viajero.

Sensibilidad al gluten no celíaca (SGNC): diagnóstico de exclusión cuando las pruebas de celiaquía dan negativo, pero nuestros síntomas mejoran en una dieta estricta sin gluten.

SIBO: sobrecrecimiento bacteriano en el intestino delgado, es un tipo de disbiosis (desequilibrio), no es una infección.

SIFO: sobrecrecimiento fúngico en el intestino delgado.

Simbiosis: cooperación de dos organismos diferentes donde ambos se benefician mutuamente.

Sinbiótico: mezcla de prebióticos y probióticos. «Sin» viene de sinergia.

Sistema nervioso entérico: sistema nervioso del intestino encargado de hacer la digestión sin que tengas que hacer nada. Se encarga de la motilidad y secreción. También recibe el nombre de «segundo cerebro».

T

Teoría de la higiene: teoría que dice que sufrimos más atopías y autoinmunidades por crecer y vivir en ambientes demasiado esterilizados y no tener contacto con microorganismos naturales.

Tolerancia inmunitaria: es el santo grial del sistema inmunitario, donde permite pasar a los amigos y ataca a los enemigos. Si el sistema inmunitario pierde la tolerancia y se vuelve «intolerante» entonces ataca a lo loco ocasionando autoinmunidades y alergias. Como en la vida misma... Es un mecanismo activo donde el sistema inmunitario ha sido bien educado de pequeño, en parte por la microbiota y todo el ambiente cuando éramos pequeños.

TRE: ventana de alimentación (las siglas provienen del inglés *Time Restricted Eating*, o *Feeding*). Es el tiempo en el que hacemos nuestros consumos dentro de un horario acotado, mejor si es una ventana temprana: por ejemplo, de nueve de la mañana a cinco de la tarde. Un TRE temprano es la mejor forma de ayuno intermitente y de regulación de los ritmos circadianos. «Come con el sol».

U

Ultraprocesado: producto que ha sido elaborado a partir de otros productos ya previamente procesados (harinas, azúcar, refinados...). Son productos industriales como pan dulce, refrescos, cereales de desayuno, panes, pastas, *snacks*... Son productos, que no alimentos, y son causa directa bien documentada de adicción y enfermedad. Huye de ellos.

V

Válvula ileocecal: válvula que separa el intestino delgado del grueso y que si no funciona adecuadamente puede ser causa de SIBO.

Viroma: parte de la microbiota formada por los virus.

X

Xenobiótico: sustancia química ajena al organismo que produce cambios biológicos.

Z

Zonulina: proteína que regula la permeabilidad de las uniones estrechas entre las células del intestino, sirve como marcador de permeabilidad intestinal.

Libros recomendados

Anderson, Scott C.; Cryan, John F.; y Dinan, Ted, *La Revolución psicobiótica, la nueva ciencia de la conexión entre el intestino y el cerebro*, National Geographic, Barcelona, 2020

Arponen, Sari, *¡Es la microbiota, idiota!*, Alienta, Barcelona, 2021.

—, *El sistema inmunitario por fin sale del armario*, Alienta, Barcelona, 2022.

—, *En la cocina con la doctora Arponen*, Alienta, Barcelona, 2023.

—, *El mundo secreto de la microbiota*, Timun Mas, Barcelona, 2023.

Fasano, Alessio, y Flaherty, Susie, *Gut Feelings: the microbiome and our health*, The MIT Press, Estados Unidos, 2012.

Hyman, Mark, *The Pegan Diet*, Little, Brown Spark, Estados Unidos, 2021

Maetzu, Javier, *Entre fermentos*, Alienta, Barcelona, 2023.

Noland, Diana; Drisko, Jeanne A.; y Wagner, Leigh, *Integrative and Functional Medical Nutrition Therapy: Principles and Practices (Nutrition and Health)*, Springer, Estados Unidos, 2020.

Olea, Nicolás, *Libérate de tóxicos*, RBA, Barcelona, 2019.

Otero, Olalla, *El revolucionario mundo de los probióticos*, Alienta, Barcelona, 2022.

Pimentel, Mark, *The microbiome solution*, Agate Surrey, Estados Unidos, 2022.

Sisinio de Castro, *Manual de patología general*, Elsevier, Barcelona, 2019.

Valenzuela, Antonio, *Hijos de la Adversidad*, Alienta, Barcelona, 2022.

—, *Activa tus mitocondrias*, Alienta, Barcelona, 2023.

Vázquez García, Marcos, *Fitness revolucionario*, Oberon, Madrid, 2018.

—, *Vive Más*, Penguin Random House Grupo Editorial, Barcelona, 2023.

Vázquez García, Marcos; y Ochoa, Elisabeth, *Chef Sapiens*, Grijalbo, Barcelona, 2022.

Enlaces de interés

Para saber más sobre SIBO, microbiota y salud

Antonio Valenzuela

<https://antoniovalenzuela.com>

Divulgador, autor y conferenciante. Antonio es experto en fisioterapia y psiconeuroinmunología clínica (PNIc). Únete a su *newsletter* para saber todo sobre hormesis, salud ancestral y cómo cuidar tus mitocondrias.

Celicidad

<https://celicidad.net>

Para saberlo todo sobre la enfermedad celíaca, y la dieta sin gluten, con su escuela para pacientes y pódcast *Onda Celicidad* y la app de restaurantes *gluten-free*.

Cocina Microbiótica

<https://cocinamicrobiotica.es>

Para que te enamores de la cocina a fuego lento. Escuela de cocina saludable para ti y tu microbiota. Adaptada a SIBO e intolerancias.

Fitness revolucionario

<https://www.fitnessrevolucionario.com>
Para aprender sobre hábitos saludables, nutrición, entrenamiento, mentalidad... de la mano de Marcos Vázquez, en su pódcast, sus programas y libros.

Instituto de Ciencias de Nutrición y Salud

<https://www.icns.es>
Formación actualizada en nutrición y salud, con programas de máster y posgrado, totalmente orientados a la práctica clínica.

Doctora Sari Arponen

<https://www.drasariarponen.com>
Internista, doctora en Ciencias Biomédicas, con cuatro másteres (VIH, Infecciosas, Nutrición Genómica y de Precisión y PNI clínica). Su labor como docente y divulgadora se materializa en las formaciones que imparte en múltiples ámbitos, sus bestsellers y el pódcast *Slow Medicine Revolution*.

Gut Microbiota for Health

<https://www.gutmicrobiotaforhealth.com>

Información actualizada sobre microbiota con vídeos e infografías (en inglés y español).

Nirakara

<https://nirakara.com>
Instituto de investigación y formación en ciencias cognitivas (neurociencia, *mindfulness* y salud mental).

SIBO – Doctora Allison Siebecker

<www.siboinfo.com>
Para saber más de SIBO con la doctora Siebecker y toda la información de dieta específica para SIBO, dieta elemental y actualizaciones de estudios sobre el SIBO (en inglés).

Slow Medicine Institute

<https://slowmedicineinstitute.com>
Medicina actualizada, integrativa y rigurosa de la mano de las doctoras Sari Arponen y África Villarroel, con un pódcast y una membresía imprescindible para aprender sobre salud de una forma realmente integradora.

The Institute for Funcional Medicine

<https://www.ifm.org>
Para saber más sobre la medicina funcional.

Para el tratamiento del SIBO

Doctora Alicia Alonso Gómez

<https://www.doctoralia.es/alicia-alonso-gomez/alergolo go/valladolid>

Alergóloga y especialista en SIBO e intolerancias alimentarias. En consulta en el Felipe II de Valladolid y en su herbolario La Tienda del Alérgico.

Beatriz Buelta

<https://www.beatrizbuelta.com>.

Beatriz Buelta es bióloga, PNI y dietista online, nutrición para problemas digestivos y SIBO desde un punto de vista integrativo.

Antonio Carmona – Terapia integrativa

<https://antoniocarmonaterapeuta.es>

Para tratamientos de fisioterapia y osteopatía en Madrid. Antonio está especializado en PNIc, diagnóstico visceral y dolor referido y en salud hormonal femenina (cistitis, endometriosis, SOP...).

Clínica dental de la Hoz

<https://www.clinicadelahoz.com>

Para descartar bien la enfermedad periodontal con un tratamiento integrativo que equilibra la microbiota oral.

Elivital

<https://elivital.wordpress.com>
Para asesorías sobre cosmética libre de tóxicos y respetuosa con la dermobiota.

Instituto de Medicina y Dermatología Avanzada

<https://www.imda.es>
La doctora Almudena Nuño, dermatóloga integrativa y médica estética, dirige el Instituto de Medicina y Dermatología Avanzada en Madrid, con consulta presencial y online.

Movimiento Funcional

<https://movimientofuncional.es>
Descubre cómo mejorar tu fuerza y funcionalidad con Elena Cruces. Con ella conseguí hacer dominadas entrenando en casa. Trabaja de forma online y presencial en Vigo.

NutriBiótica

<https://nutribiotica.es>
Probióticos de la mejor calidad con cepas específicas, IV generación y derivación humana. También tienen un blog con información estupenda y actualizada sobre microbiota y microbioterapia de precisión.

Pedro Gracia Holística

<https://www.pedrogracia-holistica.com>
Consulta de fisioterapia y osteopatía en Madrid, con un enfoque holístico, integrando la psiconeuroinmunología clínica, la kinesiología holística, la psicosomática clínica, el coaching y otras técnicas.

Sapiens Revolution

<https://sapiensrevolution.com>
Salud evolutiva con Pablo Jiménez, enfermero y PNI. Aprende con su pódcast divulgativo y contacta para sesiones de tratamiento individual online.

Fernando Rodrigo

<http://www.fernandorodrigo.com>
Fer es gran chef saludable y coach personal. Te ayudará si no tienes tiempo, pero quieres cuidarte y cocinar de una manera fácil, entendiendo las recetas, para que puedas improguisar.

T-center

<https://tcenter.es>
Centro de entrenamiento personal en Alcorcón.

Doctora Victoria Martínez Díaz

<https://mdanderson.es/Curriculum/dra-victoria-marti
nez-diaz>

Médica internista, especialista en autoinmunidad, microbiota
y medicina del estilo de vida. En Madrid, presencial y online.

Bibliografía

(por orden de aparición)

1. ¿Tú también tienes SIBO?

Halsted, J. A., «Megaloblastic anemia, associated with surgically produced gastrointestinal abnormalities», *California Medicine*, 83, 3 (1955), pp. 212-217.

Rosenberg, I. H. *et al.*, «Abnormal bile-salt patterns and intestinal bacterial overgrowth associated with malabsorption», *The New England Journal of Medicine*, 276, 25 (1967), pp. 1391-1397.

Donaldson, R. M. Jr., «Small bowel bacterial overgrowth», *Advances in Internal Medicine*, 16 (1970), pp. 191-212.

Ruscio, Michael, «Is SIBO a real condition?», *Alternative Therapies in Health and Medicine*, 25, 5 (2019), pp. 30-38.

Shah, Ayesha *et al.*, «Small intestinal bacterial overgrowth in irritable bowel syndrome: a systematic review and meta-analysis of case-control studies», *The American Journal of Gastroenterology*, 115, 2 (2020), pp. 190-201.

Takakura, W.; y Pimentel, M., «Small intestinal bacterial overgrowth and irritable bowel syndrome - an update», *Frontiers Psychiatry*, 11 (2020), p. 664.

Carco, C. *et al.*, «Increasing evidence that irritable bowel syndrome and functional gastrointestinal disorders have a microbial pathogenesis», *Frontiers in Cellular and Infection Microbiology*, 10 (2020), p. 468.

Moshiree, Baha *et al.*, «AGA clinical practice update on evaluation and management of belching, abdominal bloating, and distention: expert review», *Gastroenterology*, 165, 3 (2023), pp. 791-800.e3.

Wilmanski, Tomasz *et al.*, «From taxonomy to metabolic output: what factors define gut microbiome health?», *Gut Microbes*, 13, 1 (2021), pp. 1-20.

Dietert, Rodney R., «Microbiome first medicine in health and safety», *Biomedicines*, 9, 9 (2021), p. 1099.

Duncanson, Kerith *et al.*, «Irritable bowel syndrome - controversies in diagnosis and management», *Expert Review of Gastroenterology & Hepatology*, 17, 7 (2023), pp. 649-663.

Efremova, Irina *et al.*, «Epidemiology of small intestinal bacterial overgrowth», *World Journal of Gastroenterology*, 29, 22 (2023), pp. 3400-3421.

Cho, Yu Kyung *et al.*, «Prevalence, risk factors, and treatment of small intestinal bacterial overgrowth in children», *Clinical and Experimental Pediatrics*, 66, 9, (2023), pp. 377-383.

Siniewicz-Luzeńczyk, Katarzyna *et al.*, «Small intestinal bacterial overgrowth syndrome in children», *Przeglad Gastroenterologiczny*, 10, 1 (2015), pp. 28-32.

Sorathia, Sufian J. *et al.*, *Small intestinal bacterial overgrowth*, StatPearls Publishing, 2023.

Menees, Stacy; y Chey, William, «The gut microbiome and irritable bowel syndrome», *F1000Research*, 7 (2018), p. F1000.

Pimentel, M. *et al.*, «ACG clinical guideline: small intestinal bacterial overgrowth», *The American Journal of Gastroenterology*, 115, 2 (2020), pp. 165-178.

Shah, Ayesha *et al.*, «Systematic review with meta-analysis: the prevalence of small intestinal bacterial overgrowth in inflammatory bowel disease», *Alimentary Pharmacology & Therapeutics*, 49, 6 (2019), pp. 624-635.

Lee, A. A. *et al.*, «Small intestinal bacterial overgrowth is common in chronic pancreatitis and associates with diabetes, chronic pancreatitis severity, low zinc levels, and opiate use», *The*

American Journal of Gastroenterology, 114, 7 (2019), pp. 1163-1171.

Wijarnpreecha, Karn *et al.*, «Small intestinal bacterial overgrowth and nonalcoholic fatty liver disease: a systematic review and meta-analysis», *European Journal of Gastroenterology & Hepatology*, 32, 5 (2020), pp. 601-608.

Gudan, Anna *et al.*, «The prevalence of small intestinal bacterial overgrowth in patients with non-alcoholic liver diseases: NAFLD, NASH, fibrosis, cirrhosis-A systematic review, meta-analysis and meta-regression», *Nutrients*, 14, 24 (2022), p. 5261.

Beas, Renato *et al.*, «Prevalence of small intestinal bacterial overgrowth in patients with gastroparesis: a systematic review and meta-analysis», *Gastroenterology and Hepatology from Bed to Bench*, 16, 1 (2023), pp. 438-447.

Polkowska-Pruszyńska, Beata *et al.*, «Small intestinal bacterial overgrowth in systemic sclerosis: a review of the literature», *Archives of Dermatological Research*, 311, 1 (2019), pp. 1-8.

Henriksson, A. E. *et al.*, «Small intestinal bacterial overgrowth in patients with rheumatoid arthritis», *Annals of the Rheumatic Diseases*, 52, 7 (1993), pp. 503-510.

Maslennikov, Roman *et al.*, «Sarcopenia in cirrhosis: prospects for therapy targeted to gut microbiota», *World Journal of Gastroenterology*, 29, 27 (2023), pp. 4236-4251.

Losurdo, Giuseppe *et al.*, «The influence of small intestinal bacterial overgrowth in digestive and extra-intestinal disorders», *International Journal of Molecular Sciences*, 21, 10 (2020), p. 3531.

Belei, Oana *et al.*, «The relationship between non-alcoholic fatty liver disease and small intestinal bacterial overgrowth among overweight and obese children and adolescents», *Journal of Pediatric Endocrinology & Metabolism*, 30, 11 (2017), pp. 1161-1168.

Karakosta, Agathi *et al.*, «High prevalence of small intestinal bacterial overgrowth syndrome in ICU patients: an observational study», *Journal of Intensive Care Medicine*, (2023).

Justich, Maria Belen *et al.*, «The role of *Helicobacter pylori* and small intestinal bacterial overgrowth in Parkinson's disease», *Seminars in Neurology*, 43, 4 (2023), pp. 553-561.

Hernández-Chirlaque, Cristina *et al.*, «Germ-free and antibiotic-treated mice are highly susceptible to epithelial injury in DSS colitis», *Journal of Crohn's & Colitis*, 10, 11 (2016), pp. 1324-1335.

Ni, Josephine *et al.*, «Gut microbiota and IBD: causation or correlation?», *Nature Reviews. Gastroenterology & Hepatology*, 14, 10 (2017), pp. 573-584.

Andrei, M. *et al.*, «Intestinal microbiome, small intestinal bacterial overgrowth and inflammatory bowel diseases - What are the connections?», *Current Health Sciences Journal*, 41, 3 (2015), pp. 197-203.

Kelly, John R. *et al.*, «Transferring the blues: depression-associated gut microbiota induces neurobehavioural changes in the rat», *Journal of Psychiatric Research*, 82 (2016), pp. 109-118.

Leonard, Maureen M. *et al.*, «Microbiome signatures of progression toward celiac disease onset in at-risk children in a longitudinal prospective cohort study», *Proceedings of the National Academy of Sciences of the United States of America*, 118, 29 (2021).

Tursi, Antonio *et al.*, «High prevalence of small intestinal bacterial overgrowth in celiac patients with persistence of gastrointestinal symptoms after gluten withdrawal», *The American Journal of Gastroenterology*, 98, 4 (2003), pp. 839-843.

Shah, Ayesha *et al.*, «Links between celiac disease and small intestinal bacterial overgrowth: a systematic review and meta-analysis», *Journal of Gastroenterology and Hepatology*, 37, 10 (2022), pp. 1844-1852.

Góralczyk-Bińkowska, Aleksandra *et al.*, «The microbiota-gut-brain axis in psychiatric disorders», *International Journal of Molecular Sciences*, 23, 19 (2022), p. 11245.

Janoutová, Jana *et al.*, «Is Alzheimer's disease a type 3 diabetes? A review», *Central European Journal of Public Health*, 30, 3 (2022), pp. 139-143.

Shan, Yue *et al.*, «The gut microbiome and inflammatory bowel diseases», *Annual Review of Medicine*, 73 (2022), pp. 455-468.

Pellissier, S.; y Bonaz, B., «The place of stress and emotions in the irritable bowel syndrome», *Vitamins and Hormones*, 103 (2017), pp. 327-354.

Kelly, John R. *et al.*, «Breaking down the barriers: the gut microbiome, intestinal permeability and stress-related psychiatric disorders», *Frontiers in Cellular Neuroscience*, 9 (2015), p. 392.

Bhattarai, Yogesh *et al.*, «Irritable bowel syndrome: a gut microbiota-related disorder?», *American Journal of Physiology. Gastrointestinal and Liver Physiology*, 312, 1 (2017), pp. G52-G62.

Inchingolo, Alessio Danilo *et al.*, «Oralbiotica/oralbiotics: the impact of oral microbiota on dental health and demineralization: a systematic review of the literature», *Children (Basel, Switzerland)*, 9, 7 (2022), p. 1014.

Carrizales-Sepúlveda, Edgar Francisco *et al.*, «Periodontal disease, systemic inflammation and the risk of cardiovascular disease», *Heart, Lung & Circulation*, 27, 11 (2018), pp. 1327-1334.

Stöhr, Julia *et al.*, «Bidirectional association between periodontal disease and diabetes mellitus: a systematic review and meta-analysis of cohort studies», *Scientific Reports*, 11, 1 (2021), p. 13686.

Zheng, De-Xiu *et al.*, «Periodontal disease and emotional disorders: a meta-analysis», *Journal of Clinical Periodontology*, 48, 2 (2021), pp. 180-204.

Maisonneuve, P. *et al.*, «Periodontal disease, edentulism, and pancreatic cancer: a meta-analysis», *Annals of Oncology*, 28, 5 (2017), pp. 985-995.

Nijakowski, Kacper *et al.*, «Periodontal disease in patients with psoriasis: a systematic review», *International Journal of Environmental Research and Public Health*, 19, 18 (2022), p. 11302.

Chen, Piaopiao *et al.*, «Prevalence of periodontal disease in pregnancy: a systematic review and meta-analysis», *Journal of Dentistry*, 125 (2022).

Josefsson, Axel *et al.*, «Oesophageal symptoms are common and associated with other functional gastrointestinal disorders (FGIDs) in an english-speaking western population», *United European Gastroenterology Journal*, 6, 10 (2018), pp. 1461-1469.

Corning, Brooke; Copland Andrew P.; y Frye Jeanetta W., «The esophageal microbiome in health and disease», *Current Gastroenterology Reports*, 20 (2018), pp. 1-7.

Guilliams, Thomas G.; y Drake, Lindsey E., «Meal-time supplementation with betaine HCl for functional hypochlorhydria: what is the evidence?», *Integrative Medicine (Encinitas, Calif.)*, 19, 1 (2020), pp. 32-36.

Sharkey, Keith A.; y Mawe, Gary M., «The enteric nervous system», *Physiological Reviews*, 103, 2 (2023), pp. 1487-1564.

Vicentini, Fernando A. *et al.*, «Intestinal microbiota shapes gut physiology and regulates enteric neurons and glia», *Microbiome*, 9, 1 (2021), p. 210.

Sudo, Nobuyuki *et al.*, «Postnatal microbial colonization programs the hypothalamic–pituitary–adrenal system for stress response in mice», *The Journal of Physiology*, 558, 1 (2004), pp. 263-275.

Schneider, Kai Markus; y Thaiss, Christoph A., «When the brain feels the bugs», *Immunity*, 55, 6 (2022), pp. 976-978.

He, Gang *et al.*, «Causal effects between gut microbiome and myalgic encephalomyelitis/chronic fatigue syndrome: a two-sample mendelian randomization study», *Frontiers in Microbiology*, 14 (2023).

Góralczyk-Bińkowska, Aleksandra *et al.*, «The microbiota-gut-brain axis in psychiatric disorders», *International Journal of Molecular Sciences*, 23, 19 (2022), p. 11245.

Fitzpatrick, Zachary *et al.*, «Gut-educated IgA plasma cells defend the meningeal venous sinuses», *Nature*, 587, 7834 (2020), pp. 472-476.

Ogbonnaya, Ebere S. *et al.*, «Adult hippocampal neurogenesis is regulated by the microbiome», *Biological Psychiatry*, 78, 4 (2015), pp. e7-9.

Erny, Daniel *et al.*, «Host microbiota constantly control maturation and function of microglia in the CNS», *Nature Neuroscience*, 18, 7 (2015), pp. 965-977.

Link, Christopher D., «Is there a brain microbiome?», *Neuroscience Insights*, 16 (2021).

Elkjaer, Maria L. *et al.*, «Hypothesis of a potential brainbiota and its relation to CNS autoimmune inflammation», *Frontiers in Immunology*, 13 (2022).

Simeonova, Denitsa *et al.*, «Recognizing the leaky gut as a trans-diagnostic target for neuroimmune disorders using clinical chemistry and molecular immunology assays», *Current Topics in Medicinal Chemistry*, 18, 19 (2018), pp. 1641-1655.

Lerner, Aaron; y Matthias, Torsten, «Changes in intestinal tight junction permeability associated with industrial food additives explain the rising incidence of autoimmune disease», *Autoimmunity Reviews*, 14, 6 (2015), pp. 479-489.

Fasano, Alessio, «All disease begins in the (leaky) gut: role of zonulin-mediated gut permeability in the pathogenesis of some chronic inflammatory diseases», *F1000Research*, 9 (2020), F1000 Faculty Rev-69.

De Punder, Karin; y Pruimboom, Leo, «Stress induces endotoxemia and low-grade inflammation by increasing barrier permeability», *Frontiers in Immunology*, 6 (2015), p. 223.

Rinninella, Emanuele *et al.*, «Food additives, gut microbiota, and irritable bowel syndrome: a hidden track», *International Journal of Environmental Research and Public Health*, 17, 23 (2020), p. 8816.

Cortez, Ana Paula Bidutte *et al.*, «Intestinal permeability and small intestine bacterial overgrowth in excess weight adolescents», *Pediatric Obesity*, 16, 5 (2021).

Banaszak, Michalina *et al.*, «Association between gut dysbiosis and the occurrence of SIBO, LIBO, SIFO and IMO», *Microorganisms*, 11, 3 (2023), p. 573.

Ghoshal, Uday C; y Ghoshal, Ujjala, «Small intestinal bacterial overgrowth and other intestinal disorders», *Gastroenterology Clinics of North America*, 46, 1 (2017), pp. 103-120.

Leite, Gabriela *et al.*, «Increased coliforms in the small bowel are a signature of patients with SIBO and profoundly impact the luminal resident microbial community», *Gastroenterology*, 164, 6 (2023), p. S-928.

—, «Defining small intestinal bacterial overgrowth by culture and high throughput sequencing», *Clinical Gastroenterology and Hepatology*, (2023).

—, «The first luminal shotgun sequencing of the small intestine identifies specific strains of *Escherichia* and *Klebsiella* in SIBO which are linked to gastrointestinal symptom severity», *Gastroenterology*, 164, 6 (2023), S-172.

Siddique, Daanish A. *et al.*, «Clinical presentation of small intestinal bacterial overgrowth from aerodigestive tract bacteria versus colonic-type bacteria: a comparison study», *Digestive Diseases and Sciences*, 68, 8 (2023), pp. 3390-3399.

Petersen, Charisse; y Round, June L., «Defining dysbiosis and its influence on host immunity and disease», *Cellular Microbiology*, 16, 7 (2014), pp. 1024-1033.

Bamba, Shigeki *et al.*, «Altered gut microbiota in patients with small intestinal bacterial overgrowth», *Journal of Gastroenterology and Hepatology*, 38, 1 (2023), pp. 61-69.

Shin, Andrea S. *et al.*, «Characterization of proximal small intestinal microbiota in patients with suspected small intestinal bacterial overgrowth: a cross-sectional study», *Clinical and Translational Gastroenterology*, 10, 8 (2019).

Hou, Kaijian *et al.*, «Microbiota in health and diseases», *Signal Transduction and Targeted Therapy*, 7, 1 (2022), p. 135.

Berg, G. *et al.*, «Microbiome definition re-visited: old concepts and new challenges», *Microbiome*, 8, 1 (2020), p. 103.

O'Hara, Ann M.; y Shanahan, Fergus, «The gut flora as a forgotten organ», *EMBO Reports*, 7, 7 (2006), pp. 688-693.

Skrzydło-Radomańska B.; y Cukrowska B., «How to recognize and treat small intestinal bacterial overgrowth?», *Journal of Clinical Medicine*, 11, 20 (2022), p. 6017.

Sachdev, Amit H.; y Pimentel, Mark, «Gastrointestinal bacterial overgrowth: pathogenesis and clinical significance», *Therapeutic Advances in Chronic Disease*, 4, 5 (2013), pp. 223-231.

Adike, Abimbola; y DiBaise, John K., «Small intestinal bacterial overgrowth: nutritional implications, diagnosis, and management», *Gastroenterology Clinics of North America*, 47, 1 (2018), pp. 193-208.

Daou, Hala *et al.*, «Rosacea and the microbiome: a systematic review», *Dermatology and Therapy*, 11, 1 (2021), pp. 1-12.

Wang, F. Y.; y Chi, C. C., «Rosacea, germs, and bowels: a review on gastrointestinal comorbidities and gut-skin axis of rosacea», *Advances in Therapy*, 38, 3 (2021), pp. 1415-1424.

Kossewska, Joanna *et al.*, «Personality, anxiety, and stress in patients with small intestine bacterial overgrowth syndrome. The polish preliminary study», *International Journal of Environmental Research and Public Health*, 20, 1 (2022), p. 93.

Van de Wouw, Marcel *et al.*, «Microbiota-gut-brain axis: modulator of host metabolism and appetite», *The Journal of Nutrition*, 147, 5 (2017), pp. 727-745.

Bures, Jan *et al.*, «Small intestinal bacterial overgrowth syndrome», *World Journal of Gastroenterology*, 16, 24 (2010), pp. 2978-2990.

Weinstock, Leonard B.; y Walters, Arthur S., «Restless legs syndrome is associated with irritable bowel syndrome and small intestinal bacterial overgrowth», *Sleep Medicine*, 12, 6 (2011), pp. 610-613.

Kinashi, Yusuke; y Hase, Koji, «Partners in leaky gut syndrome: intestinal dysbiosis and autoimmunity», *Frontiers in Immunology*, 12 (2021).

Madigan, Katelyn E. *et al.*, «Distinctive clinical correlates of small intestinal bacterial overgrowth with methanogens», *Clinical Gastroenterology and Hepatology*, 20, 7 (2022), pp. 1598-1605.e2.

Sroka, Natalia *et al.*, «Show me what you have inside-the complex interplay between SIBO and multiple medical conditions-a systematic review», *Nutrients*, 15, 1 (2022), p. 90.

Carroccio, Antonio *et al.*, «Whole cow's milk but not lactose can induce symptoms in patients with self-reported milk intolerance: evidence of cow's milk sensitivity in adults», *Nutrients*, 13, 11 (2021), p. 3833.

Biesiekierski, Jessica R., «What is gluten?», *Journal of Gastroenterology and Hepatology*, 32, Suppl 1 (2017), pp. 78-81.

Fernández-Bañares, Fernando, «Carbohydrate maldigestion and intolerance», *Nutrients*, 14, 9 (2022), p. 1923.

Misselwitz, Benjamin *et al.*, «Update on lactose malabsorption and intolerance: pathogenesis, diagnosis and clinical management», *Gut*, 68, 11 (2019), pp. 2080-2091.

Gargano, Domenico *et al.*, «Food allergy and intolerance: a narrative review on nutritional concerns», *Nutrients*, 13, 5 (2021), p. 1638.

Yang, Hui *et al.*, «Research progress on the correlation between the intestinal microbiota and food allergy», *Foods (Basel, Switzerland)*, 11, 18 (2022), p. 2913.

Berni Canani, Roberto *et al.*, «Gut microbiome as target for innovative strategies against food allergy», *Frontiers in Immunology*, 10 (2019), p. 191.

Akagawa, Shohei; y Kaneko, Kazunari, «Gut microbiota and allergic diseases in children», *Allergology International*, 71, 3 (2022), pp. 301-309.

Murdaca, Giuseppe *et al.*, «Hygiene hypothesis and autoimmune diseases: a narrative review of clinical evidences and mechanisms», *Autoimmunity Reviews*, 20, 7 (2021).

Wong, Katelyn H. *et al.*, «Immunoglobulin G food testing», *Annals of Allergy, Asthma & Immunology*, 126, 6 (2021), pp. 611-612.

Hammond, Catherine; y Lieberman, Jay A., «Unproven diagnostic tests for food allergy», *Immunology and Allergy Clinics of North America*, 38, 1 (2018), pp. 153-163.

Wong, A. W. Y. *et al.*, «Issues surrounding consumer-bought food-allergy testing», *Clinical and Experimental Dermatology*, 47, 3 (2022), pp. 547-552.

Spiller, Robin, «Impact of diet on symptoms of the irritable bowel syndrome», *Nutrients*, 13, 2 (2021), p. 575.

Ostrowska, Lucyna *et al.*, «Igg food antibody guided elimination-rotation diet was more effective than FODMAP diet and control diet in the treatment of women with mixed IBS-results from an open label study», *Journal of Clinical Medicine*, 10, 19 (2021), p. 4317.

Muthukumar, Janani *et al.*, «Food and food products associated with food allergy and food intolerance - an overview», *Food Research International (Ottawa, Ont.)*, 138, Pt B (2020).

Muraro, A. *et al.*, «EAACI food allergy and anaphylaxis guidelines: diagnosis and management of food allergy», *Allergy*, 69, 8 (2014), pp. 1008-1025.

Bhattarai, Yogesh *et al.*, «Irritable bowel syndrome: a gut microbiota-related disorder?», *American Journal of Physiology. Gastrointestinal and Liver Physiology*, 312, 1 (2017), pp. G52-G62.

Klem, Fabiane *et al.*, «Prevalence, risk factors, and outcomes of irritable bowel syndrome after infectious enteritis: a systematic review and meta-analysis», *Gastroenterology*, 152, 5 (2017), pp. 1042-1054.e1.

Card, Tim *et al.*, «Post-infectious IBS: defining its clinical features and prognosis using an internet-based survey», *United European Gastroenterology Journal*, 6, 8 (2018), pp. 1245-1253.

Berumen, Antonio *et al.*, «Post-infection irritable bowel syndrome», *Gastroenterology Clinics of North America*, 50, 2 (2021), pp. 445-461.

Thompson, John Richard, «Is irritable bowel syndrome an infectious disease?», *World Journal of Gastroenterology*, 22, 4 (2016), pp. 1331-1334.

Takakura, Will *et al.*, «*Campylobacter* infection and the link with irritable bowel syndrome: on the pathway towards a causal association», *Pathogens and Disease*, 80, 1 (2022).

De Bastiani, Rudi *et al.*, «Assessment of small intestinal bacterial overgrowth and methane production in patients on chronic proton-pump inhibitor treatment: prevalence and role of rifaximin in its management in primary care», *Minerva Gastroenterology*, (2023).

Su, Tingting *et al.*, «Meta-analysis: proton pump inhibitors moderately increase the risk of small intestinal bacterial overgrowth», *Journal of Gastroenterology*, 53, 1 (2018), pp. 27-36.

Macke, Lukas *et al.*, «Systematic review: the effects of proton pump inhibitors on the microbiome of the digestive tract-evidence from next-generation sequencing studies», *Alimentary Pharmacology & Therapeutics*, 51, 5 (2020), pp. 505-526. Durán-Rosas, Cristina *et al.*, «Incidence of Small Intestinal Bacterial Overgrowth and Symptoms After 7 Days of Proton Pump Inhibitor Use: A Study on Healthy Volunteers», *Digestive diseases and sciences*, (2023): 1-7.

Horvath, Angela; y Stadlbauer, Vanessa, «Proton pump inhibitors and their microbiome-mediated side effects», *Zentralblatt fur Chirurgie*, 146, 2 (2021), pp. 165-169.

Watanabe, Kenta; e Iijima, Katsunori, «Risk of pneumonia associated with proton pump inhibitor use», *Journal of Gastroenterology*, 58, 9 (2023), pp. 945-946.

Koyyada, Arun, «Long-term use of proton pump inhibitors as a risk factor for various adverse manifestations», *Therapie*, 76, 1 (2021), pp. 13-21.

McMillan, Alexandra *et al.*, «A review of the long-term use of proton pump inhibitors and risk of celiac disease in the context of HLA-DQ2 and HLA-DQ8 genetic predisposition», *Medicine*, 102, 38 (2023).

Dharmarajan, Thiruvinvamalai S., «The use and misuse of proton pump inhibitors: an opportunity for deprescribing», *Journal of the American Medical Directors Association*, 22, 1 (2021), pp. 15-22.

Simrén, Magnus *et al.*, «Intestinal microbiota in functional bowel disorders: a Rome foundation report», *Gut*, 62, 1 (2013), pp. 159-176.

Muraki, Motoko *et al.*, «Role of small intestinal bacterial overgrowth in severe small intestinal damage in chronic non-steroidal anti-inflammatory drug users», *Scandinavian Journal of Gastroenterology*, 49, 3 (2014), pp. 267-273.

Charlesworth, Richard P. G.; y Winter, Gal, «Small intestinal bacterial overgrowth and Celiac disease - coincidence or causation?», *Expert Review of Gastroenterology & Hepatology*, 14, 5 (2020), pp. 305-306.

Bures, Jan *et al.*, «Small intestinal bacterial overgrowth syndrome», *World Journal of Gastroenterology*, 16, 24 (2010), pp. 2978-2990.

Rao, Satish S. C. *et al.*, «Does colectomy predispose to small intestinal bacterial (SIBO) and fungal overgrowth (SIFO)?», *Clinical and Translational Gastroenterology*, 9, 4 (2018), p. 146.

Yao, Qinyan *et al.*, «The role of small intestinal bacterial overgrowth in obesity and its related diseases», *Biochemical Pharmacology*, 212 (2023).

Aziz, Imran; y Simrén, Magnus, «The overlap between irritable bowel syndrome and organic gastrointestinal diseases», *The Lancet. Gastroenterology & Hepatology*, 6, 2 (2021), pp. 139-148.

Ní Chonchubhair, Hazel M. *et al.*, «The prevalence of small intestinal bacterial overgrowth in non-surgical patients with chronic pancreatitis and pancreatic exocrine insufficiency (PEI)», *Pancreatology*, 18, 4 (2018), pp. 379-385.

Bushyhead, Daniel; y Quigley, Eamonn M. M., «Small intestinal bacterial overgrowth-pathophysiology and its implications for definition and management», *Gastroenterology*, 163, 3 (2022), pp. 593-607.

Jacobs, C. *et al.*, «Dysmotility and proton pump inhibitor use are independent risk factors for small intestinal bacterial and/or fungal overgrowth», *Alimentary Pharmacology & Therapeutics*, 37, 11 (2013), pp. 1103-1111.

Bohm, Matthew *et al.*, «Risk factors associated with upper aerodigestive tract or coliform bacterial overgrowth of the small intestine in symptomatic patients», *Journal of Clinical Gastroenterology*, 54, 2 (2020), pp. 150-157.

Saad, Richard J.; y Chey, William D., «Breath testing for small intestinal bacterial overgrowth: maximizing test accuracy», *Clinical Gastroenterology and Hepatology*, 12, 12 (2014), pp. 1964-1972; quiz e119-120.

Hill, C., «You have the microbiome you deserve», *Gut Microbiome*, 1 (2020), p. E3.

Pressler, Mariel *et al.*, «Dietary transitions and health outcomes in four populations - systematic review», *Frontiers in Nutrition*, 9 (2022).

Lloyd-Price, Jason *et al.*, «The healthy human microbiome», *Genome Medicine*, 8, 1 (2016), p. 51.

2. ¿Cómo sé si tengo SIBO?

Rao, Satish S. C.; y Bhagatwala, Jigar, «Small intestinal bacterial overgrowth: clinical features and therapeutic management», *Clinical and Translational Gastroenterology*, 10, 10 (2019).

Leite, Gabriela G. S. *et al.*, «Mapping the segmental microbiomes in the human small bowel in comparison with stool: a REIMAGINE study», *Digestive Diseases and Sciences*, 65, 9 (2020), pp. 2595-2604.

Kalantar-Zadeh, Kourosh *et al.*, «Intestinal gases: influence on gut disorders and the role of dietary manipulations», *Nature Reviews. Gastroenterology & Hepatology*, 16, 12 (2019), pp. 733-747.

Pimentel, Mark *et al.*, «Normalization of lactulose breath testing correlates with symptom improvement in irritable bowel syndrome. a double-blind, randomized, placebo-controlled study», *The American Journal of Gastroenterology*, 98, 2 (2003), pp. 412-419.

Casellas, F.; y Malagelada, J.-R., «Influence of the substrate on the reproducibility of the hydrogen breath test to measure the orocecal transit time», *Digestion*, 59, 6 (1998), pp. 696-702.

Maroto, Carlos *et al.*, «Plasma levels of intestinal fatty-acid binding protein (I-FABP), abdominal distension and hydrogen concentration after lactitol SIBO test», *Revista Española de Enfermedades Digestivas*, 2023.

Liu, Joy J.; y Brenner, Darren M., «Updates and caveats to breath testing for intestinal overgrowth», *The American Journal of Gastroenterology*, 117, 9 (2022), pp. 1390-1393.

Otterstad, Marianne, «P282 Patient satisfaction using home testing kits for hydrogen and methane breath testing», *Gut*, 72 (2023), pp. A198-A199.

Skrzydło-Radomańska, Barbara; y Cukrowska, Bożena, «How to recognize and treat small intestinal bacterial overgrowth?», *Journal of Clinical Medicine*, 11, 20 (2022), p. 6017.

Erdrich, Sharon *et al.*, «Hydrogen-methane breath testing results influenced by oral hygiene», *Scientific Reports*, 11, 1 (2021), p. 26.

Huang, H., *et al.*, «Single hydrogen-methane breath test for the diagnosis of small intestinal bacterial growth», *Zhonghua nei ke za zhi*, 62.11 (2023): 1335-1340.

Olsen, Ingar; y Yamazaki, Kazuhisa, «Can oral bacteria affect the microbiome of the gut?», *Journal of Oral Microbiology*, 11, 1 (2019).

Lepp, Paul W. *et al.*, «Methanogenic Archaea and human periodontal disease», *Proceedings of the National Academy of Sciences of the United States of America*, 101, 16 (2004), pp. 6176-6181.

Grine, Ghiles *et al.*, «Tobacco-smoking-related prevalence of methanogens in the oral fluid microbiota», *Scientific Reports*, 8, 1 (2018), p. 9197.

Leite, Gabriela *et al.*, «The first luminal shotgun sequencing of the small intestine identifies specific strains of *Escherichia* and *Klebsiella* in SIBO which are linked to gastrointestinal symptom severity», *Gastroenterology*, 164, 6 (2023), p. S-172.

Gasbarrini, A. *et al.*, «Methodology and indications of H2-breath testing in gastrointestinal diseases: the Rome Consensus

Conference», *Alimentary Pharmacology & Therapeutics*, 29, Suppl 1 (2009), pp. 1-49.

Losurdo, Giuseppe *et al.*, «Breath tests for the non-invasive diagnosis of small intestinal bacterial overgrowth: a systematic review with meta-analysis», *Journal of Neurogastroenterology and Motility*, 26, 1 (2020), pp. 16-28.

Shah, Ayesha; Ghoshal, Uday C.; y Holtmann, Gerald J., «Unravelling the controversy with small intestinal bacterial overgrowth», *Current Opinion in Gastroenterology*, 39, 3 (2023), pp. 211-218.

Massey, Benson T.; y Wald, Arnold, «Small intestinal bacterial overgrowth syndrome: a guide for the appropriate use of breath testing», *Digestive Diseases and Sciences*, 66, 2 (2021), pp. 338-347.

Tansel, Aylin; y Levinthal, David J., «Understanding our tests: hydrogen-methane breath testing to diagnose small intestinal bacterial overgrowth», *Clinical and Translational Gastroenterology*, 14, 4 (2023).

Onana Ndong, Philippe *et al.*, «Prevalence of small intestinal bacterial overgrowth in irritable bowel syndrome (IBS): correlating H_2 or CH_4 production with severity of IBS», *Journal of Gastroenterology and Hepatology Open*, 7, 4 (2023), pp. 311-320.

Ghoshal, Uday C. *et al.*, «Evaluation of small intestinal bacterial overgrowth», *Expert Review of Gastroenterology & Hepatology*, 17, 5 (2023), pp. 461-467.

Ghoshal, Uday C.; y Ghoshal, Ujjala, «Small intestinal bacterial overgrowth and other intestinal disorders», *Gastroenterology Clinics of North America*, 46, 1 (2017), pp. 103-120.

Saffouri, George B. *et al.*, «Small intestinal microbial dysbiosis underlies symptoms associated with functional gastrointestinal disorders», *Nature Communications*, 10, 1 (2019), 2012.

Shah, Ayesha *et al.*, «Current and future approaches for diagnosing small intestinal dysbiosis in patients with symptoms of functional dyspepsia», *Frontiers in Neuroscience*, 16 (2022).

Lin, Emery C.; y Massey, Benson T., «Scintigraphy demonstrates high rate of false-positive results from glucose breath tests for small bowel bacterial overgrowth», *Clinical Gastroenterology and Hepatology*, 14, 2 (2016), pp. 203-208.

Hammer, Heinz F. *et al.*, «European guideline on indications, performance, and clinical impact of hydrogen and methane breath tests in adult and pediatric patients: European Association for Gastroenterology, Endoscopy and Nutrition, European Society of Neurogastroenterology and Motility, and European Society for Paediatric Gastroenterology Hepatology and Nutrition consensus», *United European Gastroenterology Journal*, 10, 1 (2022), pp. 15-40.

Lim, Jane *et al.*, «Pros and cons of breath testing for small intestinal bacterial overgrowth and intestinal methanogen overgrowth», *Gastroenterology & Hepatology*, 19, 3 (2023), pp. 140-146.

Tang, Shuai *et al.*, «Comparison of jejunal aspirate culture and methane and hydrogen breath test in the diagnosis of small intestinal bacterial overgrowth», *Irish Journal of Medical Science*, (2023).

Chatterjee, Soumya *et al.*, «The degree of breath methane production in IBS correlates with the severity of constipation», *The American Journal of Gastroenterology*, 102, 4 (2007), pp. 837-841.

Li, Lan *et al.*, «Ability of lactulose breath test results to accurately identify colorectal polyps through the measurement of small intestine bacterial overgrowth», *World Journal of Gastrointestinal Surgery*, 15, 6 (2023), pp. 1138-1148.

Pimentel, Mark *et al.*, «Fr248 Exhaled hydrogen sulfide is increased in patients with diarrhea: results of a novel collection and breath testing device», *Gastroenterology*, 160, 6 (2021), p. S-278.

Villanueva-Millan, Maria J. *et al.*, «Methanogens and hydrogen sulfide producing bacteria guide distinct gut microbe profiles and irritable bowel syndrome subtypes», *The American Journal of Gastroenterology*, 117, 12 (2022), pp. 2055-2066.

Birg, Aleksandr *et al.*, «Hydrogen availability is dependent on the actions of both hydrogen-producing and hydrogen-consuming microbes», *Digestive Diseases and Sciences*, 68, 4 (2023), pp. 1253-1259.

Pimentel, Mark *et al.*, «ACG clinical guideline: small intestinal bacterial overgrowth», *The American Journal of Gastroenterology*, 115, 2 (2020), pp. 165-178.

Ghoshal, Uday C. *et al.*, «Asian-pacific consensus on small intestinal bacterial overgrowth in gastrointestinal disorders: an initiative of the Indian Neurogastroenterology and Motility Association», *Indian Journal of Gastroenterology*, 41, 5 (2022), pp. 483-507.

Rezaie, Ali *et al.*, «Hydrogen and methane-based breath testing in gastrointestinal disorders: the north american consensus», *The American Journal of Gastroenterology*, 112, 5 (2017), pp. 775-784.

Takakura, Will; y Rezaie, Ali, «Response to Mion *et al.*», *Official Journal of the American College of Gastroenterology*, 118, 7 (2023), pp. 1300-1301.

Takakura, Will *et al.*, «A single fasting exhaled methane level correlates with fecal methanogen load, clinical symptoms and accurately detects intestinal methanogen overgrowth», *The American Journal of Gastroenterology*, 117, 3 (2022), pp. 470-477.

Mastropaolo, G.; y Rees, W. D., «Evaluation of the hydrogen breath test in man: definition and elimination of the early hydrogen peak», *Gut*, 28, 6 (1987), pp. 721-725.

Zafar, Hammad; Jimenez, Brenda; y Schneider, Alison, «Small intestinal bacterial overgrowth: current update», *Current Opinion in Gastroenterology*, 39, 6 (2023), 522-528.

Plauzolles, Anne *et al.*, «Small intestinal bacterial overgrowths and intestinal methanogen overgrowths breath testing in a real-life french cohort», *Clinical and Translational Gastroenterology*, 14, 4 (2023).

Baker J.; Chey, W. D.; y Saad R., «Common gastrointestinal symptoms do not predict the results of glucose breath testing in the evaluation of suspected small intestinal bacterial overgrowth: Presidential Poster 2417», *The American Journal of Gastroenterology*, 110 (2015), p. S1004.

Lakhoo, K. *et al.*, «Phenotype and antibiotic response in patients with flat line breath test results: a large scale database analysis: 448», *The American Journal of Gastroenterology*, 113 (2018), p. S261.

Guo, H. Z. *et al.*, «The diagnostic value of hydrogen sulfide breath test for small intestinal bacterial overgrowth», *Zhonghua Nei Ke Za Zhi*, 60, 4 (2021), pp. 356-361.

Linden, David R., «Hydrogen sulfide signaling in the gastrointestinal tract», *Antioxidants & Redox Signaling*, 20, 5 (2014), pp. 818-830.

Cirino, Giuseppe *et al.*, «Physiological roles of hydrogen sulfide in mammalian cells, tissues, and organs», *Physiological Reviews*, 103, 1 (2023), pp. 31-276.

Murphy, Brennah *et al.*, «Hydrogen sulfide signaling in mitochondria and disease», *FASEB Journal*, 33, 12 (2019), pp. 13098-13125.

Khattak, Saadullah *et al.*, «Hydrogen sulfide biology and its role in cancer», *Molecules (Basel, Switzerland)*, 27, 11 (2022), p. 3389.

Singh, Sudha B.; y Lin, Henry C., «Hydrogen sulfide in physiology and diseases of the digestive tract», *Microorganisms*, 3, 4 (2015), pp. 866-889.

Dilek, Nahzli *et al.*, «Hydrogen sulfide: an endogenous regulator of the immune system», *Pharmacological Research*, 161 (2020).

Chen, Chih-Jen *et al.*, «Sulfur-containing amino acids, hydrogen sulfide, and sulfur compounds on kidney health and disease», *Metabolites*, 13, 6 (2023), p. 688.

Singh, Sudha B. *et al.*, «*Desulfovibrio* in the gut: the enemy within?», *Microorganisms*, 11, 7 (2023), p. 1772.

Moon, Ji-Yeon *et al.*, «Sulfur metabolism of the gut microbiome and colorectal cancer: the threat to the younger generation», *Nutrients*, 15, 8 (2023), p. 1966.

Costas-Ferreira, Carmen *et al.*, «Toxic effects of glyphosate on the nervous system: a systematic review», *International Journal of Molecular Sciences*, 23, 9 (2022), p. 4605.

Peillex, Cindy; y Pelletier, Martin, «The impact and toxicity of glyphosate and glyphosate-based herbicides on health and immunity», *Journal of Immunotoxicology*, 17, 1 (2020), pp. 163-174.

Zhang, Luoping *et al.*, «Exposure to glyphosate-based herbicides and risk for non-Hodgkin lymphoma: a meta-analysis and supporting evidence», *Mutation Research. Reviews in Mutation Research*, 781 (2019), pp. 186-206.

Mohammadi, Keyhan *et al.*, «A systematic review and meta-analysis of the impacts of glyphosate on the reproductive hormones», *Environmental Science and Pollution Research International*, 29, 41 (2022), pp. 62030-62041.

Barnett, Jacqueline A.; y Gibson, Deanna L., «Separating the empirical wheat from the pseudoscientific chaff: a critical review of the literature surrounding glyphosate, dysbiosis and wheat-sensitivity», *Frontiers in Microbiology*, 11 (2020).

Rueda-Ruzafa, Lola *et al.*, «Gut microbiota and neurological effects of glyphosate», *Neurotoxicology*, 75 (2019), pp. 1-8.

Soares, Diogo *et al.*, «Glyphosate use, toxicity and occurrence in food», *Foods (Basel, Switzerland)*, 10, 11 (2021), p. 2785.

Chiesa, Luca Maria *et al.*, «Detection of glyphosate and its metabolites in food of animal origin based on ion-chromatography-high resolution mass spectrometry (IC-HRMS)», *Food Additives & Contaminants, Part A*, 36, 4 (2019), pp. 592-600.

Fathi, Mohamed Ahmed *et al.*, «Disruption of cytochrome P450 enzymes in the liver and small intestine in chicken embryos in ovo exposed to glyphosate», *Environmental Science and Pollution Research International*, 27, 14 (2020), pp. 16865-16875.

Takakura, Will *et al.*, «*Campylobacter* infection and the link with irritable bowel syndrome: on the pathway towards a causal association», *Pathogens and Disease*, 80, 1 (2022).

Morales, Walter *et al.*, «Immunization with cytolethal distending toxin B produces autoantibodies to vinculin and small bowel bacterial changes in a rat model of postinfectious irritable bowel syndrome», *Neurogastroenterology and Motility*, 32, 10 (2020).

Leite G. *et al.*, «Tu1383: Subcutaneous inoculation with cytolethal distending toxin B in a rat model of post-infectious IBS produces profound changes in the small bowel microbiome», *Gastroenterology*, 162, 7 (2022), p. S-944.

Germano, J. *et al.*, «Tu1650: Dysbiosis induced by CdtB toxin promotes changes in microRNA expression that modulate expression of genes associated with gut motility, barrier function and pain», *Digestive Disease Week*, (2023).

Rezaie, Ali *et al.*, «Assessment of anti-vinculin and anti-cytolethal distending toxin B antibodies in subtypes of irritable bowel syndrome», *Digestive Diseases and Sciences*, 62, 6 (2017), pp. 1480-1485.

Morales, Walter *et al.*, «Second-generation biomarker testing for irritable bowel syndrome using plasma anti-CdtB and anti-vinculin levels», *Digestive Diseases and Sciences*, 64, 11 (2019), pp. 3115-3121.

Pimentel, Mark; Kong, Yuthana; y Park, Sandy, «Breath testing to evaluate lactose intolerance in irritable bowel syndrome correlates with lactulose testing and may not reflect true lactose malabsorption», *The American Journal of Gastroenterology*, 98, 12 (2003), pp. 2700-2704.

Nucera, Gabriella *et al.*, «Abnormal breath tests to lactose, fructose and sorbitol in irritable bowel syndrome may be explained by small intestinal bacterial overgrowth», *Alimentary Pharmacology & Therapeutics*, 21, 11 (2005), pp. 1391-1395.

Amieva-Balmori, Mercedes *et al.*, «Diagnostic utility of carbohydrate breath tests for SIBO, fructose, and lactose intolerance», *Digestive Diseases and Sciences*, 65 (2020), pp. 1405-1413.

Carroccio, Antonio *et al.*, «Whole cow's milk but not lactose can induce symptoms in patients with self-reported milk intolerance: evidence of cow's milk sensitivity in adults», *Nutrients*, 13, 11 (2021), p. 3833.

Varjú, Péter *et al.*, «The role of small intestinal bacterial overgrowth and false positive diagnosis of lactose intolerance in southwest Hungary-A retrospective observational study», *PloS One*, 15, 5 (2020).

Ghafoor, Adil; Karunaratne, Tennekoon; y Rao, Satish S. C., «Bacterial overgrowth and lactose intolerance: how to best assess», *Current Opinion in Clinical Nutrition and Metabolic Care*, 25, 5 (2022), pp. 334-340.

Robles, Luelle; y Priefer, Ronny, «Lactose intolerance: what your breath can tell you», *Diagnostics*, 10, 6 (2020), p. 412.

Usai-Satta, Paolo *et al.*, «Hydrogen breath tests: are they really useful in the nutritional management of digestive disease?», *Nutrients*, 13, 3 (2021), p. 974.

Banik, Gourab Dutta *et al.*, «Hydrogen sulphide in exhaled breath: a potential biomarker for small intestinal bacterial overgrowth in IBS», *Journal of Breath Research*, 10, 2 (2016).

Erdogan, Askin; y Rao, Satish S. C., «Small intestinal fungal overgrowth», *Current Gastroenterology Reports*, 17, 4 (2015), p. 16.

Singh, Rajdeep; y Mullin, Gerard E., «A wasting syndrome and malnutrition caused by small intestine fungal overgrowth: case report and review of the literature», *Integrative Medicine (Encinitas, Calif.)*, 16, 3 (2017), pp. 48-51.

Tudela, Héloïse *et al.*, «Next generation microbiome research: identification of keystone species in the metabolic regulation of host-gut microbiota interplay», *Frontiers in Cell and Developmental Biology*, 9 (2021).

Si, Wenjin *et al.*, «Understanding the functional activity of polyphenols using omics-based approaches», *Nutrients*, 13, 11 (2021), p. 3953.

3. ¿Cómo puedo tratar mi SIBO?

Arcila-Lozano, Cynthia Cristina *et al.*, «El orégano: propiedades, composición y actividad biológica de sus componentes», *Archivos Latinoamericanos de Nutrición*, 54, 1 (2004), pp. 100-111.

Grupo de trabajo del protocolo para el diagnóstico precoz de la enfermedad celiaca, *Protocolo para el diagnóstico precoz de la enfermedad celiaca*, Ministerio de Sanidad, Servicios Sociales e Igualdad, Servicio de Evaluación del Servicio Canario de la Salud (SESCS), 2018.

Hujoel, Isabel A. *et al.*, «Estimating the impact of verification bias on celiac disease testing», *Journal of Clinical Gastroenterology*, 55, 4 (2021), pp. 327-334.

Rezaie, Ali *et al.*, «How to test and treat small intestinal bacterial overgrowth: an evidence-based approach», *Current Gastroenterology Reports*, 18, 2 (2016), p. 8.

Santus, William *et al.*, «Crossing kingdoms: how the mycobiota and fungal-bacterial interactions impact host health and disease», *Infection and Immunity*, 89, 4 (2021).

Leventogiannis, Konstantinos *et al.*, «Effect of a preparation of four probiotics on symptoms of patients with irritable bowel syndrome: association with intestinal bacterial overgrowth», *Probiotics and Antimicrobial Proteins*, 11, 2 (2019), pp. 627-634.

Mazzawi, Tarek, «Gut microbiota manipulation in irritable bowel syndrome», *Microorganisms*, 10, 7 (2022), p. 1332.

Soifer, Luis Oscar *et al.*, «Comparative clinical efficacy of a probiotic vs. an antibiotic in the treatment of patients with intestinal bacterial overgrowth and chronic abdominal functional distension: a pilot study», *Acta Gastroenterologica Latinoamericana*, 40, 4 (2010), pp. 323-327.

Chen, Wei Chung; y Quigley, Eamonn M. M., «Probiotics, prebiotics & synbiotics in small intestinal bacterial overgrowth: opening up a new therapeutic horizon!», *The Indian Journal of Medical Research*, 140, 5 (2014), pp. 582-584.

Hao, Yingqi *et al.*, «Efficacy evaluation of probiotics combined with prebiotics in patients with clinical hypothyroidism complicated with small intestinal bacterial overgrowth during the second trimester of pregnancy», *Frontiers in Cellular and Infection Microbiology*, 12 (2022).

Ouyang, Qian *et al.*, «Probiotics and prebiotics in subclinical hypothyroidism of pregnancy with small intestinal bacterial overgrowth», *Probiotics and Antimicrobial Proteins*, (2023).

Kiecka, Aneta; y Szczepanik, Marian, «Proton pump inhibitor-induced gut dysbiosis and immunomodulation: current knowledge and potential restoration by probiotics», *Pharmacological Reports*, 75, 4 (2023), pp. 791-804.

Belei, Oana *et al.*, «Is it useful to administer probiotics together with proton pump inhibitors in children with gastroesophageal reflux?», *Journal of Neurogastroenterology and Motility*, 24, 1 (2018), pp. 51-57.

Kwak, Dong Shin *et al.*, «Short-term probiotic therapy alleviates small intestinal bacterial overgrowth, but does not improve intestinal permeability in chronic liver disease», *European Journal of Gastroenterology & Hepatology*, 26, 12 (2014), pp. 1353-1359.

Leventogiannis, Konstantinos *et al.*, «Effect of a preparation of four probiotics on symptoms of patients with irritable bowel syndrome: association with intestinal bacterial overgrowth», *Probiotics and Antimicrobial Proteins*, 11, 2 (2019), pp. 627-634.

Pais, Pedro *et al.*, «*Saccharomyces boulardii*: what makes it tick as successful probiotic?», *Journal of Fungi (Basel, Switzerland)*, 6, 2 (2020), p. 78.

Bustos Fernández, Luis Maria *et al.*, «Impact of *Saccharomyces boulardii* CNCM I-745 on bacterial overgrowth and composition of intestinal microbiota in IBS-D patients: results of a randomized pilot study», *Digestive Diseases (Basel, Switzerland)*, 41, 5 (2023), pp. 798-809.

Dashti, Nasrin; y Zarebavani, Mitra, «Probiotics in the management of *Giardia duodenalis*: an update on potential mechanisms and outcomes», *Naunyn-Schmiedeberg's Archives of Pharmacology*, 394 (2021), pp. 1869-1878.

Liu, Yue *et al.*, «Modulation of gut microbiota and immune system by probiotics, pre-biotics, and post-biotics», *Frontiers in Nutrition*, 8 (2022).

Zhong, Changqing *et al.*, «Probiotics for preventing and treating small intestinal bacterial overgrowth: a meta-analysis and systematic review of current evidence», *Journal of Clinical Gastroenterology*, 51, 4 (2017), pp. 300-311.

García-Collinot, Grettel *et al.*, «Effectiveness of *Saccharomyces boulardii* and metronidazole for small intestinal bacterial overgrowth in systemic sclerosis», *Digestive Diseases and Sciences*, 65, 4 (2020), pp. 1134-1143.

Woodard, Gavitt A. *et al.*, «Probiotics improve outcomes after Roux-en-Y gastric bypass surgery: a prospective randomized trial», *Journal of Gastrointestinal Surgery*, 13, 7 (2009), pp. 1198-1204.

Quigley, Eamonn M. M.; y Quera, Rodrigo, «Small intestinal bacterial overgrowth: roles of antibiotics, prebiotics, and probiotics», *Gastroenterology*, 130, 2 Suppl 1 (2006), pp. S78-90.

Silveira, Cynthia B.; y Rohwer, Forest L., «Piggyback-the-winner in host-associated microbial communities», *npj Biofilms and Microbiomes*, 2, 1 (2016), pp. 1-5.

Serhan, Charles N.; y Chiang, Nan, «Novel endogenous small molecules as the checkpoint controllers in inflammation and resolution: entrée for resoleomics», *Rheumatic Diseases Clinics of North America*, 30, 1 (2004), pp. 69-95.

Hill, Colin *et al.*, «Expert consensus document. The International Scientific Association for Probiotics and Prebiotics consensus statement on the scope and appropriate use of the term probiotic», *Nature Reviews. Gastroenterology & Hepatology*, 11, 8 (2014), pp. 506-514.

McFarland, Lynne V., «Efficacy of single-strain probiotics versus multi-strain mixtures: systematic review of strain and disease specificity», *Digestive Diseases and Sciences*, 66, 3 (2021), pp. 694-704.

—, *et al.*, «Strain-specific and outcome-specific efficacy of probiotics for the treatment of irritable bowel syndrome: a systematic review and meta-analysis», *EClinicalMedicine*, 41 (2021).

Fernández, N. *et al.*, «Primera guía clínica basada en la evidencia médica para la suplementación con probióticos en la farmacia comunitaria española», *Farmacéuticos Comunitarios*, 9, 1 (2017), pp. 14-27.

Vemuri, Ravichandra *et al.*, «A human origin strain *Lactobacillus acidophilus* DDS-1 exhibits superior *in vitro* probiotic efficacy in comparison to plant or dairy origin probiotics», *International Journal of Medical Sciences*, 15, 9 (2018), pp. 840-848.

Catinean, Adrian *et al.*, «*Bacillus spp.* spores-a promising treatment option for patients with irritable bowel syndrome», *Nutrients*, 11, 9 (2019), p. 1968.

Young, V. B., «Therapeutic manipulation of the microbiota: past, present, and considerations for the future», *Clinical Microbiology and Infection*, 22, 11 (2016), pp. 905-909.

Berg, G. *et al.*, «Microbiome definition re-visited: old concepts and new challenges», *Microbiome*, 8, (2020), p. 103.

Carmichael, Harris *et al.*, «*Clostridium difficile* and other adverse events from overprescribed antibiotics for acute upper respiratory infection», *Journal of Internal Medicine*, 293, 4 (2023), pp. 470-480.

Jernberg, Cecilia *et al.*, «Long-term impacts of antibiotic exposure on the human intestinal microbiota», *Microbiology (Reading, England)*, 156, Pt 11 (2010), pp. 3216-3223.

Dethlefsen, L.; y Relman, D. A., «Incomplete recovery and individualized responses of the human distal gut microbiota to repeated antibiotic perturbation», *Proceedings of the National Academy of Sciences*, 108, suppl 1, (2011), pp. 4554-4561.

Belkaid, Yasmine; y Hand, Timothy W., «Role of the microbiota in immunity and inflammation», *Cell*, 157, 1 (2014), pp. 121-141.

Manfredo Vieira, S. *et al.*, «Translocation of a gut pathobiont drives autoimmunity in mice and humans», *Science (New York, N.Y.)*, 359, 6380 (2018), pp. 1156-1161.

Hosang, Leon *et al.*, «The lung microbiome regulates brain autoimmunity», *Nature*, 603, 7899 (2022), pp. 138-144.

Roszczenko-Jasińska, Paula *et al.*, «*Helicobacter pylori* treatment in the post-antibiotics era-searching for new drug targets», *Applied Microbiology and Biotechnology*, 104, 23 (2020), pp. 9891-9905.

Huemer, Markus *et al.*, «Antibiotic resistance and persistence-Implications for human health and treatment perspectives», *EMBO Reports*, 21, 12 (2020).

Aslam, Bilal *et al.*, «Antibiotic resistance: a rundown of a global crisis», *Infection and Drug Resistance*, 11 (2018), pp. 1645-1658.

Balsells, Evelyn *et al.*, «Global burden of *Clostridium difficile* infections: a systematic review and meta-analysis», *Journal of Global Health*, 9, 1 (2019).

Vázquez-Cuesta, Silvia *et al.*, «Characterization of the gut microbiome of patients with *Clostridioides difficile* infection, patients with non-*C. difficile* diarrhea, and *C. difficile*-colonized patients», *Frontiers in Cellular and Infection Microbiology*, 13 (2023).

Triantafyllou, Konstantinos *et al.*, «Rifaximin: the revolutionary antibiotic approach for irritable bowel syndrome», *Mini Reviews in Medicinal Chemistry*, 16, 3 (2015), pp. 186-192.

Pimentel, M. *et al.*, «Repeat rifaximin for irritable bowel syndrome: no clinically significant changes in stool microbial antibiotic sensitivity», *Digestive Diseases and Sciences*, 62, 9 (2017), pp. 2455-2463.

Ponziani, Francesca Romana *et al.*, «Eubiotic properties of rifaximin: disruption of the traditional concepts in gut microbiota modulation», *World Journal of Gastroenterology*, 23, 25 (2017), pp. 4491-4499.

Pimentel, M., «Review article: potential mechanisms of action of rifaximin in the management of irritable bowel syndrome with diarrhoea», *Alimentary Pharmacology & Therapeutics*, 43, Suppl 1 (2016), pp. 37-49.

Chong, Pei Pei *et al.*, «The microbiome and irritable bowel syndrome - a review on the pathophysiology, current research and future therapy», *Frontiers in Microbiology*, 10 (2019), p. 1136.

Rosania, Rosa *et al.*, «Effect of probiotic or prebiotic supplementation on antibiotic therapy in the small intestinal bacterial overgrowth: a comparative evaluation», *Current Clinical Pharmacology*, 8, 2 (2013), pp. 169-172.

Furnari, M. *et al.*, «Clinical trial: the combination of rifaximin with partially hydrolysed guar gum is more effective than rifaximin alone in eradicating small intestinal bacterial overgrowth», *Alimentary Pharmacology & Therapeutics*, 32, 8 (2010), pp. 1000-1006.

Yasukawa, Zenta *et al.*, «Effect of repeated consumption of partially hydrolyzed guar gum on fecal characteristics and gut microbiota: a randomized, double-blind, placebo-controlled, and parallel-group clinical trial», *Nutrients*, 11, 9 (2019), p. 2170.

Wang, Jinsheng *et al.*, «Efficacy of rifaximin in treating with small intestine bacterial overgrowth: a systematic review and meta-analysis», *Expert Review of Gastroenterology & Hepatology*, 15, 12 (2021), pp. 1385-1399.

Gatta, L.; y Scarpignato, C., «Systematic review with meta-analysis: rifaximin is effective and safe for the treatment of small intestine bacterial overgrowth», *Alimentary Pharmacology & Therapeutics*, 45, 5 (2017), pp. 604-616.

Meyrat, P. *et al.*, «Rifaximin treatment for the irritable bowel syndrome with a positive lactulose hydrogen breath test improves symptoms for at least 3 months», *Alimentary Pharmacology & Therapeutics*, 36, 11-12 (2012), pp. 1084-1093.

Lauritano, Ernesto C. *et al.*, «Small intestinal bacterial overgrowth recurrence after antibiotic therapy», *The American Journal of Gastroenterology*, 103, 8 (2008), pp. 2031-2035.

Chang, Christopher, «Short-course therapy for diarrhea-predominant irritable bowel syndrome: understanding the mechanism, impact on gut microbiota, and safety and tolerability of rifaximin», *Clinical and Experimental Gastroenterology*, 11 (2018), pp. 335-345.

Lakhoo, K. *et al.*, «Phenotype and antibiotic response in patients with flat line breath test results: a large scale database analysis: 448», *The American Journal of Gastroenterology*, 113 (2018), p. S261.

Barton, Larry L. *et al.*, «Sulfur cycling and the intestinal microbiome», *Digestive Diseases and Sciences*, 62, 9 (2017), pp. 2241-2257.

Quigley, Eamonn M. M. *et al.*, «AGA clinical practice update on small intestinal bacterial overgrowth: expert review», *Gastroenterology*, 159, 4 (2020), pp. 1526-1532.

Pimentel, Mark *et al.*, «Antibiotic treatment of constipation-predominant irritable bowel syndrome», *Digestive Diseases and Sciences*, 59 (2014), pp. 1278-1285.

Low, Kimberly *et al.*, «A combination of rifaximin and neomycin is most effective in treating irritable bowel syndrome patients with methane on lactulose breath test», *Journal of Clinical Gastroenterology*, 44, 8 (2010), pp. 547-550.

Distrutti, Eleonora *et al.*, «Gut microbiota role in irritable bowel syndrome: new therapeutic strategies», *World Journal of Gastroenterology*, 22, 7 (2016), pp. 2219-2241.

Ghoshal, Uday C., «Antibiotic treatment for small intestinal bacterial overgrowth: is a cocktail better than a single?», *United European Gastroenterology Journal*, 9, 6 (2021), pp. 643-644.

Rao, Satish S. C.; y Bhagatwala, Jigar, «Small intestinal bacterial overgrowth: clinical features and therapeutic management», *Clinical and Translational Gastroenterology*, 10, 10 (2019).

García-Collinot, Grettel *et al.*, «Effectiveness of *Saccharomyces boulardii* and metronidazole for small intestinal bacterial overgrowth in systemic sclerosis», *Digestive Diseases and Sciences*, 65, 4 (2020), pp. 1134-1143.

Rosania, Rosa *et al.*, «Effect of probiotic or prebiotic supplementation on antibiotic therapy in the small intestinal bacterial overgrowth: a comparative evaluation», *Current Clinical Pharmacology*, 8, 2 (2013), pp. 169-172.

Sonnenburg, Erica D.; y Sonnenburg, Justin L., «Starving our microbial self: the deleterious consequences of a diet deficient in microbiota-accessible carbohydrates», *Cell Metabolism*, 20, 5 (2014), pp. 779-786.

Desai, Mahesh S. *et al.*, «A dietary fiber-deprived gut microbiota degrades the colonic mucus barrier and enhances pathogen susceptibility», *Cell*, 167, 5 (2016), pp. 1339-1353.e21.

Wielgosz-Grochowska, Justyna Paulina *et al.*, «Efficacy of an irritable bowel syndrome diet in the treatment of small intestinal bacterial overgrowth: a narrative review», *Nutrients*, 14, 16 (2022), p. 3382.

Ashaolu, Tolulope Joshua, «Immune boosting functional foods and their mechanisms: a critical evaluation of probiotics and prebiotics», *Biomedicine & Pharmacotherapy = Biomedecine & Pharmacotherapie*, 130 (2020).

Berding, Kirsten *et al.*, «Feed your microbes to deal with stress: a psychobiotic diet impacts microbial stability and perceived stress in a healthy adult population», *Molecular Psychiatry*, 28, 2 (2023), pp. 601-610.

Gibson, Glenn R. *et al.*, «Expert consensus document: The International Scientific Association for Probiotics and Prebiotics (ISAPP) consensus statement on the definition and scope of prebiotics», *Nature Reviews. Gastroenterology & Hepatology*, 14, 8 (2017), pp. 491-502.

Armstrong, Heather K. *et al.*, «Unfermented β-fructan fibers fuel inflammation in select inflammatory bowel disease patients», *Gastroenterology*, 164, 2 (2023), pp. 228-240.

Shin, Andrea; y Kashyap, Purna C., «Promote or prevent? gut microbial function and immune status may determine the effect of fiber in inflammatory bowel disease», *Gastroenterology*, 164, 2 (2023), pp. 182-184.

Nickles, Melissa A. *et al.*, «Alternative treatment approaches to small intestinal bacterial overgrowth: a systematic review», *Journal of Alternative and Complementary Medicine (New York, N.Y.)*, 27, 2 (2021), pp. 108-119.

Chedid, Victor *et al.*, «Herbal therapy is equivalent to rifaximin for the treatment of small intestinal bacterial overgrowth», *Global Advances in Health and Medicine*, 3, 3 (2014), pp. 16-24.

Guo, Huaizhu *et al.*, «Berberine and rifaximin effects on small intestinal bacterial overgrowth: study protocol for an investigator-initiated, double-arm, open-label, randomized clinical trial (BRIEF-SIBO study)», *Frontiers in Pharmacology*, 14 (2023).

Wang, Kun *et al.*, «The metabolism of berberine and its contribution to the pharmacological effects», *Drug Metabolism Reviews*, 49, 2 (2017), pp. 139-157.

Menezes, Saulo Almeida; y Tasca, Tiana, «Essential oils and terpenic compounds as potential hits for drugs against amitochondriate protists», *Tropical Medicine and Infectious Disease*, 8, 1 (2023), p. 37.

Lazar, Veronica *et al.*, «Modulation of gut microbiota by essential oils and inorganic nanoparticles: impact in nutrition and health», *Frontiers in Nutrition*, 9 (2022).

Aslan, Ismail *et al.*, «Probiotic formulations containing fixed and essential oils ameliorates SIBO-induced gut dysbiosis in rats», *Pharmaceuticals (Basel, Switzerland)*, 16, 7 (2023), p. 1041.

Leyva-López, Nayely *et al.*, «Essential oils of oregano: biological activity beyond their antimicrobial properties», *Molecules (Basel, Switzerland)*, 22, 6 (2017), p. 989.

Sakkas, Hercules; y Papadopoulou, Chrissanthy, «Antimicrobial activity of basil, oregano, and thyme essential oils», 27, 3 (2017), pp. 429-438.

Borlinghaus, Jan *et al.*, «Allicin: chemistry and biological properties», *Molecules (Basel, Switzerland)*, 19, 8 (2014), pp. 12591-12618.

Si, Xiao-Bei *et al.*, «Allicin as add-on therapy for *Helicobacter pylori* infection: a systematic review and meta-analysis», *World Journal of Gastroenterology*, 25, 39 (2019), pp. 6025-6040.

Habtemariam, Solomon, «Berberine pharmacology and the gut microbiota: a hidden therapeutic link», *Pharmacological Research*, 155 (2020).

Gupta, Subash Chandra *et al.*, «Neem (Azadirachta indica): an indian traditional panacea with modern molecular basis», *Phytomedicine: International Journal of Phytotherapy and Phytopharmacology*, 34 (2017), pp. 14-20.

«Uva Ursi», *Drugs and Lactation Database (LactMed®)*, National Institute of Child Health and Human Development, 2021.

Caprarulo, V. *et al.*, «Review: chestnut and quebracho tannins in pig nutrition: the effects on performance and intestinal health», *Animal: an International Journal of Animal Bioscience*, 15, 1 (2021).

Brown, Kenneth *et al.*, «Response of irritable bowel syndrome with constipation patients administered a combined quebracho/conker tree/M. balsamea Willd extract», *World Journal of Gastrointestinal Pharmacology and Therapeutics*, 7, 3 (2016), pp. 463-468.

Kowalczyk, Adam *et al.*, «Thymol and thyme essential oil-new insights into selected therapeutic applications», *Molecules (Basel, Switzerland)*, 25, 18 (2020), p. 4125.

Hannan, Md Abdul *et al.*, «Black cumin (*Nigella sativa* L.): a comprehensive review on phytochemistry, health benefits, molecular pharmacology, and safety», *Nutrients*, 13, 6 (2021), p. 1784.

Ekiert, Halina *et al.*, «Artemisia species with high biological values as a potential source of medicinal and cosmetic raw materials», *Molecules (Basel, Switzerland)*, 27, 19 (2022), p. 6427.

Ma, Nan *et al.*, «The birth of artemisinin», *Pharmacology & Therapeutics*, 216 (2020).

Goldenberg, Joshua *et al.*, «Hydrogen sulfide small intestinal bacterial overgrowth case registry», *medRxiv*, (2023).

Crawford, Cindy *et al.*, «Analysis of select dietary supplement products marketed to support or boost the immune system», *JAMA Network Open*, 5, 8 (2022).

—, «A public health issue: dietary supplements promoted for brain health and cognitive performance», *Journal of Alternative and Complementary Medicine (New York, N.Y.)*, 26, 4 (2020), pp. 265-272.

Tucker, Jenna *et al.*, «Unapproved pharmaceutical ingredients included in dietary supplements associated with US Food and Drug Administration warnings», *JAMA Network Open*, 1, 6 (2018).

Telang, Sucheta, «Lactoferrin: a critical player in neonatal host defense», *Nutrients*, 10, 9 (2018), p. 1228.

Artym, Jolanta; Zimecki, Michał; y Kruzel, Marian L., «Lactoferrin for prevention and treatment of anemia and inflammation in pregnant women: a comprehensive review», *Biomedicines*, 9, 8 (2021), p. 898.

Reyes-López, Magda *et al.*, «Activity of Apo-lactoferrin on pathogenic protozoa», *Pharmaceutics*, 14, 8 (2022), p. 1702.

Berlutti, Francesca *et al.*, «Antiviral properties of lactoferrin-a natural immunity molecule», *Molecules (Basel, Switzerland)*, 16, 8 (2011), pp. 6992-7018.

Kowalczyk, Paweł *et al.*, «The lactoferrin phenomenon-a miracle molecule», *Molecules (Basel, Switzerland)*, 27, 9 (2022), p. 2941.

Pimentel, Mark *et al.*, «A 14-day elemental diet is highly effective in normalizing the lactulose breath test», *Digestive Diseases and Sciences*, 49, 1 (2004), pp. 73-77.

Quince, Christopher *et al.*, «Extensive modulation of the fecal metagenome in children with Crohn's disease during exclusive enteral nutrition», *The American Journal of Gastroenterology*, 110, 12 (2015), pp. 1718-1729; quiz 1730.

Sugihara, Kohei; y Kamada, Nobuhiko, «Diet-microbiota interactions in inflammatory bowel disease», *Nutrients*, 13, 5 (2021), p. 1533.

Shiga, Hisashi *et al.*, «Changes of faecal microbiota in patients with Crohn's disease treated with an elemental diet and total parenteral nutrition», *Digestive and Liver Disease*, 44, 9 (2012), pp. 736-742.

Akobeng, Anthony K. *et al.*, «Enteral nutrition for maintenance of remission in Crohn's disease», *The Cochrane Database of Systematic Reviews*, 8, 8 (2018).

Narula, Neeraj *et al.*, «Enteral nutritional therapy for induction of remission in Crohn's disease», *The Cochrane Database of Systematic Reviews*, 4, 4 (2018).

Wark, Gabrielle *et al.*, «The role of diet in the pathogenesis and management of inflammatory bowel disease: a review», *Nutrients*, 13, 1 (2020), p. 135.

Olaussen, Richard Willfred *et al.*, «Effect of elemental diet on mucosal immunopathology and clinical symptoms in type 1 refractory celiac disease», *Clinical Gastroenterology and Hepatology*, 3, 9 (2005), pp. 875-885.

Podas, Thrasyvoulos *et al.*, «Is rheumatoid arthritis a disease that starts in the intestine? A pilot study comparing an elemental diet with oral prednisolone», *Postgraduate Medical Journal*, 83, 976 (2007), pp. 128-131.

Arias, Angel *et al.*, «Efficacy of dietary interventions for inducing histologic remission in patients with eosinophilic esophagitis: a systematic review and meta-analysis», *Gastroenterology*, 146, 7 (2014), pp. 1639-1648.

Verduci, Elvira *et al.*, «Semi-elemental and elemental formulas for enteral nutrition in infants and children with medical complexity-thinking about cow's milk allergy and beyond», *Nutrients*, 13, 12 (2021), p. 4230.

Takagi, S. *et al.*, «Effectiveness of an 'half elemental diet' as maintenance therapy for Crohn's disease: a randomized-controlled trial», *Alimentary Pharmacology & Therapeutics*, 24, 9 (2006), pp. 1333-1340.

Ferreiro, Blanca *et al.*, «Clinical and nutritional impact of a semi-elemental hydrolyzed whey protein diet in patients with active Crohn's disease: a prospective observational study», *Nutrients*, 13, 10 (2021), p. 3623.

Mostafa, Randa-M. *et al.*, «Interstitial cells of Cajal, the maestro in health and disease», *World Journal of Gastroenterology*, 16, 26 (2010), pp. 3239-3248.

Knauf, Claude *et al.*, «Targeting the enteric nervous system to treat metabolic disorders? "Enterosynes" as therapeutic gut factors», *Neuroendocrinology*, 110, 1-2 (2020), pp. 139-146.

Mouillot, Thomas *et al.*, «Study of small intestinal bacterial overgrowth in a cohort of patients with abdominal symptoms who underwent bariatric surgery», *Obesity Surgery*, 30, 6 (2020), pp. 2331-2337.

Dolan, Russell D. *et al.*, «Small intestinal bacterial overgrowth: clinical presentation in patients with Roux-en-Y gastric bypass», *Obesity Surgery*, 31, 2 (2021), pp. 564-569.

Xiong, Tingting *et al.*, «Small intestinal bacterial overgrowth (SIBO) is common in patients with Ehlers-Danlos syndrome (EDS)», *The American Journal of Gastroenterology*, 114 (2019), pp. S663-S664.

Thwaites, Phoebe A. *et al.*, «Hypermobile Ehlers-Danlos syndrome and disorders of the gastrointestinal tract: what the gastroenterologist needs to know», *Journal of Gastroenterology and Hepatology*, 37, 9 (2022), pp. 1693-1709.

Spiegel, Brennan, «Gravity and the gut: a hypothesis of irritable bowel syndrome», *The American Journal of Gastroenterology*, 117, 12 (2022), pp. 1933-1947.

Sakkas, Lazaros I. *et al.*, «Intestinal involvement in systemic sclerosis: a clinical review», *Digestive Diseases and Sciences*, 63, 4 (2018), pp. 834-844.

Bures, Jan *et al.*, «Small intestinal bacterial overgrowth syndrome», *World Journal of Gastroenterology*, 16, 24 (2010), pp. 2978-2990.

Rezaie, Ali *et al.*, «Assessment of anti-vinculin and anti-cytolethal distending toxin B antibodies in subtypes of irritable bowel syndrome», *Digestive Diseases and Sciences*, 62, 6 (2017), pp. 1480-1485.

Takakura, Will *et al.*, «*Campylobacter* infection and the link with irritable bowel syndrome: on the pathway towards a causal association», *Pathogens and Disease*, 80, 1 (2022).

Pokkunuri, Venkata *et al.*, «Role of cytolethal distending toxin in altered stool form and bowel phenotypes in a rat model of post-infectious irritable bowel syndrome», *Journal of Neurogastroenterology and Motility*, 18, 4 (2012), pp. 434-442.

Keller, Jutta *et al.*, «Expert consensus document: advances in the diagnosis and classification of gastric and intestinal motility disorders», *Nature Reviews. Gastroenterology & Hepatology*, 15, 5 (2018), pp. 291-308.

Tack, Jan *et al.*, «The gastrointestinal tract in hunger and satiety signalling», *United European Gastroenterology Journal*, 9, 6 (2021), pp. 727-734.

Deloose, Eveline *et al.*, «The migrating motor complex: control mechanisms and its role in health and disease», *Nature Reviews. Gastroenterology & Hepatology*, 9, 5 (2012), pp. 271-285.

Ariosa, Aileen R. *et al.*, «A perspective on the role of autophagy in cancer», *Biochimica et Biophysica Acta. Molecular Basis of Disease*, 1867, 12 (2021).

Lei, Yuchen; y Klionsky, Daniel J., «The emerging roles of autophagy in human diseases», *Biomedicines*, 9, 11 (2021), p. 1651.

Obata, Yuuki; y Pachnis, Vassilis, «The effect of microbiota and the immune system on the development and organization of the enteric nervous system», *Gastroenterology*, 151, 5 (2016), pp. 836-844.

Rao, S. S. *et al.*, «Effects of fat and carbohydrate meals on colonic motor response», *Gut*, 46, 2 (2000), pp. 205-211.

—, «Manometric responses of human duodenum during infusion of HCl, hyperosmolar saline, bile and oleic acid», *Neurogastroenterology and Motility*, 8, 1 (1996), pp. 35-43.

Pereira, Renata Virginia Fernandes *et al.*, «Differential effects in CGRPergic, nitrergic, and VIPergic myenteric innervation in diabetic rats supplemented with 2% L-glutamine», *Anais da Academia Brasileira de Ciencias*, 88, Suppl 1 (2016), pp. 609-622.

—, «L-glutamine supplementation prevents myenteric neuron loss and has gliatrophic effects in the ileum of diabetic rats», *Digestive Diseases and Sciences*, 56, 12 (2011), pp. 3507-3516.

Koh, Ara *et al.*, «From dietary fiber to host physiology: short-chain fatty acids as key bacterial metabolites», *Cell*, 165, 6 (2016), pp. 1332-1345.

Pimentel, Mark *et al.*, «Low-dose nocturnal tegaserod or erythromycin delays symptom recurrence after treatment of irritable bowel syndrome based on presumed bacterial overgrowth», *Gastroenterology & Hepatology*, 5, 6 (2009), pp. 435-442.

Kim, Yeon-Ji *et al.*, «Efficacies of prokinetics and rifaximin on the positivity of a glucose breath test in patients with functional dyspepsia: a randomized trial», *Revista Española de Enfermedades Digestivas*, 115, 3 (2023), pp. 121-127.

Madrid, A. M. *et al.*, «Long-term treatment with cisapride and antibiotics in liver cirrhosis: effect on small intestinal motility, bacterial overgrowth, and liver function», *The American Journal of Gastroenterology*, 96, 4 (2001), pp. 1251-1255.

Lazzini, S. *et al.*, «The effect of ginger (*Zingiber officinalis*) and artichoke (*Cynara cardunculus*) extract supplementation on gastric motility: a pilot randomized study in healthy volunteers», *European Review for Medical and Pharmacological Sciences*, 20, 1 (2016), pp. 146-149.

Guth, Sabine *et al.*, «Toxicity of fluoride: critical evaluation of evidence for human developmental neurotoxicity in epidemiological studies, animal experiments and in vitro analyses», *Archives of Toxicology*, 94, 5 (2020), pp. 1375-1415.

Moran, Gary P. *et al.*, «Does fluoride exposure impact on the human microbiome?», *Toxicology Letters*, 379 (2023), pp. 11-19.

Zhang, Peng *et al.*, «Gut microbiota exaggerates triclosan-induced liver injury via gut-liver axis», *Journal of Hazardous Materials*, 421 (2022).

Cherpak, Christine E., «Mindful eating: a review of how the stress-digestion-mindfulness triad may modulate and improve gastrointestinal and digestive function», *Integrative Medicine (Encinitas, Calif.)*, 18, 4 (2019), pp. 48-53.

Guilliams, Thomas G.; y Drake, Lindsey E., «Meal-time supplementation with betaine HCl for functional hypochlorhydria: what is the evidence?», *Integrative Medicine (Encinitas, Calif.)*, 19, 1 (2020), pp. 32-36.

Struyvenberg, Maarten R. *et al.*, «Practical guide to exocrine pancreatic insufficiency - breaking the myths», *BMC Medicine*, 15, 1 (2017), p. 29.

Ghosh, Subrata; y Iacucci, Marietta, «Diverse immune effects of bovine colostrum and benefits in human health and disease», *Nutrients*, 13, 11 (2021), p. 3798.

Liaquat, Hammad *et al.*, «Clinical efficacy of serum-derived bovine immunoglobulin in patients with refractory inflammatory bowel disease», *The American Journal of the Medical Sciences*, 356, 6 (2018), pp. 531-536.

Olza, Josune *et al.*, «Reported dietary intake, disparity between the reported consumption and the level needed for adequacy and food sources of calcium, phosphorus, magnesium and vitamin D in the Spanish population: findings from the ANIBES study», *Nutrients*, 9, 2 (2017), p. 168.

Fiuza-Luces, Carmen *et al.*, «Exercise is the real polypill», *Physiology*, 28, 5 (2013), pp. 330-358.

4. Tengo SIBO, ¿y ahora qué como?

Furman, David *et al.*, «Chronic inflammation in the etiology of disease across the life span», *Nature Medicine*, 25, 12 (2019), pp. 1822-1832.

Zhang, Yuxuan *et al.*, «Gut microbiota-brain interaction: an emerging immunotherapy for traumatic brain injury», *Experimental Neurology*, 337 (2021).

Maiuolo, Jessica *et al.*, «The contribution of gut microbiota-brain axis in the development of brain disorders», *Frontiers in Neuroscience*, 15 (2021).

Shao, Mengmeng; y Zhu, Yi, «Long-term metal exposure changes gut microbiota of residents surrounding a mining and smelting area», *Scientific Reports*, 10, 1 (2020), p. 4453.

Giambò, Federica *et al.*, «Toxicology and microbiota: how do pesticides influence gut microbiota? A review», *International Journal of Environmental Research and Public Health*, 18, 11 (2021), p. 5510.

Liew, Winnie-Pui-Pui; y Mohd-Redzwan, Sabran, «Mycotoxin: its impact on gut health and microbiota», *Frontiers in Cellular and Infection Microbiology*, 8 (2018), p. 60.

Chiu, Karen *et al.*, «The impact of environmental chemicals on the gut microbiome», *Toxicological Sciences*, 176, 2 (2020), pp. 253-284.

Balaguer-Trias, Jordina *et al.*, «Impact of contaminants on microbiota: linking the gut-brain axis with neurotoxicity», *International Journal of Environmental Research and Public Health*, 19, 3 (2022), p. 1368.

Lin, Xiaoying *et al.*, «Understanding the hepatoxicity of inorganic mercury through guts: perturbance to gut microbiota, alteration of gut-liver axis related metabolites and damage to gut integrity», *Ecotoxicology and Environmental Safety*, 225 (2021).

Lu, Kun *et al.*, «Xenobiotics: interaction with the intestinal microflora», *ILAR Journal*, 56, 2 (2015), pp. 218-227.

Tu, Pengcheng *et al.*, «Gut microbiome toxicity: connecting the environment and gut microbiome-associated diseases», *Toxics*, 8, 1 (2020), p. 19.

Abdelsalam, Nehal Adel *et al.*, «Toxicomicrobiomics: the human microbiome vs. pharmaceutical, dietary, and environmental xenobiotics», *Frontiers in Pharmacology*, 11 (2020), p. 390.

Cherpak, Christine E., «Mindful eating: a review of how the stress-digestion-mindfulness triad may modulate and improve gastrointestinal and digestive function», *Integrative Medicine (Encinitas, Calif.)*, 18, 4 (2019), pp. 48-53.

Pahwa, R.; Goyal, A.; y Jialal I., *Chronic inflammation*, Treasure Island (FL), StatPearls Publishing, 2023.

Wellens, Judith *et al.*, «Let food be thy medicine-its role in Crohn's disease», *Nutrients*, 13, 3 (2021), p. 832.

Beam, Ashley *et al.*, «Effect of diet and dietary components on the composition of the gut microbiota», *Nutrients*, 13, 8 (2021), p. 2795.

Clemente-Suárez, Vicente Javier *et al.*, «Global impacts of western diet and its effects on metabolism and health: a narrative review», *Nutrients*, 15, 12 (2023), p. 2749.

Rico-Campà, Anaïs *et al.*, «Association between consumption of ultra-processed foods and all cause mortality: SUN prospective cohort study», *BMJ (Clinical research ed.)*, 365 (2019), p. l1949.

Shivappa, Nitin *et al.*, «Dietary inflammatory index and colorectal cancer risk-a meta-analysis», *Nutrients*, 9, 9 (2017), p. 1043.

Farhangi, Mahdieh Abbasalizad; y Vajdi, Mahdi, «The association between dietary inflammatory index and risk of central obesity in adults: an updated systematic review and meta-analysis», *International Journal for Vitamin and Nutrition Research*, 90, 5-6 (2020), pp. 535-552.

Suhett, Lara Gomes *et al.*, «Dietary inflammatory potential, cardiometabolic risk and inflammation in children and adolescents: a systematic review», *Critical Reviews in Food Science and Nutrition*, 61, 3 (2021), pp. 407-416.

Moradi, Sajjad *et al.*, «Ultra-processed food consumption and adult diabetes risk: a systematic review and dose-response meta-analysis», *Nutrients*, 13, 12 (2021), p. 4410.

Suksatan, Wanich *et al.*, «Ultra-processed food consumption and adult mortality risk: a systematic review and dose-response meta-analysis of 207,291 participants», *Nutrients*, 14, 1 (2021), p. 174.

Chen, Xuanli *et al.*, «Associations of ultra-processed food consumption with cardiovascular disease and all-cause mortality: UK biobank», *European Journal of Public Health*, 32, 5 (2022), pp. 779-785.

Sun, Mengtong *et al.*, «Association of ultra-processed food consumption with incident depression and anxiety: a population-based cohort study», *Food & Function*, 14, 16 (2023), pp. 7631-7641.

Wang, Kanran *et al.*, «Ultra-processed food consumption and risk of dementia and Alzheimer's disease: long-term results from the Framingham Offspring Study», *Alzheimer's & Dementia: the Journal of the Alzheimer's Association*, 2023.

Isaksen, Irja Minde; y Nitter Dankel, Simon, «Ultra-processed food consumption and cancer risk: a systematic review and meta-analysis», *Clinical Nutrition (Edinburgh, Scotland)*, 42, 6 (2023), pp. 919-928.

Tristan Asensi, Marta *et al.*, «Low-grade inflammation and ultra-processed foods consumption: a review», *Nutrients*, 15, 6 (2023), p. 1546.

Li, Huiping *et al.*, «Association of ultra-processed food intake with cardiovascular and respiratory disease multimorbidity: a prospective cohort study», *Molecular Nutrition & Food Research*, 67, 11 (2023).

Bolte, Laura A. *et al.*, «Long-term dietary patterns are associated with pro-inflammatory and anti-inflammatory features of the gut microbiome», *Gut*, 70, 7 (2021), pp. 1287-1298.

Sureda, Antoni *et al.*, «Adherence to the mediterranean diet and inflammatory markers», *Nutrients*, 10, 1 (2018), p. 62.

Van Baak, Marlene A.; y Mariman, Edwin C. M., «Dietary strategies for weight loss maintenance», *Nutrients*, 11, 8 (2019), p. 1916.

Tolkien, Katie *et al.*, «An anti-inflammatory diet as a potential intervention for depressive disorders: a systematic review and meta-analysis», *Clinical Nutrition (Edinburgh, Scotland)*, 38, 5 (2019), pp. 2045-2052.

Stromsnes, Kristine *et al.*, «Anti-inflammatory properties of diet: role in healthy aging», *Biomedicines*, 9, 8 (2021), p. 922.

Marion-Letellier, Rachel *et al.*, «Inflammatory bowel diseases and food additives: to add fuel on the flames!», *Nutrients*, 11, 5 (2019), p. 1111.

Laudisi, Federica *et al.*, «Impact of food additives on gut homeostasis», *Nutrients*, 11, 10 (2019), p. 2334.

Rondanelli, Mariangela *et al.*, «Diet and ideal food pyramid to prevent or support the treatment of diabetic retinopathy, age-related macular degeneration, and cataracts», *Frontiers in Medicine*, 10 (2023).

O'Keefe, James H. *et al.*, «A pesco-mediterranean diet with intermittent fasting: JACC review topic of the week», *Journal of the American College of Cardiology*, 76, 12 (2020), pp. 1484-1493.

Myers, Madeleine; y Stevenson Ruxton, Carrie Helen, «Eggs: healthy or risky? A review of evidence from high quality studies on hen's eggs», *Nutrients*, 15, 12 (2023), p. 2657.

Wang, M. X. *et al.*, «Impact of whole egg intake on blood pressure, lipids and lipoproteins in middle-aged and older population: A systematic review and meta-analysis of randomized controlled trials», *Nutrition, Metabolism, and Cardiovascular Diseases*, 29, 7 (2019), pp. 653-664.

Van Vliet, S.; Provenza, F. D.; y Kronberg, S. L., «Health-promoting phytonutrients are higher in grass-fed meat and milk», *Frontiers in Sustainable Food Systems*, 4 (2021).

Provenza, Frederick D. *et al.*, «Is grassfed meat and dairy better for human and environmental health?», *Frontiers in Nutrition*, 6 (2019), p. 26.

Chen, Zhangling *et al.*, «Dietary protein intake and all-cause and cause-specific mortality: results from the Rotterdam study and a meta-analysis of prospective cohort studies», *European Journal of Epidemiology*, 35, 5 (2020), pp. 411-429.

Wallace, Taylor C.; y Frankenfeld, Cara L., «Dietary protein intake above the current RDA and bone health: a systematic review and meta-analysis», *Journal of the American College of Nutrition*, 36, 6 (2017), pp. 481-496.

Sachdeva, Amit *et al.*, «Lipid levels in patients hospitalized with coronary artery disease: an analysis of 136,905 hospitalizations in get with the guidelines», *American Heart Journal*, 157, 1 (2009), pp. 111-117.e2.

Fernandes, João *et al.*, «Is olive oil good for you? A systematic review and meta-analysis on anti-inflammatory benefits from regular dietary intake», *Nutrition (Burbank, Los Angeles County, Calif.)*, 69 (2020).

Silva, Adriana R. *et al.*, «Mediterranean diet: lipids, inflammation, and malaria infection», *International Journal of Molecular Sciences*, 21, 12 (2020), p. 4489.

Carballo-Casla, Adrián *et al.*, «Fish consumption, omega-3 fatty acid intake, and risk of pain: the seniors-ENRICA-1 cohort», *Clinical Nutrition (Edinburgh, Scotland)*, 41, 11 (2022), pp. 2587-2595.

Venn-Watson *et al.*, «Efficacy of dietary odd-chain saturated fatty acid pentadecanoic acid parallels broad associated health benefits in humans: could it be essential?», *Scientific reports*, 10.1 (2020), pp. 8161.

—, «Pentadecanoic Acid (C15: 0), an Essential Fatty Acid, Shares Clinically Relevant Cell-Based Activities with Leading Longevity-Enhancing Compounds», *Nutrients*, 15.21 (2023), pp. 4607.

Galdiero, E. *et al.*, «Pentadecanoic acid against *Candida albicans-Klebsiella pneumoniae* biofilm: Towards the development of an anti-biofilm coating to prevent polymicrobial infections», *Research in Microbiology*, 172.7-8 (2021), pp. 103880.

Carlson, Sarah J. *et al.*, «A diet with docosahexaenoic and arachidonic acids as the sole source of polyunsaturated fatty acids is sufficient to support visual, cognitive, motor, and social development in mice», *Frontiers in Neuroscience*, 13 (2019), pp. 72.

Bosma-den Boer, Margarethe M. *et al.*, «Chronic inflammatory diseases are stimulated by current lifestyle: how diet, stress levels and medication prevent our body from recovering», *Nutrition & Metabolism*, 9, 1 (2012), p. 32.

Ockermann, Philipp *et al.*, «A review of the properties of anthocyanins and their influence on factors affecting cardiometabolic and cognitive health», *Nutrients*, 13, 8 (2021), p. 2831.

Halajzadeh, Jamal *et al.*, «Effects of resistant starch on glycemic control, serum lipoproteins and systemic inflammation in patients with metabolic syndrome and related disorders: a systematic review and meta-analysis of randomized controlled clinical trials», *Critical Reviews in Food Science and Nutrition*, 60, 18 (2020), pp. 3172-3184.

Troesch, Barbara *et al.*, «Increased intake of foods with high nutrient density can help to break the intergenerational cycle of malnutrition and obesity», *Nutrients*, 7, 7 (2015), 6016-6037.

Beal, Ty; y Ortenzi, Flaminia, «Priority micronutrient density in foods», *Frontiers in Nutrition*, 9 (2022).

Mar-Solís, Laura M. *et al.*, «Analysis of the anti-inflammatory capacity of bone broth in a murine model of ulcerative colitis», *Medicina (Kaunas, Lithuania)*, 57, 11 (2021), p. 1138.

Silveira, Brenda Kelly Souza *et al.*, «Dietary pattern and macronu-
trients profile on the variation of inflammatory biomarkers:
scientific update», *Cardiology Research and Practice*, 2018
(2018).

Turati, Federica *et al.*, «Glycemic index, glycemic load and cancer
risk: an updated meta-analysis», *Nutrients*, 11, 10 (2019),
p. 2342.

Flanagan, Alan *et al.*, «Chrono-nutrition: from molecular and
neuronal mechanisms to human epidemiology and timed feeding patterns», *Journal of Neurochemistry*, 157, 1 (2021),
pp. 53-72.

Wucher, Valentin *et al.*, «Day-night and seasonal variation of human gene expression across tissues», *PLoS Biology*, 21, 2
(2023).

Duboc, Henri *et al.*, «Disruption of circadian rhythms and gut
motility: an overview of underlying mechanisms and associated pathologies», *Journal of Clinical Gastroenterology*, 54, 5
(2020), pp. 405-414.

Manoogian, Emily N. C. *et al.*, «Time-restricted eating for the prevention and management of metabolic diseases», *Endocrine
Reviews*, 43, 2 (2022), pp. 405-436.

Charlot, Anouk *et al.*, «Beneficial effects of early time-restricted
feeding on metabolic diseases: importance of aligning food
habits with the circadian clock», *Nutrients*, 13, 5 (2021),
p. 1405.

Ruonan Yan *et al.*, «Maintain host health with time-restricted eating and phytochemicals: A review based on gut microbiome
and circadian rhythm», *Trends in Food Science & Technology*,
108, 11 (2021), pp. 258-268.

Liang, Xue; y FitzGerald, Garret A., «Timing the microbes: the
circadian rhythm of the gut microbiome», *Journal of Biological Rhythms*, 32, 6 (2017), pp. 505-515.

Kaczmarek, Jennifer L. *et al.*, «Complex interactions of circadian rhythms, eating behaviors, and the gastrointestinal microbiota and their potential impact on health», *Nutrition
Reviews*, 75, 9 (2017), pp. 673-682.

Yamamoto, Erin A.; y Jørgensen, Trine N., «Relationships between vitamin D, gut microbiome, and systemic autoimmunity», *Frontiers in Immunology*, 10 (2020), p. 3141.

Gombart, Adrian F. *et al.*, «A review of micronutrients and the immune system-working in harmony to reduce the risk of infection», *Nutrients*, 12, 1 (2020), p. 236.

Olza, Josune *et al.*, «Reported dietary intake and food sources of zinc, selenium, and vitamins A, E and C in the spanish population: findings from the ANIBES study», *Nutrients*, 9, 7 (2017), p. 697.

Stevens, Gretchen A. *et al.*, «Micronutrient deficiencies among preschool-aged children and women of reproductive age worldwide: a pooled analysis of individual-level data from population-representative surveys», *The Lancet Global Health*, 10, 11 (2022), pp. e1590-e1599.

Díaz-Rizzolo, D. A. *et al.*, «Paradoxical suboptimal vitamin D levels in a mediterranean area: a population-based study», *Scientific Reports*, 12, 1 (2022).

Vranić, Luka; Mikolašević, Ivana; y Milić, Sandra, «Vitamin D deficiency: consequence or cause of obesity?», *Medicina*, 55, 9 (2019), p. 541.

Pereira-Santos, M. *et al.*, «Obesity and vitamin D deficiency: a systematic review and meta-analysis», *Obesity Reviews*, 16, 4 (2015), pp. 341-349.

Mohn, Emily S. *et al.*, «Evidence of drug-nutrient interactions with chronic use of commonly prescribed medications: an update», *Pharmaceutics*, 10, 1 (2018), p. 36.

Ashaolu, Tolulope Joshua, «Immune boosting functional foods and their mechanisms: a critical evaluation of probiotics and prebiotics», *Biomedicine & Pharmacotherapy = Biomedecine & Pharmacotherapie*, 130 (2020).

Stromsnes, Kristine *et al.*, «Pharmacological properties of polyphenols: bioavailability, mechanisms of action, and biological effects in in vitro studies, animal models, and humans», *Biomedicines*, 9, 8 (2021), p. 1074.

Yahfoufi, Nour *et al.*, «The immunomodulatory and anti-inflammatory role of polyphenols», *Nutrients*, 10, 11 (2018), p. 1618.

Plamada, Diana; y Vodnar, Dan Cristian, «Polyphenols-gut microbiota interrelationship: a transition to a new generation of prebiotics», *Nutrients*, 14, 1 (2021), p. 137.

Shahbazi, Roghayeh *et al.*, «Anti-inflammatory and immunomodulatory properties of fermented plant foods», *Nutrients*, 13, 5 (2021), p. 1516.

Szydłowska, Aleksandra; y Sionek, Barbara, «Probiotics and postbiotics as the functional food components affecting the immune response», *Microorganisms*, 11, 1 (2022), p. 104.

Clancy, Robert, «Immunobiotics and the probiotic evolution», *FEMS Immunology and Medical Microbiology*, 38, 1 (2003), pp. 9-12.

Hollywood, J. B. *et al.*, «The effects of the paleo diet on autoimmune thyroid disease: a mixed methods review», *Journal of the American Nutrition Association*, 42, 8 (2023), pp. 727-736.

Zielińska, Magdalena; y Michońska, Izabela, «Effectiveness of various diet patterns among patients with multiple sclerosis», *Postepy Psychiatrii Neurologii*, 32, 1 (2023), pp. 49-58.

Jamka, Małgorzata *et al.*, «The effect of the paleolithic diet vs. healthy diets on glucose and insulin homeostasis: a systematic review and meta-analysis of randomized controlled trials», *Journal of Clinical Medicine*, 9, 2 (2020), p. 296.

Pitt, Christopher E, «Cutting through the paleo hype: the evidence for the palaeolithic diet», *Australian Family Physician*, 45, 1 (2016), pp. 35-38.

Gundry, Steven R., «Remission/cure of autoimmune diseases by a lectin limite diet supplemented with probiotics, prebiotics, and polyphenols», *Circulation*, 137, suppl 1 (2018), pp. AP238-AP238.

Logan, Alan C. *et al.*, «Natural environments, ancestral diets, and microbial ecology: is there a modern "paleo-deficit disorder"? Part II», *Journal of Physiological Anthropology*, 34, 1 (2015), p. 9.

Gluckman, Peter D. *et al.*, «Evolutionary and developmental mismatches are consequences of adaptive developmental plasticity in humans and have implications for later disease risk», *Philosophical Transactions of the Royal Society of London. Series B, Biological Sciences*, 374, 1770 (2019).

Hoogland, Marèn; y Ploeger, Annemie, «Two different mismatches: integrating the developmental and the evolutionary-mismatch hypothesis», *Perspectives on Psychological Science: a Journal of the Association for Psychological Science*, 17, 6 (2022), pp. 1737-1745.

Durchschein, Franziska *et al.*, «Diet therapy for inflammatory bowel diseases: the established and the new», *World Journal of Gastroenterology*, 22, 7 (2016), pp. 2179-2194.

Souza, Claudineia *et al.*, «Diet and intestinal bacterial overgrowth: is there evidence?», *World Journal of Clinical Cases*, 10, 15 (2022), pp. 4713-4716.

Staudacher, Heidi M. *et al.*, «Gut microbiota associations with diet in irritable bowel syndrome and the effect of low FODMAP diet and probiotics», *Clinical Nutrition (Edinburgh, Scotland)*, 40, 4 (2021), pp. 1861-1870.

Wilson, Bridgette *et al.*, «Challenges of the low FODMAP diet for managing irritable bowel syndrome and approaches to their minimisation and mitigation», *The Proceedings of the Nutrition Society*, 80, 1 (2021), pp. 19-28.

Wielgosz-Grochowska, Justyna Paulina *et al.*, «Efficacy of an irritable bowel syndrome diet in the treatment of small intestinal bacterial overgrowth: a narrative review», *Nutrients*, 14, 16 (2022), p. 3382.

Wark, Gabrielle *et al.*, «The role of diet in the pathogenesis and management of inflammatory bowel disease: a review», *Nutrients*, 13, 1 (2020), p. 135.

Suskind, David L. *et al.*, «The specific carbohydrate diet and diet modification as induction therapy for pediatric Crohn's disease: a randomized diet controlled trial», *Nutrients*, 12, 12 (2020), p. 3749.

Berding, Kirsten *et al.*, «Feed your microbes to deal with stress: a psychobiotic diet impacts microbial stability and perceived stress in a healthy adult population», *Molecular Psychiatry*, 28, 2 (2023), pp. 601-610.

Pilipenko V. I. *et al.*, «Features of nutrition pattern of patients with small intestinal bacterial overgrowth resistant to therapy», *Problems of Nutrition*, 88, 5 (2019), pp. 31-38.

Charlesworth, Richard P. G.; y Winter, Gal, «Small intestinal bacterial overgrowth and Celiac disease - coincidence or causation?», *Expert Review of Gastroenterology & Hepatology*, 14, 5 (2020), pp. 305-306.

Shah, Ayesha *et al.*, «Links between celiac disease and small intestinal bacterial overgrowth: a systematic review and meta-analysis», *Journal of Gastroenterology and Hepatology*, 37, 10 (2022), pp. 1844-1852.

Tursi, Antonio *et al.*, «High prevalence of small intestinal bacterial overgrowth in celiac patients with persistence of gastrointestinal symptoms after gluten withdrawal», *The American Journal of Gastroenterology*, 98, 4 (2003), pp. 839-843.

Polanco, I. *et al.*, *Protocolo para el diagnóstico precoz de la enfermedad celiaca*, Gobierno de Canaria (España), Ministerio de Sanidad, Servicios Sociales e Igualdad, Servicio de Evaluación del Servicio Canario de la Salud (SESCS), 2018.

Hujoel, Isabel A. *et al.*, «Estimating the impact of verification bias on celiac disease testing», *Journal of Clinical Gastroenterology*, 55, 4 (2021), pp. 327-334.

Leonard, Maureen M. *et al.*, «Microbiome signatures of progression toward celiac disease onset in at-risk children in a longitudinal prospective cohort study», *Proceedings of the National Academy of Sciences of the United States of America*, 118, 29 (2021).

5. MÁS ALLÁ DEL SIBO

Dalton, Alyssa *et al.*, «Exercise influence on the microbiome-gut-brain axis», *Gut Microbes*, 10, 5 (2019), pp. 555-568.

Guilliams, Thomas G., *The role of stress and the HPA axis in chronic disease management*, Stevens Point, Point Institute, 2015.

Molina-Torres, Guadalupe *et al.*, «Stress and the gut microbiota-brain axis», *Behavioural Pharmacology*, 30, 2-3 (2019), pp. 187-200.

Pellissier, S.; y Bonaz, B., «The place of stress and emotions in the irritable bowel syndrome», *Vitamins and Hormones*, 103 (2017), pp. 327-354.

Nam, Younghyeon *et al.*, «Relationship between job stress and functional dyspepsia in display manufacturing sector workers: a cross-sectional study», *Annals of Occupational and Environmental Medicine*, 30 (2018), p. 62.

Tremblay, Annie *et al.*, «The effects of psychobiotics on the microbiota-gut-brain axis in early-life stress and neuropsychiatric disorders», *Progress in Neuro-psychopharmacology & Biological Psychiatry*, 105 (2021).

Renz, Harald *et al.*, «An exposome perspective: early-life events and immune development in a changing world», *The Journal of Allergy and Clinical Immunology*, 140, 1 (2017), pp. 24-40.

McKenna, Brooke G. *et al.*, «Intergenerational and early life associations of the gut microbiome and stress-related symptomatology among black american mothers and children», *Brain, Behavior, & Immunity - Health*, 31 (2023).

McEwen, Bruce S., «Neurobiological and systemic effects of chronic stress», *Chronic Stress (Thousand Oaks, Calif.)*, 1 (2017).

Graves, Christina L. *et al.*, «Chronic early life stress alters the neuroimmune profile and functioning of the developing zebrafish gut», *Brain, Behavior, & Immunity - Health*, 31 (2023).

Liu, S. *et al.*, «Early-life adversity, epigenetics, and visceral hypersensitivity», *Neurogastroenterology and Motility*, 29, 9 (2017).

Pohl, Calvin S. *et al.*, «Early-life stress origins of gastrointestinal disease: animal models, intestinal pathophysiology, and translational implications», *American Journal of Physiology. Gastrointestinal and Liver Physiology*, 309, 12 (2015), pp. G927-G941.

Morales-Soto, Wilmarie; y Gulbransen, Brian D., «Enteric glia: a new player in abdominal pain», *Cellular and Molecular Gastroenterology and Hepatology*, 7, 2 (2019), pp. 433-445.

Bonilla, S.; y Saps, M., «Early life events predispose the onset of childhood functional gastrointestinal disorders», *Revista de Gastroenterología de México*, 78, 2 (2013), pp. 82-91.

O'Mahony, S. M. *et al.*, «Disturbance of the gut microbiota in early-life selectively affects visceral pain in adulthood without impacting cognitive or anxiety-related behaviors in male rats», *Neuroscience*, 277 (2014), pp. 885-901.

Hyland, N. P. *et al.*, «Early-life stress selectively affects gastrointestinal but not behavioral responses in a genetic model of brain-gut axis dysfunction», *Neurogastroenterology and Motility*, 27, 1 (2015), pp. 105-113.

Agusti, Ana *et al.*, «The gut microbiome in early life stress: a systematic review», *Nutrients*, 15, 11 (2023), p. 2566.

Keirns, Bryant H. *et al.*, «Adverse childhood experiences and obesity linked to indicators of gut permeability and inflammation in adult women», *Physiology & Behavior*, 271 (2023).

Torraville, Sarah E. *et al.*, «Life experience matters: enrichment and stress can influence the likelihood of developing Alzheimer's disease via gut microbiome», *Biomedicines*, 11, 7 (2023), p. 1884.

Stojanovich, Ljudmila; y Marisavljevich, Dragomir, «Stress as a trigger of autoimmune disease», *Autoimmunity Reviews*, 7, 3 (2008), pp. 209-213.

Ilchmann-Diounou, Hanna; y Menard, Sandrine, «Psychological stress, intestinal barrier dysfunctions, and autoimmune disorders: an overview», *Frontiers in Immunology*, 11 (2020), 1823.

Hantsoo, Liisa; y Zemel, Babette S., «Stress gets into the belly: early life stress and the gut microbiome», *Behavioural Brain Research*, 414 (2021).

Dinan, Timothy G. *et al.*, «Psychobiotics: a novel class of psycho-tropic», *Biological Psychiatry*, 74, 10 (2013), pp. 720-726.

Berding, Kirsten *et al.*, «Feed your microbes to deal with stress: a psychobiotic diet impacts microbial stability and perceived stress in a healthy adult population», *Molecular Psychiatry*, 28, 2 (2023), pp. 601-610.

Kelly, John R. *et al.*, «Transferring the blues: depression-associa-ted gut microbiota induces neurobehavioural changes in the rat», *Journal of Psychiatric Research*, 82 (2016), pp. 109-118.

Van de Wouw, Marcel *et al.*, «Microbiota-gut-brain axis: modula-tor of host metabolism and appetite», *The Journal of Nutri-tion*, 147, 5 (2017), pp. 727-745.

Boscaini, Serena *et al.*, «Microbiota and body weight control: weight watchers within?», *Molecular Metabolism*, 57 (2022).

Monroe, Don, «Looking for chinks in the armor of bacterial bio-films», *PLoS Biology*, 5, 11 (2007), p. e307.

Guo, Meng *et al.*, «*Lactobacillus paracasei* ET-22 suppresses den-tal caries by regulating microbiota of dental plaques and inhi-biting biofilm formation», *Nutrients*, 15, 15 (2023), p. 3316.

Domingue, Jada C. *et al.*, «Host responses to mucosal biofilms in the lung and gut», *Mucosal Immunology*, 13, 3 (2020), pp. 413-422.

Frost, Lucy R. *et al.*, «*Clostridioides difficile* biofilms: a mecha-nism of persistence in the gut?», *PLoS Pathogens*, 17, 3 (2021).

Motta, Jean-Paul *et al.*, «Gastrointestinal biofilms in health and disease», *Nature Reviews. Gastroenterology & Hepatology*, 18, 5 (2021), pp. 314-334.

Rutten, Juliette M. T. M. *et al.*, «Gut-directed hypnotherapy for functional abdominal pain or irritable bowel syndrome in children: a systematic review», *Archives of Disease in Child-hood*, 98, 4 (2013), pp. 252-257.

Schaefert, Rainer *et al.*, «Efficacy, tolerability, and safety of hyp-nosis in adult irritable bowel syndrome: systematic review and meta-analysis», *Psychosomatic Medicine*, 76, 5 (2014), pp. 389-398.

Lennon, Jay T.; y Locey, Kenneth J., «The underestimation of global microbial diversity», *mBio*, 7, 5 (2016).

Kim, Bom-Taeck *et al.*, «The effect of ursodeoxycholic acid on small intestinal bacterial overgrowth in patients with functional dyspepsia: a pilot randomized controlled trial», *Nutrients*, 12, 5 (2020), p. 1410.

Berean, Kyle J. *et al.*, «The safety and sensitivity of a telemetric capsule to monitor gastrointestinal hydrogen production in vivo in healthy subjects: a pilot trial comparison to concurrent breath analysis», *Alimentary Pharmacology & Therapeutics*, 48, 6 (2018), pp. 646-654.

Tolani, Priya *et al.*, «Big data, integrative omics and network biology», *Advances in Protein Chemistry and Structural Biology*, 127 (2021), pp. 127-160.

Hao, Rong *et al.*, «A promising approach: artificial intelligence applied to small intestinal bacterial overgrowth (SIBO) diagnosis using cluster analysis», *Diagnostics (Basel, Switzerland)*, 11, 8 (2021), p. 1445.

Hitch, Thomas C. A. *et al.*, «Microbiome-based interventions to modulate gut ecology and the immune system», *Mucosal Immunology*, 15, 6 (2022), pp. 1095-1113.

Chong, Pei Pei *et al.*, «The microbiome and irritable bowel syndrome - a review on the pathophysiology, current research and future therapy», *Frontiers in Microbiology*, 10 (2019), p. 1136.

Hidalgo-Cantabrana, Claudio *et al.*, «In silico screening of the human gut metaproteome identifies Th17-promoting peptides encrypted in proteins of commensal bacteria», *Frontiers in Microbiology*, 8 (2017), p. 1726.

Ge, Peng *et al.*, «Atomic structures of a bactericidal contractile nanotube in its pre-and postcontraction states», *Nature Structural & Molecular Biology*, 22, 5 (2015), pp. 377-382.

Chapman, Paul R. *et al.*, «Experimental human hookworm infection: a narrative historical review», *PLoS Neglected Tropical Diseases*, 15, 12 (2021).

Van Tilburg Bernardes, Erik; y Arrieta, Marie-Claire, «Hygiene hypothesis in asthma development: is hygiene to blame?», *Archives of Medical Research*, 48, 8 (2017), pp. 717-726.

McSorley, Henry J. *et al.*, «Suppression of inflammatory immune responses in celiac disease by experimental hookworm infection», *PloS One*, 6, 9 (2011).

Pierce, Doris R. *et al.*, «Effect of experimental hookworm infection on insulin resistance in people at risk of type 2 diabetes», *Nature Communications*, 14, 1 (2023), p. 4503.

Jenkins, Timothy P. *et al.*, «Experimental infection with the hookworm, *Necator americanus*, is associated with stable gut microbial diversity in human volunteers with relapsing multiple sclerosis», *BMC Biology*, 19, 1 (2021), 74.

Schabussova, Irma; y Wiedermann, Ursula, «Allergy and worms: let's bring back old friends?», *Wiener Medizinische Wochenschrift (1946)*, 164, 19-20 (2014), pp. 382-391.

Workman, Michael J. *et al.*, «Enhanced utilization of induced pluripotent stem cell–derived human intestinal organoids using microengineered chips», *Cellular and Molecular Gastroenterology and Hepatology*, 5, 4 (2018), pp. 669-677.

Zhang, Bruce; y Gems, David, «Gross ways to live long: parasitic worms as an anti-inflammaging therapy?», *eLife*, 10 (2021).

Yang, Jae-Hyun *et al.*, «Chemically induced reprogramming to reverse cellular aging», *Aging*, 15, 13 (2023), pp. 5966-5989.

García-García-de-Paredes, Ana *et al.*, «Trasplante de microbiota fecal», *Gastroenterología y Hepatología*, 38, 3 (2015), pp. 123-134.

Young, V. B., «Therapeutic manipulation of the microbiota: past, present, and considerations for the future», *Clinical Microbiology and Infection*, 22, 11 (2016), pp. 905-909.

Ruppe, Etienne *et al.*, «What's new in restoring the gut microbiota in ICU patients? Potential role of faecal microbiota transplantation», *Clinical Microbiology and Infection*, 24, 8 (2018), pp. 803-805.

Xu, Fenghua *et al.*, «Clinical efficacy of fecal microbiota transplantation for patients with small intestinal bacterial overgrowth: a randomized, placebo-controlled clinic study», *BMC Gastroenterology*, 21, 1 (2021), p. 54.

Zheng, G. *et al.*, «Progress in diagnosis and treatment of small intestinal bacterial overgrowth», *Journal of Biosciences and Medicines*, 2023.

Lahtinen, Perttu *et al.*, «Faecal microbiota transplantation in patients with *Clostridium difficile* and significant comorbidities as well as in patients with new indications: a case series», *World Journal of Gastroenterology*, 23, 39 (2017), p. 7174.

Allegretti, Jessica R.; Kassam, Zain; y Chan, Walter W., «Small intestinal bacterial overgrowth: should screening be included in the pre-fecal microbiota transplantation evaluation?», *Digestive Diseases and Sciences*, 63 (2018), pp. 193-197.

Sims, Matthew D. *et al.*, «Safety and tolerability of SER-109 as an investigational microbiome therapeutic in adults with recurrent *Clostridioides difficile* infection: a phase 3, open-label, single-arm trial», *JAMA Network Open*, 6, 2 (2023).

Integrative HMP (iHMP) Research Network Consortium, «The integrative human microbiome project», *Nature*, 569, 7758 (2019), pp. 641-648.

Logan, Alan C. *et al.*, «Natural environments, ancestral diets, and microbial ecology: is there a modern "paleo-deficit disorder"? Part II», *Journal of Physiological Anthropology*, 34, 1 (2015), p. 9.

Rook, Graham A. W. *et al.*, «Microbiota, immunoregulatory old friends and psychiatric disorders», *Advances in Experimental Medicine and Biology*, 817 (2014), pp. 319-356.